Brandt-Schwarze

Brustkrebs

Was mir geholfen hat

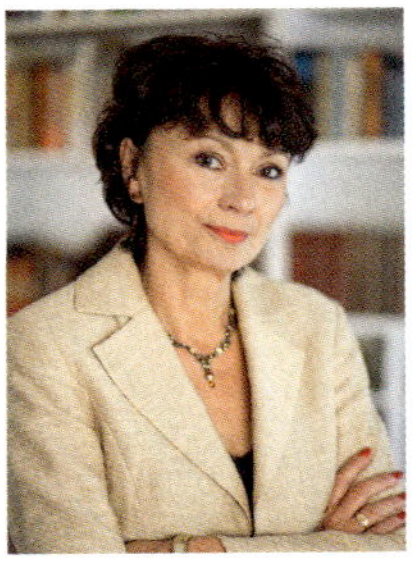

Ulrike Brandt-Schwarze ist in Köln geboren und lebt heute in Bonn. Hier arbeitet sie seit ihrer Promotion in Deutscher Literatur- und Sprachwissenschaft und Geschichte als freiberufliche Verlagslektorin, Übersetzerin, Autorin und Werbetexterin.
Nach der überstandenen Krebserkrankung ist ihr der Kontakt und die Zusammenarbeit mit Menschen noch wichtiger geworden: Sie schreibt Ratgeber und Biografien, hält Vorträge, leitet Gruppenseminare, fotografiert, malt und widmet sich sooft wie möglich ihrer Familie und ihren Freunden.

Für Angela

Ulrike Brandt-Schwarze

Brustkrebs
Was mir geholfen hat

- Woran Ärzte nicht denken und was nur Betroffene selbst wissen können

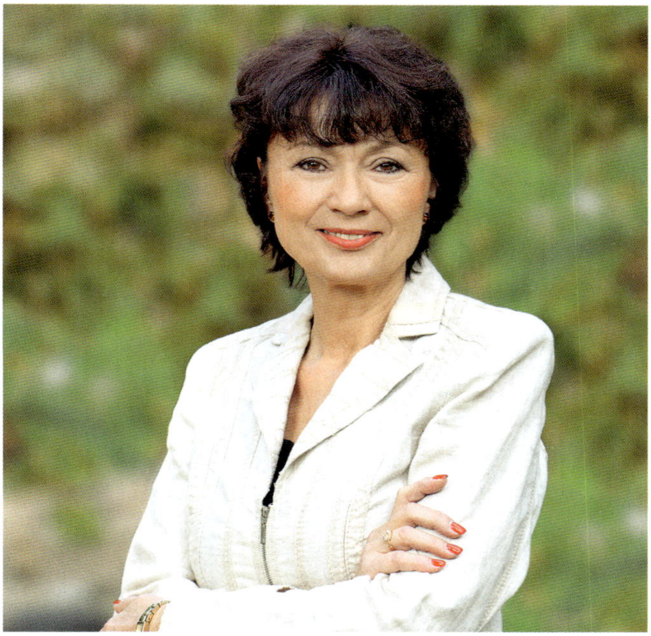

TRIAS

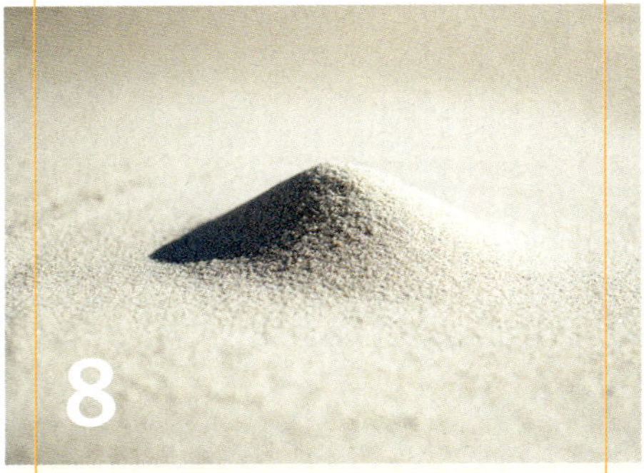

Diagnose Brustkrebs – was Sie bei der Operation, Chemotherapie oder Bestrahlung selbst für sich tun können

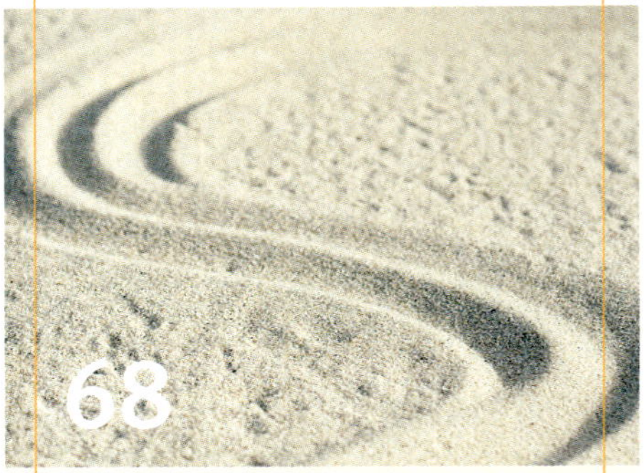

Was Ihnen während der Therapie hilft und wie Sie am besten mit den körperlichen und seelischen Veränderungen umgehen

6 **Nur Mut!**

9 **Die große Herausforderung**

10 **Diagnose Brustkrebs**

11 Bilder vom Körper

14 Biopsie – Gewebe gibt Auskunft

15 Familiärer Brustkrebs

21 **Ins Krankenhaus**

21 Welche Klinik?

22 Wer zahlt was?

25 Checkliste fürs Krankenhaus

28 Aufnahme

30 Die Operation

38 Warten ...

41 Von Ärzten und Schwestern

42 Entlassung

43 **Die Behandlung mit Medikamenten**

43 Chemotherapie

50 Antihormontherapie

55 Antikörpertherapie

57 **Die Strahlentherapie**

57 Bestrahlung – wann und warum?

59 Bevor es losgeht

61 Das erste Mal

64 Wie pflege ich meine Haut?

65 Sie dürfen müde sein!

66 Sport und Bestrahlung

69 **Veränderungen**

70 **Mein Körper**

70 Mögliche Nebenwirkungen – und was Sie dagegen tun können

76 Das Lymphödem – ein dickes Problem

80 Sexualität – sensibel und individuell

84 Die große Müdigkeit – Fatigue und ihre Ursachen

87 **Meine Brust**

87 Die Narbe – Spuren an Körper und Seele

89 Wiederaufbau der Brust – die Möglichkeiten

94 Prothesen, Wäsche, Bademode

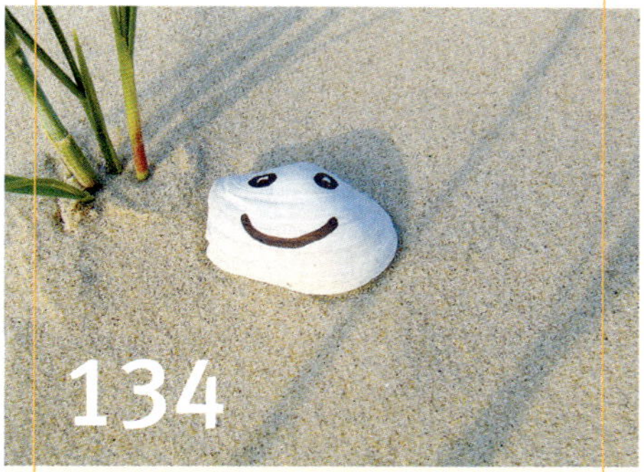

Geschafft! Wie Sie den Einstieg in Ihr Leben danach gestalten – medizinische Nachsorge, Finanzen, Sport und Ernährung

101 **Meine Seele**

101 Diagnose und Behandlung – die Bergetappen überstehen

104 Gespräche fürs Leben – die Psychoonkologie

105 Wie kann ich meine Selbstheilungskräfte stärken?

110 Das Umfeld – Familie und Freunde

118 Erwünscht und gefürchtet – der Wiedereinstieg in den Beruf

119 **»Hair!«**

119 Wann werden mir die Haare ausfallen?

121 Wann wächst mein eigenes Haar wieder nach?

121 Keine Angst vor der Perücke

124 Tücher, Mützen und Turbane

125 Die Kopfhaut

126 **Pflege und Kosmetik**

126 Körperpflege

128 Gesichtspflege

129 Make-up

SPECIAL

17 **Die moderne Krebsforschung – Chancen für die individuellere Behandlung**

26 **Checkliste fürs Krankenhaus**

135 **Zurück im Leben**

136 **Durchatmen und auftanken – die Reha**

136 Die Anschlussheilbehandlung

140 Welche Rehaklinik?

143 Wie läuft die Kur ab?

148 **Nachsorge ist Vorsorge**

148 Gut behandelt?

149 Regelmäßige Untersuchungen

154 Ernährung und Krebs – du bist, was du isst

155 Sport während der Krebstherapie

158 Ergänzende Heilmethoden – die Komplementärmedizin

162 **Krankheitsmanagement und Finanzen**

162 Krankheitsnebenkosten

164 Wo bekomme ich finanzielle Unterstützung?

165 Der Schwerbehindertenausweis – ja, nein, wie lange?

166 Wieder arbeiten

170 **Wem ich danken möchte**

171 **Anhang**

173 **Wo können Sie sich weiter informieren?**

182 **Register**

Nur Mut!

Ich hatte selbst Brustkrebs. Im Juli 2006 wurde bei mir ein Tumor festgestellt. Es folgten Operation, Chemotherapie und Bestrahlung. Als die Diagnose »Krebs« feststand, war ich eine Zeit lang wie gelähmt; dabei bleiben einem oft nur wenige Tage, um die Wahrheit zu akzeptieren – von Verarbeiten kann keine Rede sein. Auch wenn wir wissen, dass wir alle irgendwann gehen müssen, trifft der Satz »Sie haben Brustkrebs« jede Frau bis ins Mark. Und plötzlich ist nichts mehr wie zuvor. Ein Arzttermin nach dem anderen; es gilt, sich zu informieren und zu organisieren. Auf einmal dreht sich alles nur noch um die Krankheit. Dazwischen leidet die Seele unter Verwirrung, Angst und Verzweiflung.

Es wäre absurd zu behaupten, in dieser Situation könne irgendein Ratgeber helfen. Wie selten sonst im Leben habe ich in der Phase zwischen Diagnose und Operation die grundsätzliche menschliche Einsamkeit gespürt. In meinem Tagebuch steht: »Mittwoch, 11. Juli 2006. Heute Morgen ging ich in dem wunderschönen Park der Klinik durch die Sonne und hatte ein völlig unwirkliches Gefühl. Muss ich wirklich (bald) sterben? Wie schade! Diese Gedanken kommen mir immer wieder.«

Doch diese Zeit geht vorbei – all die vielen Frauen, die eine Brustkrebserkrankung überstanden haben und mit neuem Lebensmut in die Zukunft blicken, zeigen: Es ist zu schaffen. Nicht nur, wenn man Anastacia, Kylie Minogue oder Sylvie van der Vaart heißt. Und alles, was Ihnen dabei hilft, ist gut: Weinen, schreien, beten, lachen, malen, schreiben Sie!

Nehmen Sie sich und Ihre Bedürfnisse ernst und setzen Sie freundlich, aber bestimmt durch, dass andere das auch tun. Auch wenn Sie bisher in Ihrem Leben selten Ihr Wohlergehen in den Vordergrund gestellt haben – jetzt ist es Zeit dafür. Alle, die Sie lieben oder mögen, werden das verstehen und Sie dabei unterstützen. Der Rest zählt ohnehin nicht.

Die umfassende fachliche Information ist nicht das Ziel dieses Buches. Wenn medizinische Themen zur Sprache kommen, dann geht es um das Grundwissen über Ihren Körper. Es soll Ihnen helfen, die Wirkung der Behandlungen – und auch mancher Tipps – besser zu verstehen. Aus diesem Grund mögen Sie die eine oder andere Frage, die Sie bewegt, gar nicht, nicht ausführlich oder nicht aktuell genug beantwortet finden, doch dafür steht eine große Auswahl an Broschüren und Büchern von Ärzten und Betroffenen zur Verfügung.
Im Anhang habe ich viele weiterführende Informationen gesammelt: Sie finden dort Adressen von Ansprechpartnern, Literaturhinweise und spezielle Internetseiten zu den einzelnen Kapiteln.

Brustkrebs wird in den Medien immer häufiger zum Thema. Einerseits ist das natürlich zu begrüßen, weil dadurch das Bewusstsein der Allgemeinheit für diese Krankheit wächst. Andererseits ist nur ein geringer Teil der Informationen hilfreich: Nicht selten werden wissenschaftlich nicht oder nicht ausreichend erforschte Medikamente oder Methoden vorgestellt, die Hoffnungen wecken, gegenwärtig aber noch gar nicht anwendbar oder nicht für alle betroffenen Frauen geeignet sind. Quellen sind meist die ungezählten Studien und Forschungen über Brustkrebs, die weltweit laufen und immer neue Erkenntnisse zur Vorsorge und Behandlung sowie zu neuen Medikamenten erbringen. Die im Anhang genannten Bücher, Webseiten und Ansprechpartner bieten verlässliche aktuelle Informationen und können Ihnen eine große Hilfe sein.

Eigene Internetrecherche sollten Sie nach meiner Erfahrung nur mit äußerster Vorsicht betreiben – und wenn, dann sehr gezielt. Immer wieder stolpert man sonst über Stichworte oder Statistiken, die Angst machen. Zu verschieden sind die Fälle, zu groß ist die Gefahr der – noch stärkeren – Verunsicherung, denn natürlich reagieren die Frauen sehr unterschiedlich auf ihre Erkrankung: Manche schöpfen Kraft aus Erfahrungsberichten, andere dringen tief in die Materie ein und werden zu Brustkrebsexpertinnen, die genau wissen, was mit ihnen geschieht und welche Therapien sie wollen. Einige Frauen schließen sich Gesprächskreisen von Betroffenen an und finden Erleichterung und Hilfe im gegenseitigen Austausch.

Manche wollen alles gar nicht so genau wissen und sich auch nicht ständig mit dem Thema Krebs auseinandersetzen. Sie suchen sich Ärzte ihres Vertrauens und verlassen sich auf diese. Im Übrigen versuchen sie, es sich so gut wie möglich gehen zu lassen. Ohne ihre Krebserkrankung zu verleugnen, eher in dem Sinn: jetzt erst recht!

Suchen Sie Ihren eigenen Weg. Ich bin mir sicher, Sie werden ihn finden.

Dabei möchte ich Sie unterstützen, indem ich die Erfahrungen weitergebe, die ich während meiner eigenen Brustkrebserkrankung zusammengetragen habe – von der Diagnose über den Klinikaufenthalt und den Umgang mit der Perücke bis hin zu Tipps für die Kur. Es geht auch um Fragen zur Haut-, Haar- und Körperpflege, die für manche peinlich sind und deshalb den Ärzten nicht so häufig gestellt werden. Und um Dinge, die anderen wie Kleinigkeiten vorkommen, die Frauen aber manchmal zusätzlich sehr belasten.

Bitte beachten Sie, dass die Informationen in diesem Buch selbstverständlich in keiner Weise den ärztlichen Rat ersetzen können!

Wenn nur ein paar dieser Dinge für Sie nützlich sind, hat sich das Sammeln und Schreiben gelohnt. Ich wünsche Ihnen von Herzen, dass Sie die Krankheit besiegen und körperlich und seelisch wieder gesund werden.

Bonn, im Juni 2010
Ulrike Brandt-Schwarze

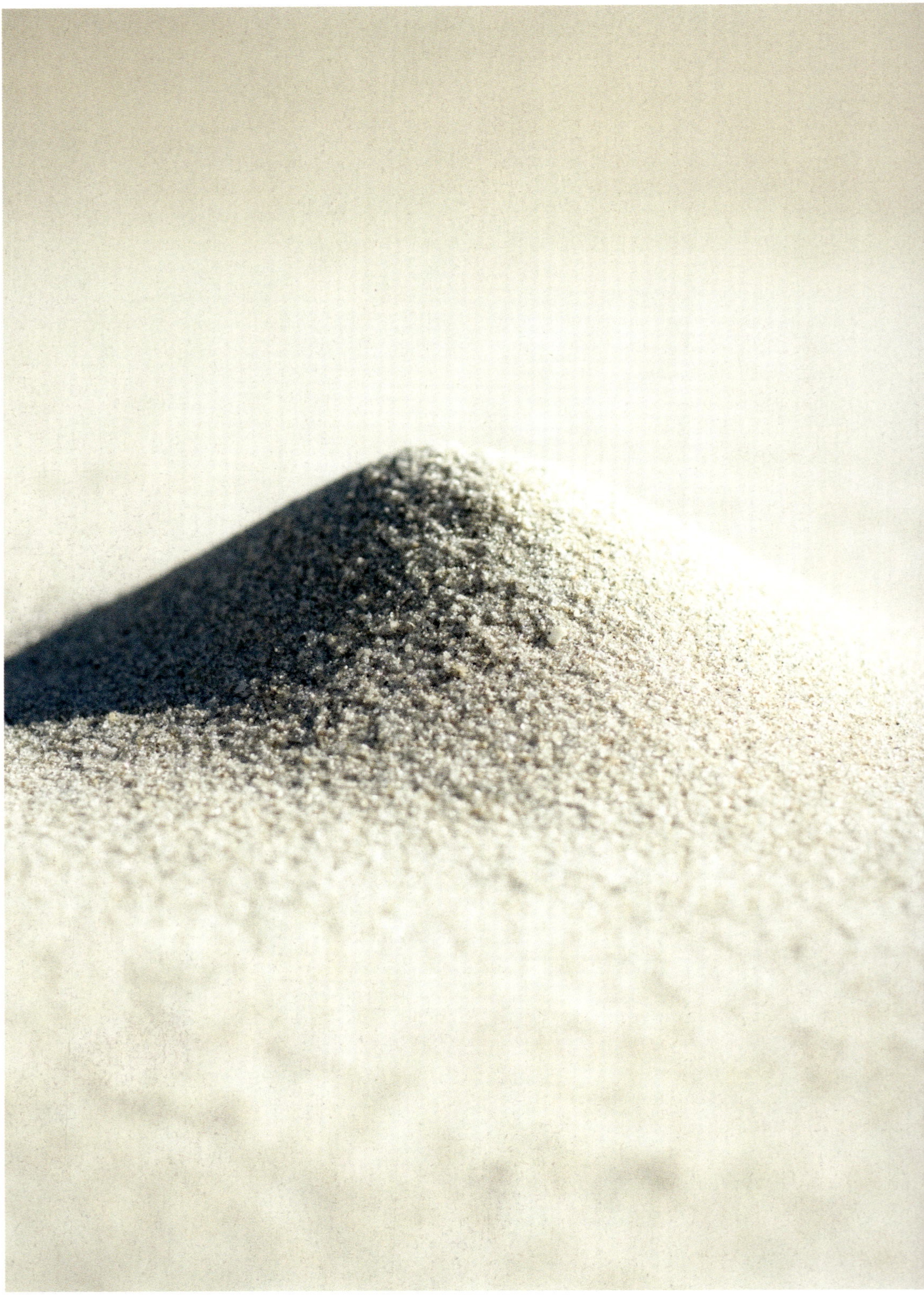

Die große Herausforderung

»Was wird aus meinem Leben, was wird aus mir?« – Das fragen Sie sich vielleicht nach der Diagnose. Ja, die Behandlung in den nächsten Monaten wird nicht immer leicht für Sie sein. Aber sie dient nur dem einen Zweck: dass Sie wieder gesund werden. Meine Erfahrungen, Tipps und Erklärungen begleiten Sie auf Ihrem Weg durch diese Zeit.

Kommen Sie gut durch die Therapie!

Diagnose Brustkrebs

»Und wie ist es herausgekommen?«, wurde ich oft gefragt, wenn ich von meiner Brustkrebserkrankung erzählte. Ja, wie? Ich hatte eine Veränderung in meinem Körper gespürt, konnte aber keinen Knoten tasten – ich hatte einen großen, weichen, invasiven Tumor (der in das umliegende Bindegewebe hineinwächst). Ultraschall- und Röntgenuntersuchung brachten auch keine Ergebnisse, und dennoch entschlossen sich mein Arzt und ich, zur Sicherheit eine Gewebeprobe zu entnehmen. Das Ergebnis war positiv – das heißt in der Sprache Ärzte, es wurden Krebszellen gefunden –, und eine Magnetresonanztomographie zeigte dann auch das Übel in seinem ganzen Ausmaß.

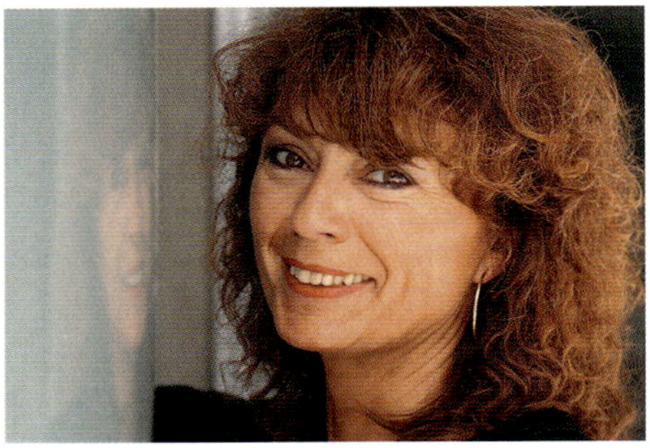

▲ Im Frühling 2006 war die Welt noch in Ordnung ...

Mein Rat: Wenn Sie auch nur den leisesten Verdacht haben, dass etwas nicht in Ordnung ist, sollten Sie sich untersuchen lassen, und zwar so bald wie möglich!

Ihr Arzt wird Ihnen zunächst Fragen zu Ihrer gesundheitlichen Lebensgeschichte (*Anamnese*) stellen, zum Beispiel:

- Welche Krankheiten haben oder hatten Sie?
- Wissen Sie von Brustkrebs in Ihrer Familie?
- Wann hatten Sie Ihre erste Periode?
- Wie verläuft die Monatsblutung?
- Gab es Schwangerschaften?
- Nehmen Sie die Antibabypille oder andere hormonelle Verhütungsmittel?

Dann wird er Ihre Brust abtasten, um sich einen »äußerlichen« Eindruck zu verschaffen.

TIPP

Befunde sammeln

Lassen Sie sich von Anfang an Kopien von den Untersuchungsergebnissen machen. Manchmal haben nicht alle Ärzte die ausführlichen Unterlagen zur Hand. Fassen Sie die Laborberichte usw. in einem Ordner zusammen (S. 162), dann haben Sie einen Überblick und müssen nie lange suchen oder nachfragen.

Bilder vom Körper

Ein weiterer Schritt sind Bilder vom Inneren der Brust. Dazu gibt es unterschiedliche Methoden mit jeweils bestimmten Vorzügen – keine ist hundertprozentig zuverlässig, keine kann die andere ersetzen. Welche Untersuchungen sinnvoll sind, hängt vom individuellen Befund ab, den es abzuklären gilt. Zu den sogenannten bildgebenden Verfahren, die sich gegenseitig ergänzen, gehören u.a. die Ultraschalluntersuchung, die digitale Mammographie und die Magnetresonanztomographie (MRT), die ich Ihnen hier kurz vorstellen möchte.

Ultraschall

Bei dieser Untersuchung gibt der Arzt ein wenig »Glibber« (Kontaktgel) auf die Brust und fährt mit einem Schallkopf – einer speziellen Ultraschallsonde – darüber hin und her. Die sogenannte *Sonographie* (von lat. *sonus* = Laut, Ton und griech. *graphein* = schreiben) arbeitet mit Schallwellen von so hoher Frequenz, dass wir sie nicht wahrnehmen können. Die Schallwellen treffen auf Gewebestrukturen und Organe und werfen ein Echo zurück, das ein Computer zu Bildern mit verschiedenen Graustufen verarbeitet. Die Bilder können erste Hinweise geben: Zysten haben zum Beispiel meist glatte, Krebsgeschwulste dagegen »ausgefranste« Umrisse. Noch genauere Ergebnisse liefert die *Farbdopplersonographie*, die den Blutfluss in den kleineren Gefäßen auf dem Bildschirm zeigt: Bösartige Tumoren sind stärker durchblutet als gesundes Gewebe.

Die Ultraschalluntersuchung setzt Sie keiner Strahlenbelastung aus. Vor allem bei mastopatischem (dichtem) Brustgewebe ist sie oft aussagekräftiger als die Mammographie.

Mammographie

Die Mammographie (von lat. *mamma* = Brust und griech. *graphein* = schreiben) ist eine Röntgenuntersuchung, die Sie vielleicht schon aus der Vorsorge kennen. Dabei wird die Brust einmal von oben und dann seitlich schräg geröntgt. Dank der modernen Medizintechnik konnte die Strahlenbelastung immer weiter vermindert werden, dennoch wird Ihnen zum Schutz der inneren Organe eine Blei-Gummi-Schürze um die Taille gelegt.

Bei der Mammographie stehen Sie mit entblößtem Oberkörper vor dem Röntgenapparat. Eine Röntgenassistentin platziert Ihre

> TIPP
>
> **Ultraschall**
>
> Während der Ultraschalluntersuchung können auch Sie die Bilder betrachten. Lassen Sie sich vom Arzt erläutern, was er sieht, und stellen Sie Ihre Fragen.

Brust auf eine Plexiglasscheibe und drückt dann behutsam eine weitere Scheibe darauf. Dabei wird die schönste Brust kurzfristig platt wie eine Flunder und es ist auch nicht sehr angenehm. Doch ein stärkerer Druck ergibt bessere Röntgenbilder und senkt die Strahlenbelastung. Die Röntgenaufnahme selbst, während der die Assistentin den Raum verlässt, dauert nicht lang.

Nach einer Wartezeit, in der sich die Ärzte die Röntgenbilder anschauen, werden Sie noch einmal klinisch untersucht. Der Arzt betrachtet Ihre Brüste und Ihre Achselhöhlen und tastet sie ab. Nun erfahren Sie auch erste Ergebnisse, soweit sie aus den Röntgenbildern hervorgehen. Diese werden im Computer gespeichert und können so bei späteren Untersuchungen zum Vergleich herangezogen werden.

wichtig

Benutzen Sie vor der Mammographie möglichst keine Körperlotion, keinen Körperpuder und kein Deodorant – diese können die Aufnahme verfälschen. Aus dem gleichen Grund werden Sie gebeten, Schmuck abzulegen, falls Sie welchen tragen.

Die Computertomographie (CT) ist ebenfalls eine Röntgenuntersuchung. Dabei werden die Organe in Schichten geröntgt. Wie die im Folgenden beschriebene Magnetresonanztomographie wird eine CT eingesetzt, wenn eines der anderen Diagnoseverfahren einen Befund, also Tumorgewebe, ergeben hat. Welche der beiden Untersuchungen am besten geeignet ist, empfehlen die Radiologen.

Magnetresonanztomographie (MRT)

Vor dieser Untersuchung graulen sich die meisten Menschen. Auch mir war vor dem ersten Mal etwas mulmig. Tatsächlich ist eine Magnetresonanztomographie, auch Kernspintomographie genannt, nicht sehr angenehm, aber sie tut nicht weh.

wichtig

Vor einer geplanten MRT sollten Sie den Arzt unbedingt über metallische Implantate (z. B. künstliche Gelenke, Herzschrittmacher usw.) informieren.

Die MRT arbeitet mit einem starken Magnetfeld und Radiowellen; sie erstellt Schichtaufnahmen des Brustgewebes, ohne Sie einer Strahlenbelastung auszusetzen. Die Ärzte werden Ihnen beispielsweise zu dieser Untersuchung raten, wenn die Ultraschalluntersuchung und die Mammographie, vor allem auch in der Nachsorge, unklare Befunde erbracht haben oder wenn eine familiäre Belastung (S. 15) vorliegt.

Die MRT ist keine Standarduntersuchung. In vielen Kliniken wird sie jedoch vor einer Operation durchgeführt, um den Tumor in seiner Größe so genau wie möglich einschätzen zu können und weitere Tumorherde oder umgebende Vorstufen besser zu erkennen, die sich vielleicht im Ultraschall oder bei der Mammographie nicht eindeutig zeigen. Die Geräte sind nicht überall verfügbar, und die Kosten werden nur im Einzelfall und auf Antrag von den gesetzlichen Krankenkassen übernommen.

> **TIPP**
>
> **MRT**
>
> Meist wird ein Kontrastmittel gespritzt, das besser verträglich ist, wenn man in den letzten vier Stunden vor der Untersuchung nüchtern bleibt.

Ob eine MRT für Ihre Diagnosestellung notwendig und sinnvoll ist, entscheidet Ihr Arzt.

Während der Untersuchung müssen Sie möglichst ruhig liegen, sonst »verwackeln« die Bilder. Da das Ganze recht lange dauert (im Durchschnitt eine halbe Stunde), sollten Sie versuchen, eine einigermaßen bequeme Position einzunehmen.

Wenn Sie große Angst vor der MRT haben, lassen Sie sich vorab ein Beruhigungsmittel geben. Das hilft bestimmt. Wenn Sie erst während der Untersuchung feststellen, dass Sie es nicht aushalten, geben Sie nicht auf, sondern bitten Sie um ein Beruhigungsmittel. Danach aber nicht mehr Auto fahren!

Und so läuft die Untersuchung ab:

- Gegebenenfalls wird Ihnen zuerst am Arm eine Kanüle für das Kontrastmittel gelegt, das die Ergebnisse verbessert.
- Alle metallischen Gegenstände (Schmuck, Schlüssel, Münzen, Haarnadeln o.Ä.) bleiben in der Umkleidekabine. Dort machen Sie Ihren Oberkörper frei und hüllen sich in einen der eventuell bereitliegenden Kittel.
- Der Magnetresonanztomograph sieht von vorn aus wie ein großer, aufrecht gestellter Schwimmreifen. Die Patientin wird auf der Liege ein Stück weit in dessen Mitte hineingeschoben.
- Sie werden gebeten, sich bäuchlings auf die Liege zu legen. Diese hat zwei Aussparungen, in die Sie Ihre Brüste platzieren. Schauen Sie sich den Apparat an, bevor Sie sich hinlegen. Die Röhre, in die Sie für die Untersuchung hineingeschoben werden, ist zwar eng, aber auch am Kopfende offen. Vielleicht mildert dieses Wissen das Gefühl der Beklemmung.
- Zu einem bestimmten Zeitpunkt wird das Kontrastmittel eingeleitet (das kann sich ein bisschen kühl anfühlen).
- Die Untersuchung ist sehr, sehr laut, deshalb bekommen Sie Kopfhörer als Gehörschutz. Dann drückt Ihnen die MRT-Assistentin noch einen Klingelknopf in die Hand, den Sie jederzeit betätigen können, wenn etwas nicht in Ordnung ist. Über eine Gegensprechanlage sind Sie mit dem medizinischen Personal bzw. mit dem Arzt verbunden und können eventuelle Probleme äußern.

Knochenszintigraphie

Die *Szintigraphie* (von lat. *scintillare* = funkeln und griech. *graphein* = schreiben) ist ein bildgebendes Verfahren der Nuklearmedizin, die für die Diagnose radioaktive Substanzen einsetzt. Das heißt, bei dieser Untersuchung werden Sie tatsächlich kurzfristig ein bisschen »verstrahlt«. Das radioaktive Mittel baut sich aber rasch wieder ab, und mithilfe dieser Methode können

Tumoren oder Metastasen viel früher erkannt werden als durch andere Verfahren.

Sie bekommen also zunächst ein radioaktives Mittel *(Radiopharmakon)* gespritzt und werden beauftragt, viel zu trinken. Wenn sich das Mittel nach zwei bis drei Stunden ausreichend in den Knochen angereichert hat, folgt dann die Untersuchung. Dabei liegt man auf einer Art Röntgentisch, und das Gerät gleitet von Kopf bis Fuß langsam über den Körper, ohne ihn zu berühren. Das dauert 20–30 Minuten. Im Nebenraum beobachtet der Arzt die Bilder *(Szintigramme)* von Ihrem Skelett auf einem Bildschirm.

Die bildgebenden Verfahren können viele Hinweise liefern, Sicherheit bietet aber nur die Untersuchung von Gewebeproben *(Histologie)*. Diese werden durch eine *Biopsie* entnommen.

Biopsie – Gewebe gibt Auskunft

Um Gewebeproben aus der Brust zu entnehmen, gibt es verschiedene Verfahren, zum Beispiel die Feinnadelpunktion oder die Stanzbiopsie, die meist ambulant in der Praxis erfolgen. Falls Ihr Arzt die notwendige Ausstattung nicht hat, wird er Sie an einen Facharzt überweisen. Bei der Stanzbiopsie wird eine dünne Hohlnadel mit einer kleinen Stanzpistole in den fraglichen Bereich der Brust »geschossen«, die beim Herausziehen eine kleine zylinderförmige Gewebeprobe enthält.

Um sicherzugehen, dass er den richtigen Bereich trifft, kontrolliert der Arzt die Stanze per Ultraschall. Häufig werden mehrere Stanzproben entnommen, damit sich ein genaueres Bild ergibt. Narben entstehen selten, und wenn, sind sie winzig. Eventuelle kleine blaue Flecken danach verschwinden meist kurzfristig wieder.

Eine weitere Methode ist die *Vakuumbiopsie*, die mit Unterdruck arbeitet und bei allen bildgebenden Verfahren eingesetzt werden kann.

wichtig

Keine Angst, eine Stanzbiopsie tut kaum weh!

Die Gewebeproben werden an ein Labor geschickt, wo sie von einem Pathologen untersucht werden. Er beurteilt das Gewebe unter dem Mikroskop und führt *molekularbiologische Untersuchungen* der einzelnen Zellen durch. Seine Ergebnisse liefern Antwort auf die entscheidende Frage: gut- oder bösartig?

Darüber hinaus gibt die Untersuchung der Gewebeproben unter dem Mikroskop Aufschluss darüber, wie weit sich die Zellen eines Tumors von ihrer »Normalform« fortentwickelt haben. Das sogenannte *Grading* teilt die Krebszellen in drei Stufen ein: Bei G1 sehen die Tumorzellen noch ähnlich aus wie normale Zellen und wachsen nicht so schnell, das heißt, sie sind weniger aggressiv. Je höher die Gradingstufe, desto weniger ähneln die Tumorzellen noch den gesunden und desto aggressiver wird ihr Wachstum eingeschätzt.

Das Ergebnis einer Biopsie dauert manchmal zwei oder drei Tage – eine schier unendlich lange Zeit. Das Warten zermürbt, aber vielleicht gelingt es Ihnen doch, sich ein wenig abzulenken. Ich habe in diesen Tagen erfolgreich Verdrängung betrieben (eine in der psychologischen Krebstherapie, wie ich später erfuhr, durchaus zulässige Art, mit dieser ungeheuren Herausforderung umzugehen; dazu mehr im Kapitel »Meine Seele«, S. 101).

Und wenn Sie erfahren »Ja, Sie haben Brustkrebs«, dann ist die quälende Ungewissheit zwar der ungeheuerlichen und kaum fassbaren Gewissheit gewichen, doch dann können Sie dem Feind ins Auge blicken und den Kampf aufnehmen.

Die Untersuchung der Gewebeproben aus der Biopsie hilft Ihnen dabei und liefert außerdem den Ärzten wertvolle Hinweise für die Operation und die auf Sie abgestimmte Therapie.

wichtig

Wenn Sie das Ergebnis der Biopsie erfahren, sollte ein vertrauter Mensch bei Ihnen sein – so oder so.

Familiärer Brustkrebs

Viele Frauen, die Brustkrebs haben und in deren Familien diese Erkrankung schon häufiger aufgetreten ist, machen sich Sorgen, ob sie ihren Töchtern das Krebsrisiko vererbt haben. Auch die Töchter und Schwestern sind oft verunsichert. Man geht heute davon aus, dass 90–95 Prozent der Brustkrebserkrankungen nicht auf Vererbung zurückgehen. Leider gibt es aber auch eine angeborene genetische Veranlagung, schon in jungen Jahren an Krebs zu erkranken.

Falls dabei eines der beiden bekannten BRCA-Gene (engl. *breast cancer* = Brustkrebs) gefunden wird, sollten sich auch Ihre weiblichen Nachkommen und Verwandten daraufhin untersuchen lassen.

Unter dem Dach der Deutschen Krebshilfe haben sich zwölf Kliniken darauf spezialisiert, Frauen mit einem familiären Krebsrisiko zu beraten und zu betreuen (Adressen finden Sie im Anhang).

wichtig

Wenn Sie unter 40 Jahre alt sind und Brustkrebs haben, sollten Sie einen Termin für eine genetische Beratung wahrnehmen.

Nach neuesten Untersuchungen senkt eine vorsorgliche Brustamputation (die Mediziner sprechen von *Mastektomie* oder *Ablatio*, von lat. *ablatio* = Entfernung, Abtragung) das Erkrankungsrisiko bei erblichem Brustkrebs um 90 Prozent.

Evelyn Heeg, in deren Familie ein erbliches Brustkrebsgen nachgewiesen wurde, hat sich zu diesem radikalen Vorgehen entschlossen. In ihrem Buch »Oben ohne. Die Entscheidung zu leben« schildert sie ihre Erfahrungen.

Frauen mit familiärem Brustkrebs wird manchmal auch die vorsorgliche Entfernung der Eierstöcke durch eine kleinere Operation empfohlen, um das erhöhte Risiko, an Eierstockkrebs zu erkranken, auszuschalten.

Die moderne Krebsforschung – Chancen für die individuellere Behandlung

In der modernen Brustkrebsforschung gibt es viele Neuentwicklungen, die den Verlauf der Brustkrebsbehandlung künftig entscheidend prägen könnten. Die Betonung liegt dabei auf künftig und könnten, denn erstens werden die vielversprechendsten unter den Tests, Medikamenten und Techniken in ausführlichen klinischen Studien mit bestimmten Patientinnen – nicht alles ist für jede Frau geeignet – erprobt, bevor sie in der Praxis zur Verfügung stehen. Erst, wenn abgesichert ist, dass die neuen Techniken oder Arzneimittel wirklich vorteilhaft sind, werden sie zweitens in die Leitlinien aufgenommen, an denen sich die Mediziner im Krankenhaus und die niedergelassenen Ärzte orientieren.

Was empfehlen die Leitlinien?

Die Leitlinien zur Behandlung von Brustkrebs werden von verschiedenen Arbeitsgruppen der Deutschen Krebsgesellschaft gemeinsam mit weiteren Experten entwickelt, regelmäßig auf den neuesten Stand gebracht und unter dem Titel »Kurz gefasste interdisziplinäre Leitlinien« veröffentlicht (als PDF zum Herunterladen unter www.krebsgesellschaft.de, als gebundene Ausgabe zu bestellen im dortigen Online-Shop). Ein Beispiel: Evista® (Wirkstoff Raloxifen), ein Osteoporosemedikament für Frauen nach den Wechseljahren, hat in den USA vielversprechende Ergebnisse in der Brustkrebstherapie erbracht. Nach den strengeren europäischen Richtlinien liegen aber noch nicht genügend harte Fakten vor.

An diesem Verfahren kann uns im Sinne der Sicherheit nur gelegen sein – allerdings dauert es manchmal etwas lange, bis die wirklich hilfreichen unter den Forschungsergebnissen den Weg in die Praxis der Gynäkologen oder zu den Hausärzten vor Ort gefunden haben ...

Nicht nur, um diesen Prozess zu beschleunigen, wurde auf eine Initiative von »mamazone – Frauen und Forschung gegen Brustkrebs« die Stiftung PATH (Patients Tumorbank of Hope) gegründet. Sie wird von den großen Pharmafirmen unterstützt, die Medikamente für die Brustkrebstherapie erforschen und herstellen. In der Tumorbank werden bei der Brustkrebsoperation entnommenes Gewebe und Blutproben der Patientin eingefroren und aufbewahrt. Zuvor wird das gesamte Probenmaterial aufgeteilt: Eine Hälfte wird der Forschung zur Verfügung gestellt, die andere bleibt Eigentum der Patientin und kann jederzeit von ihr genutzt werden, zum Beispiel für spätere Tests. Das Ganze ist kostenlos. (Adresse und Bezugsquelle für Infomaterial siehe Anhang.)

Die Behandlungsschwerpunkte von Brustkrebs haben sich in den letzten 50 Jahren stark verändert und sind auch weiterhin in der Entwicklung begriffen. Immer wieder tauchen neue Medikamente und Verfahren auf. Nicht immer halten sie auf Dauer, was sie anfangs versprechen, aber manche setzen sich durch, weil sie sich in der Praxis als sinnvoll und hilfreich erweisen.

Welcher Test für wen?

In den letzten Jahren wurde eine Reihe von Tests entwickelt, die sich großenteils noch im Stadium der klinischen Studien befinden. Einige werden aber bereits mit Erfolg eingesetzt. Natürlich ist jede betroffene Frau daran interessiert, eine individuelle Behandlung nach den neuesten medizinischen Standards zu erhalten.

Um Ihnen einen kurzen Überblick zu geben, habe ich auf den folgenden Seiten eine Tabelle zusammengestellt, die weder einen Anspruch auf Vollständigkeit noch auf Aktualität erhebt – wahrscheinlich gibt es bis zum Erscheinen des Buches schon etwas Neues, diese Dinge sind – Gott sei Dank – sehr in Bewegung. Ich führe die Tests hier dennoch auf, weil sie in den Gesprächen (und Webblogs) von Brustkrebspatientinnen immer wieder auftauchen und die Informationen noch nicht ganz leicht zu beschaffen sind.

Meine Recherchen zu der Kostenübernahme ergaben: Die gesetzlichen Krankenkassen übernehmen die Kosten für die unten aufgeführten Tests bislang nur bei einigen Verfahren und meist nur in Einzelfällen. Bei Privatversicherten werden die Kosten oft übernommen oder sie erhalten einen Zuschuss. Am besten sprechen Sie mit Ihrem Arzt und fragen bei Ihrer Krankenkasse gezielt nach.

Überdies gibt es eine Reihe von »Haken«: Nicht jeder Test ist für jede Patientin geeignet. Der Oncotype DX zum Beispiel ist nur für Patientinnen mit hormonabhängigem (hormonrezeptor-positivem, siehe S. 50) Brustkrebs ohne Lymphknotenbefall sinnvoll. Bei einem Test an Tumorgewebe muss ausreichend davon vorhanden sein, denn wenn Sie zum Beispiel einen sehr kleinen Tumor hatten, braucht der Pathologe womöglich alles bei der Operation entnommene Gewebe, um den Befund abzuklären – und das ist natürlich erst einmal das Wichtigste.

Hinzu kommen Fragen, die Sie und Ihr Arzt sich vor einem (möglicherweise kostspieligen) Test stellen sollten:

- Ist der Test für mich geeignet?
- Wie sicher ist das Ergebnis?
- Welche Konsequenzen können sich aus dem Test ergeben, das heißt, welchen Einfluss hat er auf die Behandlung?

Nur wenn Sie diese Fragen zufriedenstellend beantworten können, sollten Sie den Test auch machen.

Und bevor Sie unter Umständen viel Geld ausgeben, sollten Sie eine Zweitmeinung einholen.

Die Testverfahren

Testname	Woraus?	Verfahren	Ergebnis	Wann?	Für wen?	Verfügbarkeit	Kosten
MAIN-TRAC®	Blutprobe	Weist kleinste Mengen von Tumorzellen im Blut nach	Unterstützt die Entscheidung für oder gegen eine Chemotherapie; ermöglicht deren Erfolgskontrolle	Vor und evtl. nach der Chemotherapie	Für alle Brustkrebspatientinnen	Nicht validiert; Kliniken und Ärzte schicken die Blutproben an ein Labor in Bayreuth (siehe Anhang)	Ca. 135–400 Euro (je nach evtl. Zusatzuntersuchung
Cell-Search®	Blutprobe	Weist zirkulierende Tumorzellen im Blut nach	Frühere und bessere Prognose des Krankheitsverlaufs; ermöglicht sehr frühe Erfolgskontrolle der Behandlung und evtl. Anpassung der Therapie	Nach der Diagnose; vor, während und nach der Chemotherapie, in der Nachsorge	Für alle Brustkrebspatientinnen	In den USA zugelassen; wird in Europa in mehreren klinischen Studien eingesetzt und erforscht; in Bonn auch zur Diagnose genutzt (siehe Anhang)	Ca. 380–400 Euro
Mamma-Print®	Frisches Tumorgewebe aus der Operation oder einer Biopsie	Erstellt ein genetisches Profil des Tumors anhand von 70 Genen	Bestimmt die Wahrscheinlichkeit, dass der Tumor in 5–10 Jahren wiederentstehen oder streuen wird; unterstützt die Entscheidung für oder gegen eine Chemotherapie	Vor der Chemotherapie	Für Patientinnen mit Brustkrebs im Frühstadium (Tumorstadium I oder II) ohne Lymphknotenbefall	Wird in mehreren klinischen Studien eingesetzt und erforscht	Bis zu 2.000 Euro
Oncotype DX™	Paraffinblock	Untersucht die Aktivität von 21 Genen, die die Entwicklung des Tumors mitbestimmen	Frühere und bessere Prognose des Krankheitsverlaufs; unterstützt die Entscheidung für oder gegen eine Chemotherapie	Vor der Chemotherapie	Für Patientinnen mit hormonrezeptorpositivem Brustkrebs ohne Lymphknotenbefall	Wird in mehreren klinischen Studien eingesetzt und erforscht; Test über Labor in den USA	Ca. 1.500–2.000 Euro

Testname	Woraus?	Verfahren	Ergebnis	Wann?	Für wen?	Verfügbarkeit	Kosten
FEMTELLE®	uPA/PAI-1-Test (Biomarker-Test) Probe von Tumorgewebe aus der Operation (eingefroren) oder einer Stanzbiopsie (frisch); an Paraffinmaterial nicht möglich	Test auf Eiweißstoffe, die an der Tumorneubildung beteiligt sind	Erleichtert die Entscheidung für oder gegen eine Chemotherapie	Planung vor, Durchführung des Tests nach der Operation	Für Frauen mit hormonrezeptorpositivem Brustkrebs (Ersterkrankung) ohne Lymphknotenbefall	Wird in über einem Dutzend Kliniken in Deutschland routinemäßig durchgeführt; zahlreiche weitere Kliniken senden Blutproben an diese Testlabors	150–250 Euro
Chemosensitivitätstests (Verschiedene Verfahren)	möglichst: frische Probe von Tumorgewebe aus der Operation oder aus einer Stanzbiopsie; Blutprobe	Testet, auf welche Zytostatika das Tumorgewebe oder die Zellen im Blut ansprechen und auf welche nicht	Ermöglicht eine bessere Abstimmung der Chemomedikamente auf die Patientin	Vor der Chemotherapie	Für alle Brustkrebspatientinnen	Wird in vielen Brustzentren und von einigen medizinischen Labors durchgeführt	Ca. 1.200–2.500 Euro (je nach Anzahl der getesteten Medikamentenkombinationen und evtl. Zusatzuntersuchungen)
Tamoxifen-Resistenztest	Blutprobe	Bestimmt die Aktivität eines Enzyms (CYP2D6) und Ihres Stoffwechseltyps durch einen Genchip oder eine gezielte Genanalyse	Bei Patientinnen mir niedriger Aktivität wirkt Tamoxifen nicht oder schlechter; sie brauchen eine andere Therapie	Vor der Antihormontherapie	Für Patientinnen mit hormonrezeptorpositivem Brustkrebs	Wird in vielen Brustzentren und von einigen medizinischen Labors durchgeführt	Per AmpliChip ab ca. 400 Euro; in manchen Labors 100–170 Euro

Ins Krankenhaus

Bald nachdem die Diagnose feststeht, wird Ihr Arzt Sie in ein Krankenhaus einweisen wollen, falls nicht eine Chemotherapie vor der Operation geplant ist. Nehmen Sie sich die Zeit, die Sie brauchen, um sich über die auf Brustkrebs spezialisierten Kliniken in Ihrer Nähe zu informieren, Ihr Zuhause für die Tage des Krankenhausaufenthaltes zu organisieren und sich auf die Operation einzustellen.

Eine Brustkrebserkrankung ist kein Notfall, bei dem Sie zum erstbesten Arzt oder in die erstbeste Klinik eilen müssen. Auf ein paar Tage kommt es nicht an. Aber vielleicht wollen Sie auch – wie ich – die Operation so schnell wie möglich hinter sich bringen –, wenn es schon sein muss. Es gibt auch niedergelassene Gynäkologen, die ambulant Brustoperationen durchführen. Lassen Sie sich, wenn Ihnen das lieber ist als ein Krankenhausaufenthalt, ausführlich beraten!

Welche Klinik?

Fast überall in Deutschland gibt es inzwischen zertifizierte Kliniken, Tumor- und Brustzentren, deren Ärzte auf Brustkrebs spezialisiert sind und die an laufenden Therapiestudien teilnehmen. Diese Kliniken haben von der Deutschen Krebsgesellschaft ein Zertifikat (»Zeugnis«) erhalten, weil sie besondere Anforderungen erfüllen.

Diese Anforderungen sind teils fachlich-medizinischer Art (beispielsweise: Werden die Operationen von Chirurgen vorgenommen, die mindestens 50 Brustoperationen pro Jahr durchführen? Werden mindestens 50 Prozent der Operationen brusterhaltend ausgeführt, und besteht Zugang zu brustaufbauenden Operationsverfahren? Werden pro Jahr mindestens 150 Neuerkrankungen an Brustkrebs in dem Zentrum behandelt?). Daneben gibt es auch Ansprüche an die Betreuung der Patientinnen (beispielsweise: Wird ein Termin in der Brustsprechstunde innerhalb von maximal zwei Wochen vergeben, beträgt die Wartezeit in der Brustsprechstunde unter maximal 60 Minuten und wird das endgültige Ergebnis einer Gewebeprobe innerhalb von maximal einer Woche durch den Arzt persönlich mitgeteilt?).

Alle Anforderungen werden von der Deutschen Krebsgesellschaft jährlich überprüft.

INFO

Kinderwunsch und Brustkrebs

Viele Frauen, die an Brustkrebs erkranken, möchten später noch ein Kind bekommen und befürchten, dass sie es nach der Operation nicht stillen können werden. Durch die heutigen Operationstechniken ist es oft möglich, Nerven und Milchgänge nur wenig zu verletzen und auch nur so viel Drüsengewebe wie unbedingt nötig zu entfernen. Vorhersagen lassen sich kaum machen, weil bei der Stillfähigkeit zahlreiche Faktoren eine Rolle spielen. Aber generell besteht die Möglichkeit, nach einer brusterhaltenden Operation zu stillen. (Info-Adressen siehe Anhang; zum Thema Kinderwunsch und Chemotherapie siehe S. 43)

Dort gibt es auch eine Liste der Brustzentren in Deutschland, Österreich und der Schweiz.

Die Wahl der Klinik hängt auch davon ab, welche Schwerpunkte Sie setzen wollen oder müssen. Am besten beraten Sie sich mit Ihrem Arzt und befragen auch Freunde oder Bekannte nach ihren möglichen Erfahrungen. Große Kliniken haben bisweilen den Nachteil einer gewissen Unpersönlichkeit – manchmal erscheint bei jeder Visite ein anderer Arzt. Doch auch hier ist es möglich, einen festen Ansprechpartner zu finden: Picken Sie sich die Person heraus, die Ihnen am sympathischsten ist (sei es »Ihr« Chirurg oder »Ihre« Stationsärztin), sammeln Sie Ihre Fragen und bitten Sie um ein Gespräch, in dem Sie auch das Problem des festen Ansprechpartners erwähnen. Meist gelingt es, eine persönliche Arzt-Patienten-Beziehung aufzubauen, die man in dieser schwierigen Situation ja unbedingt braucht.

Sorgen Sie gut für sich. Vielleicht spielt für Sie auch die Entfernung der Klinik von Ihrem Wohnort eine Rolle. Ein Krankenhaus in der Nähe hat den Vorteil, dass Sie öfter Besuch bekommen (vor allem am Wochenende, das sich ziemlich hinzieht), wenn Sie das überhaupt möchten. Auch für Ihre Angehörigen ist es leichter, Ihnen »schnell mal« etwas vorbeizubringen. Wichtiger aber ist der Aspekt der bestmöglichen medizinischen Versorgung.

Wer zahlt was?

Am besten informieren Sie Ihre Versicherung möglichst frühzeitig über den geplanten Krankenhausaufenthalt, damit Sie in der Klinik deren schriftliche Leistungszusage vorlegen können. Die folgende Aufstellung soll Ihnen einen ersten Überblick über die unterschiedlichen finanziellen Zuständigkeiten geben, der natürlich nicht verbindlich ist. Genaueres und Aktuelles erfahren Sie bei Ihrer Krankenversicherung. Die Angaben in der Liste beziehen sich auf Deutschland. In Österreich und der Schweiz ist der Ansprechpartner ebenfalls die Versicherung.

Leistungen und Kosten

Allgemeine Krankenhausleistungen	Zuzahlung	Wahlleistung Chefarzt	Wahlleistung Zimmer
Gesetzlich Versicherte Sie zahlen nichts; das Krankenhaus rechnet direkt mit der Krankenkasse ab.	Sie zahlen an die Klinik, die die Zuzahlung an die Krankenkasse weiterleitet.	Wenn Sie diese wollen, zahlen Sie selbst.	Wenn Sie ein Ein- oder Zweibettzimmer wollen, zahlen Sie (die Differenz) selbst.
Gesetzlich Versicherte mit privater Zusatzversicherung Sie zahlen nichts; das Krankenhaus rechnet direkt mit der Krankenkasse ab.	Sie zahlen an die Klinik, die die Zuzahlung an die Krankenkasse weiterleitet.	Sie zahlen zunächst selbst; die Zusatzversicherung erstattet die Kosten.	Sie zahlen zunächst selbst; die Zusatzversicherung erstattet die Kosten.
Privat Versicherte Sie zahlen zunächst selbst; die Privatversicherung erstattet die Kosten.	Entfällt	Sie zahlen zunächst selbst; die Privatversicherung erstattet die Kosten.	Sie zahlen zunächst selbst; die Privatversicherung erstattet die Kosten.
Beamte Sie zahlen zunächst selbst; Beihilfe und evtl. Privatversicherung erstatten anteilig die Kosten.	Die Beihilfe zieht die Zuzahlung bei der Erstattung ab.	Sie zahlen selbst, Beihilfe erstattet anteilig, zieht Eigenbeteiligung ab. Evtl. Privatversicherung erstattet anteilig.	Sie zahlen selbst, Beihilfe erstattet anteilig, zieht Eigenbeteiligung ab. Evtl. Privatversicherung erstattet anteilig.

Gesetzliche Krankenversicherung

Im Allgemeinen müssen Sie bei einem Krankenhausaufenthalt 10,– Euro pro Tag zuzahlen, allerdings höchstens für 28 Tage in einem Kalenderjahr.

Private oder Krankenhauskosten-zusatzversicherung

Bei den meisten privaten Krankenversicherungen können Sie nach Ihrer stationären Behandlung die Rechnungen zunächst einreichen und erst bezahlen, wenn die Beträge erstattet worden sind.

Die finanzielle Absicherung

Viele Frauen belastet die Frage, ob und wie viel Geld sie wie lange bekommen. Dazu zählen vor allem Singles, die selbst für sich sorgen, oder Frauen, deren Einkommen wesentlich zum Familienunterhalt beiträgt. (Siehe auch S. 162)

TIPP
Sozialdienst

Notieren Sie sich auf jeden Fall die Telefonnummer der Mitarbeiter des Sozialdienstes. Sie werden sie später brauchen – man verirrt sich leicht im Dschungel der Zuständigkeiten und Paragraphen. Die Ansprechpartner des Sozialdienstes kennen sich damit aus und stehen Ihnen mit Rat und Tat zur Seite.

Erste Informationen über die etwas komplizierten Regelungen zur Entgeltfortzahlung durch den Arbeitgeber, zu Krankengeld, Übergangsgeld, Rente usw. gibt Ihnen der Sozialdienst in der Klinik.

Wenn Sie im Krankenhaus kein »Fach« für derlei Dinge freihaben, weil Sie noch vollkommen mit der Verarbeitung der Diagnose beschäftigt sind, bitten Sie eventuell um schriftliche Informationen, die Sie zu Hause in Ruhe durchsehen können.

TIPP
Krankenhauskostenzusatzversicherung

Falls Sie Privatpatientin sind oder eine Krankenhauskostenzusatzversicherung haben, informieren Sie Ihre Versicherung so früh wie möglich über Ihren Klinikaufenthalt. Erkundigen Sie sich über die Konditionen: Steht Ihnen eine Chefarztbehandlung zu? Ein- oder Zweibettzimmer? Wenn Sie auf eine oder beide dieser Wahlleistungen verzichten, bekommen Sie von Ihrer Zusatzversicherung einen finanziellen Ausgleich. Klären Sie, ob laut Ihrem Vertrag die Kosten für Telefon und Fernseher übernommen werden. Falls Sie im Krankenhaus dafür etwas bezahlen müssen, reichen Sie die Quittungen später bei Ihrer Versicherung ein!

Zu Hause können Sie sich mit Ihren Fragen auch an Ihre Krankenversicherung wenden. Einen guten Überblick darüber, welche Sozialleistungen Ihnen zustehen, liefern die im Anhang genannten Broschüren.

Checkliste fürs Krankenhaus

Ein Krankenhausaufenthalt gehört ja zum Glück für die wenigsten von uns zur Routine. Ich kam mir damals vor wie im falschen Film und schaute mir zu, wie ich mich automatisch in den Ablauf der Dinge fügte, die einer anderen Frau zu passieren schienen. Innerlich zitterte mein Herz, und ich brauchte all meine Kraft, um es zu schützen. Nach der Krebsdiagnose fällt es oft schwer, klare Gedanken zu fassen, geschweige denn praktische.

Für welche Klinik Sie sich auch entscheiden: Sie ist kein Hotel. Deshalb gibt es dort keine Handtücher, keine Seife, keinen Föhn und natürlich auch nicht diese kleinen Fläschchen mit Duschgel, Shampoo oder Körperlotion. Packen Sie also alles ein, was Sie zu Ihrer Gesichts- und Körperpflege brauchen. Vielleicht auch einen vertrauten

▼ Nützliche, vertraute und tröstliche Dinge – das Krankenhausköfferchen

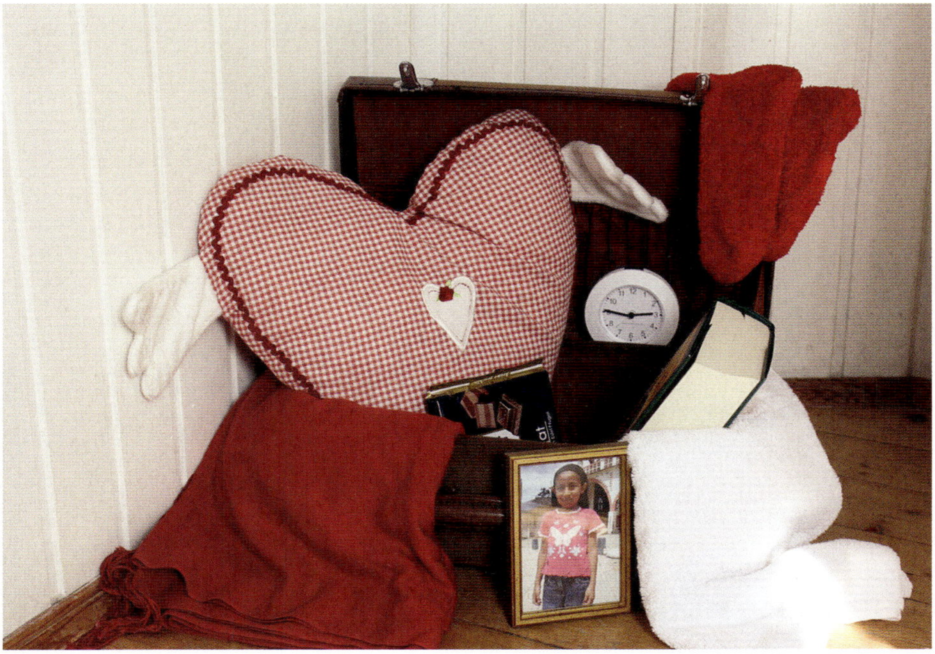

Checkliste fürs Krankenhaus

Medizinisches

- [ ] Befunde Ihres Hausarztes oder Gynäkologen
- [ ] Röntgenaufnahmen (eventuell auch Kernspin- und Computertomographieaufnahmen usw.)
- [ ] Krankenversicherungskarte und Überweisungsschein
- [ ] Adressen und Telefonnummern Ihres Hausarztes und Ihres Gynäkologen; am besten auf einem Zettel im Portemonnaie. Sie werden bestimmt öfter danach gefragt oder möchten vielleicht Rücksprache halten.
- [ ] Notfallausweise (z. B. Diabetiker- oder Allergiepass)
- [ ] Medikamente, die Sie regelmäßig einnehmen (gerinnungshemmende Medikamente mit dem Arzt abklären; zehn Tage vor einer Operation keine Medikamente einnehmen, die Acetylsalicylsäure [ASS] enthalten, wie z. B. Aspirin)

Adressen, Wäsche und Kosmetik

- [ ] Adressen und Telefonnummern Ihrer Angehörigen
- [ ] Wertsachen am besten zu Hause lassen
- [ ] Unbedingt ins Köfferchen gehören mindestens zwei gut sitzende, weiche BHs ohne Bügel (kochfest, wenn möglich) für die Tage nach der Brustoperation!
- [ ] Praktisch sind weiche, weite Nachthemden mit einer Knopfleiste, die man unproblematisch öffnen kann, um die Wunde zu versorgen.
- [ ] Nehmen Sie ausreichend viele Handtücher mit. Ein großes Badehandtuch kann man auch drinnen oder draußen über einen Stuhl legen; außerdem Waschlappen.
- [ ] Bewährt haben sich vor allem für die ersten Tage Feuchttücher fürs Gesicht, die mit Lotion getränkt sind (gibt es in Drogeriemärkten oder Parfümerien). Damit können Sie sich zwischendurch rasch einmal säubern und erfrischen, ohne aufstehen zu müssen.
- [ ] Sehr wohltuend ist ein Feuchtigkeitsspray fürs Gesicht, das es von verschiedenen Marken und in unterschiedlichen Preislagen gibt. In der Luft im Krankenhaus trocknet die Haut rasch aus, und die Medikamente tun ihr Übriges.
- [ ] Sinnvoll sind ein Maniküreset und eventuell Nagellackentferner. Bei der Operation wird am Finger der »Fingerclip« angeschlossen, der durch Licht erkennt, ob die Sauerstoffsättigung des Blutes absinkt. Gelnägel waren bei mir kein Problem, aber wenn Sie unsicher sind, fragen Sie nach!

Persönliches

- [ ] Schaffen Sie sich eine schützende kleine Welt aus geliebten Dingen. Das können Fotos sein, Erinnerungen an eine schöne Reise, ein Kuscheltier, ein Glücksbringer.

Irgendetwas, woran Ihr Herz hängt, was Sie tröstet und aufmuntert. (Ich habe einiges mitgenommen, das mich an »mein normales Leben« erinnerte: mein Kuschelkissen, ein Bild von meiner Tochter, ein kleines Nilpferd von einer Reise nach Südafrika, mein Lieblingsparfüm, eine Tafel Marzipanschokolade.)

... noch ein paar nützliche Dinge

- ☐ Lippenpflegestift
- ☐ Papiertaschentücher
- ☐ Duschhaube
- ☐ Wecker
- ☐ Schreibblock und Kugelschreiber
- ☐ Notizbuch für Namen, Telefonnummern, Fragen usw.
- ☐ eventuell Fernsehzeitung
- ☐ gegen die Langeweile: Bücher, Hörbücher, CDs (eventuell Kopfhörer)
- ☐ Ohrstöpsel/Schlafbrille
- ☐ in der kalten Jahreszeit: Kuschelsocken und ein Jäckchen, das Sie übers Nachthemd ziehen können.
- ☐ einen bunten Schal oder ein Umschlagtuch
- ☐ Taschenspiegel
- ☐ kleiner Wäschesack (oder Plastiktüte)
- ☐ ______________________________
  ____
- ☐ ______________________________
  ____
- ☐ ______________________________
  ____
- ☐ und nicht zuletzt: ein dickes Fell!

TIPP

Abfärbendes Desinfektionsmitttel

Bei der Operation werden Sie großzügig mit einem jodhaltigen Desinfektionsmittel eingestrichen. Die Einfärbung wird Ihnen noch ein paar Tage erhalten bleiben, denn in den ersten Tagen nach der OP werden Sie sich wohl kaum unter der Dusche abschrubben. Packen Sie für diese Zeit ein oder zwei BHs und Nachthemden/Schlafanzüge ein, von denen Sie sich gut trennen könnten. Sie werden nämlich vielleicht nie mehr ganz sauber ...

Duft wie Ihr Lieblingsparfüm. Selbstverständlich wird Ihnen alles zur Verfügung gestellt, was mit Ihrer Erkrankung zu tun hat und für Ihre Pflege benötigt wird.

Auf der vorherigen Doppelseite finden Sie eine »Liste« (die wir Frauen ja angeblich so lieben) zu den Unterlagen, die Sie brauchen werden, und zu den persönlichen Dingen, die sich als nützlich erwiesen haben.

Ein Wort noch zum Essen: Wie im Restaurant kann es in der Klinik nicht schmecken, wie zu Hause schon gar nicht. Verschwenden Sie am besten gar keinen Gedanken an das Essen. Es erfüllt seinen Zweck, es stillt Ihren Hunger. Im Übrigen haben Sie Wichtigeres zu tun: nämlich gesund zu werden.

Nehmen Sie sich einfach ein paar Dinge von zu Hause mit, die Ihnen schmecken und die Krankenhauskost ein bisschen aufpeppen, zum Beispiel eine Flasche Fruchtsaft, Ihre Lieblingsnascherei, ein Glas Marmelade oder Honig und – Salz und Pfeffer!

Aufnahme

An der Pforte der Klinik erfahren Sie den Weg zur Patientenaufnahme. Dort erwartet Sie zunächst einiger Papierkram. Sie müssen ein paar Formulare unterschreiben, wie beispielsweise den Aufnahmevertrag mit der Klinik, als Kassenpatientin die Zusage der Zuzahlung von 10,– Euro pro Tag, die Sie selbst leisten müssen, eventuell Verträge über die Wahlleistungen (Chefarztbehandlung, Ein- oder Zweibettzimmer).

Falls Sie nicht schon am Tag vor der Operation ins Krankenhaus möchten, ist es oft möglich, die notwendigen Voruntersuchungen und -gespräche einige Tage vorher zu erledigen und erst am Tag der Operation um 7 Uhr morgens einzuchecken.

Wenn Sie Privatpatientin sind (oder Kassenpatientin mit Krankenhauskostenzusatzversicherung), hängt es zunächst von Ihrer Persönlichkeit ab, ob Sie sich für ein

Ein- oder Zweibettzimmer entscheiden. Zum anderen ist es natürlich die Frage, welche Zimmerkategorie gerade frei ist. Einzelzimmer stehen vorrangig schwerer erkrankten Patientinnen oder solchen, bei denen Ansteckungsgefahr besteht, zur Verfügung. Das ist verständlich und sinnvoll. Vielleicht ist auch ein Einzelzimmer mit einem Mann belegt – Brustkrebs bei Männern nimmt zu. In jedem Fall werden die Krankenschwestern versuchen, Ihren Wunsch, wenn möglich, zu erfüllen.

Schließlich erfahren Sie, auf welche Station Sie kommen. Dort müssen Sie meist – das erste Mal – kürzer oder länger warten, denn am Vormittag geht es auf den Stationen oft turbulent zu: Patientinnen werden entlassen, neue – wie Sie – treffen ein, im Laufe des Morgens operierte Frauen werden zurück auf ihre Zimmer gebracht, das Mittagessen (so gegen 12 Uhr) muss verteilt werden … Kurz, es kann dauern, bis Sie sich endlich in Ihrem frisch bezogenen Bett neben Ihrem frisch desinfizierten Nachtschränkchen niederlassen können.

Sie können die Zeit des Wartens auch nutzen, um sich schon einmal um Ihren Telefonanschluss zu kümmern. Obwohl es nicht sicher ist, ob Mobiltelefone die empfindlichen Geräte im Krankenhaus stören können, darf man in den meisten Kliniken nicht mit dem Handy telefonieren – außerhalb des Hauses natürlich schon.

Das Telefon auf dem Zimmer funktioniert oft über eine Chipkarte, die man sich an einem Automaten ziehen und auffüllen kann (5- bzw. 10-Euro-Schein bereithalten). Im Zimmer muss man die Karte freischalten, kann dann telefonieren oder über die aufgedruckte Nummer angerufen werden. Die Informationen dazu liegen meist in der Nähe des Schwesternzimmers aus.

> TIPP
>
> **Lektüre**
>
> Nehmen Sie sich ausreichend Lektüre mit – und außerdem etwas zu essen und zu trinken. Tee und Kaffee stehen meistens, aber nicht immer bereit.

Die Gebühren dafür sind eher hoch. Ich habe die Karte für die niedrigste Gebühr freigeschaltet, damit ich auf dem Zimmer telefonisch erreichbar war. Eigene Telefonate habe ich mit dem Handy vor der Klinikpforte oder auf der Terrasse geführt.

Sobald das Zimmer vorbereitet ist, begleitet Sie eine Krankenschwester dorthin und stellt Sie gegebenenfalls Ihren Mitpatientinnen vor. Räumen Sie die Dinge, die Sie mitgebracht haben, an ihren Platz. Und dann atmen Sie einmal tief durch. Sie haben die Eingliederung ins »System Klinik« geschafft! In meinem Tagebuch habe ich dazu notiert: »19. Juli 2006. Krankenhaus. Herz spielt verrückt – jedenfalls fühlt es sich so an, obwohl das EKG etwas anderes sagt. Wieder so ein Anfall von: Ich kann es nicht fassen, was soll ich hier?« – Falls Sie sich in Ihrem Zimmer absolut nicht wohlfühlen, bitten Sie einen Arzt und/oder die Krankenschwestern darum, möglichst bald eine andere Lösung zu finden.

TIPP

Notizbuch

Gewöhnen Sie sich an, die Telefonnummern von Ärzten oder Abteilungen aufzuschreiben – am besten alles in einem kleinen Notizbuch sammeln. Sie werden immer mal wieder eine Frage haben, einen Termin verschieben wollen usw. Und der Weg über die Zentrale ist oft mühsam und langwierig ...
In diesem Notizbuch können Sie sich auch alle Fragen notieren, die Ihnen einfallen, sie beim nächsten Arztbesuch ansprechen und die Antworten festhalten.

Die Operation

Es gibt einige Punkte, die Sie bereits im Vorfeld der Operation abgeklärt haben sollten:

Wiederaufbau: Wenn Sie erfahren haben, dass Ihre Brust abgenommen werden muss, und Sie jetzt schon wissen, dass Sie einen Wiederaufbau wünschen, lassen Sie sich eingehend beraten. Eventuell kann nach der Brustentfernung noch in derselben Narkose mit dem Wiederaufbau begonnen werden. Dieser ist aber auch noch später möglich.

Gewebeproben: Es gibt heute eine Reihe von Tests, die an einer Probe des Tumorgewebes (wird nach der OP tiefgefroren; siehe das Special: Die moderne Krebsforschung – Chancen für eine individuellere Behandlung, S. 17) durchgeführt werden können. Sprechen Sie Ihren Arzt also unbedingt vor der OP darauf an. Diese Tests erleichtern unter anderem die Entscheidung für oder gegen eine anschließende Chemotherapie und ermöglichen eine individuelle Zusammenstellung der Medikamente.

Bestrahlung: Erkundigen Sie sich nach den Möglichkeiten des »Intrabeam«, der Bestrahlung während der Operation (siehe S. 58).

Die Aufklärungsgespräche

Noch am Aufnahmetag wird ein EKG (*Elektrokardiogramm*, griech. *kardia* = Herz) von Ihrem Herzen gemacht; außerdem wird Ihnen Blut für ein Blutbild abgenommen usw., damit die erforderlichen medizinischen Informationen für Ihre Behandlung vollständig vorliegen. Weiter führen Sie verschiedene Gespräche, bei denen Sie alles, was Ihnen unklar ist, erfragen sollten: mit einer Krankenschwester (Diät, Allergien etc.) und mit dem Stationsarzt (allgemeiner Gesundheitszustand, Krankengeschichte usw.).

Es folgt ein Gespräch mit dem Operateur. Dieser erklärt Ihnen genau, wie die Operation in Ihrem speziellen Fall ablaufen soll, und erläutert Ihnen die Gründe dafür.

Wann immer möglich – und das ist bei ca. 70 Prozent der Patientinnen der Fall – wird heute brusterhaltend operiert, das heißt, der Tumor wird mit einem ausreichenden Sicherheitsabstand *(Resektionsrand)* zum gesunden Gewebe entfernt. Auf einem »Brustbild« auf dem Aufklärungsbogen zeichnet der Operateur ein, in welchem Bereich und wie der Eingriff geplant ist.

Ein weiteres Gespräch führen Sie mit dem Anästhesisten, einem Facharzt, der Sie über die *Narkose* (griech. = in Schlaf versetzen) bei Ihrer Operation aufklärt. Die *Anästhesie* (griech. = Nichtwahrnehmung) macht es möglich, dass Sie während des Eingriffs keine Schmerzen spüren (siehe Infokasten).

wichtig

Liebe Ärzte,
bitte sprechen Sie langsam und deutlich. Vermeiden Sie, wo immer es geht, Fachausdrücke und Fremdwörter (also zum Beispiel aufnehmen statt resorbieren). Brustkrebspatientinnen haben – besonders kurz vor der Operation – meist nur ein sehr kleines Fach für medizinische Informationen frei.

Bei den Gesprächen mit dem Operateur und dem Narkosearzt unterschreiben Sie am Ende ein Formular (Aufklärungsbogen), mit dem Sie bestätigen, dass Sie über den Verlauf der Operation und über mögliche Risiken aufgeklärt wurden und Ihre Einwilligung zu dem Eingriff geben. Auch wenn die Informationen in medizinischer und juristischer Fachsprache für Sie vielleicht eher verwirrend als hilfreich sind – die Ärzte müssen sie Ihnen wegen der rechtlichen Absicherung mitteilen.

INFO

Die Narkose

Die Narkose schaltet das Bewusstsein und das Schmerzempfinden aus. Bei längeren Eingriffen (zu denen die meisten Brustoperationen gehören) wird meist, nachdem die Patientin eingeschlafen ist, ein Beatmungsschlauch *(Tubus)* in die Luftröhre eingeführt. Diesen Vorgang nennt man *Intubationsnarkose*.

wichtig

Lassen Sie sich nicht herunterziehen von dem, was alles passieren kann. Selten ist positives Denken so angebracht wie in dieser Zeit!

Bei einer Brustoperation, insbesondere, wenn der Chirurg in der Achselhöhle Lymphknoten (siehe S. 32) entnimmt, wird der entsprechende Arm weit nach hinten gelagert, um einen möglichst guten »Zugriff« zu haben. Falls Sie Probleme mit dem Arm oder der Schulter haben, informieren Sie die Ärzte und am besten auch das Pflegepersonal darüber, damit bei der Lagerung darauf geachtet wird.

Lymphsystem und Lymphknoten

Lymphe (griech. = klares Wasser) ist die Bezeichnung für das Gewebewasser, das in den Lymphgefäßen durch unseren Körper fließt. Die Lymphe ist Teil des körpereigenen Abwehrsystems und reinigt Gewebe und Blutkreislauf von Abfallprodukten. An zahlreichen Stellen im Körper befinden sich Lymphknoten, die als Filterstationen für die Lymphe dienen. Im Bereich der Brust fließt die Lymphe in die über dreißig Lymphknoten in der Achselhöhle. Der erste Achsellymphknoten wird als Wächterlymphknoten bezeichnet.

Der Wächterlymphknoten

Bei jeder Brustkrebserkrankung ist es sehr wichtig zu wissen, ob die Krebszellen schon in das Lymphsystem eingedrungen sind. Unter bestimmten Voraussetzungen (u. a. die Ausbreitung des Tumors und ob Lymphknoten tastbar sind) werden deshalb bei der Operation auch zahlreiche (mindestens zehn) Lymphknoten aus der Achselhöhle entfernt.

Bei vielen Patientinnen ist das aber nicht nötig. Die Lymphknoten sind wie auf einer Perlenschnur aufgereiht. Man hat herausgefunden, dass der erste der Lymphknoten, der sogenannte Wächterlymphknoten (engl. *sentinel node*), bereits mit großer Sicherheit über den Befall der übrigen Lymphknoten Auskunft gibt. Dieser wird während der Tumoroperation entnommen. Dazu wird Ihnen am Tag vor der Operation eine Markierungsflüssigkeit gespritzt, die sich dann über die Lymphgefäße verteilt und im Wächterlymphknoten ansammelt.

Finden sich im »Schnellschnitt« (bei der feingeweblichen Untersuchung des Wäch-

▼ Der Wächterlymphknoten gibt Auskunft, ob andere Lymphknoten befallen sind.

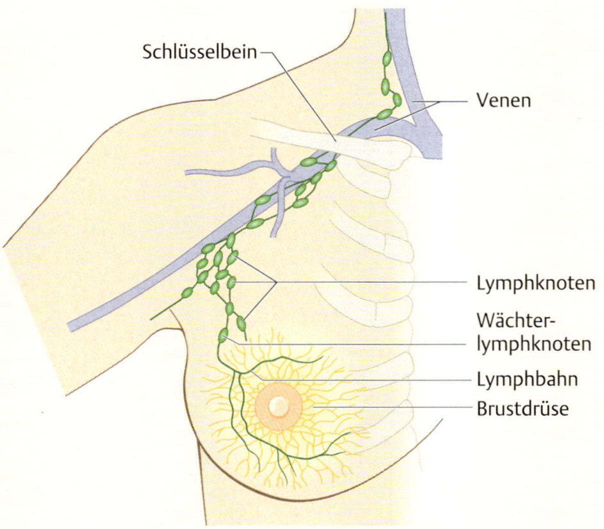

terlymphknotens während der Operation) keine Tumorzellen, müssen in der Regel keine weiteren Lymphknoten entnommen werden. Durch diese Methode können in vielen Fällen Nachfolgebeschwerden wie ein Taubheitsgefühl am Arm oder ein Lymphödem (S. 76) vermindert werden.

Der Port

Vor allem, wenn eine Chemotherapie folgen wird und/oder Ihre Venen ohnehin nicht gut sind, wird man Ihnen wahrscheinlich empfehlen, sich einen sogenannten Port (engl. Durchlassöffnung, siehe Infokasten) einsetzen zu lassen. Das hat verschiedene Vorteile: Bei der Chemotherapie selbst und bei der wöchentlichen Blutabnahme in dieser Zeit muss nicht immer wieder in Ihre Armvenen gestochen werden, die außerdem eng sind und von den stark wirksamen Krebsmitteln geschädigt werden können.

Der Katheter verrutscht nicht, Sie können sich also frei bewegen. Durch einen Port ist es auch jederzeit möglich, andere Medikamente, zum Beispiel Schmerzmittel, zu verabreichen. Allerdings kann es zu Entzündungen kommen. Und was die wöchentliche Blutabnahme während der Chemotherapie betrifft: Nicht alle niedergelassenen Ärzte verfügen über die nötigen feinen Nadeln. Fragen Sie also bei den Ärzten nach und lassen Sie sich beraten.

Je nach Anforderung werden Sie den Port länger oder kürzer behalten. Falls keine weiteren Infusionen (zum Beispiel von Bisphosphonaten zum Schutz der Knochen oder eine Antikörpertherapie, siehe S. 55) geplant sind, wird der Port bald nach Abschluss der Chemotherapie wieder entfernt.

INFO

Venenkatheder oder Port

Der Port oder Venenkatheter ist eine Art Dauerzugang zu Ihren größeren Venen und wird bei örtlicher Betäubung direkt unter der Haut eingelegt – der Port unterhalb des Schlüsselbeins (der üblichere), der Miniport in den Unterarm. Der Arzt kann ihn leicht ertasten und die feine Infusionsnadel mit schmerzmindernder Treffsicherheit setzen.

Wenn der Port keine Probleme macht, kann er auch längerfristig liegen bleiben. Nicht nur für Patientinnen mit »schlechten« Venen ist dieser Katheter eine Erleichterung. Durch die vielen Einstiche bei der Chemotherapie, mögliche andere Infusionen und die regelmäßigen Blutabnahmen auch noch in der Nachsorge, werden die Venen sehr strapaziert. Oft verhärten sie, und es muss immer wieder eine neue Stelle gefunden werden.

Bei mir wurde 2006 kein Port gelegt. Ich habe »gute« Venen, wenngleich ich bei der Vene in der linken Armbeuge – meiner Chemovene – eher sagen müsste: hatte. Sie hebt sich nicht mehr prall-bläulich ab, sondern ist »abgetaucht«. Bei der Chemotherapie hatte ich keine Probleme damit

INFO

Markierung

Bei der Früherkennung, aber auch bei einem vorhandenen Tumor, ergeben sich aus Mammographie, Ultraschall oder Magnetresonanztomographie manchmal nicht tastbare kleinste Befunde (auch in der nicht betroffenen Brust), die abgeklärt werden müssen.
Damit der Operateur die richtige Stelle trifft, wird sie vor der Operation von einem Arzt mit einer sehr feinen Nadel markiert, die bei der Operation wieder entfernt wird.
Bei der Markierung kontrolliert der Arzt mit einem der bildgebenden Verfahren, dass er die Nadel genau in den abklärungsbedürftigen Bereich schiebt.
Nicht besonders angenehm, aber doch erträglich.

(und habe sie auch jetzt nicht). Blut lasse ich mir über andere Venen des linken Armes (da ich rechts operiert wurde und den rechten Arm deshalb so weit wie möglich schone) abnehmen. Auch mein Blutdruck wird links gemessen.

Wann werde ich operiert?

Erkundigen Sie sich nach dem voraussichtlichen Termin der Operation. Wenn Sie wissen, für wann die Operation geplant ist, können Sie sich besser darauf einstellen. Der Termin kann sich allerdings kurzfristig verschieben: Vielleicht sind Sie plötzlich früher an der Reihe, weil zum Beispiel eine Patientin eine starke Erkältung bekommen hat und nicht operiert werden kann, oder auch später, weil ein Notfall dazwischengeschoben werden musste.

Ab mindestens sechs Stunden vor dem Operationstermin müssen Sie nüchtern bleiben, das heißt kein Essen, kein Trinken, kein Kaugummi, keine Zigarette. Bis zu zwei Stunden vorher können Sie noch ein paar Schlucke Wasser oder Tee trinken (keine Milch, keinen Alkohol). Falls Sie doch in dieser Zeit etwas gegessen oder getrunken haben, sollten Sie es dem Narkosearzt sagen! Das ist keine Schikane, sondern dient Ihrer eigenen Sicherheit. Bei der Narkose wird ja auch die Verdauung lahmgelegt. Der Magen muss leer sein, damit nichts in die Luftröhre und die Lungen gelangen und dort Schaden anrichten kann. Und auch Rauchen regt – ebenso wie Kaugummikauen – die Magensäfte an.

Trotz all dieser ungewohnten und anstrengenden Dinge zieht sich der Tag vor der Operation ziemlich hin. Versuchen Sie, sich abzulenken, beschäftigen Sie sich mit Illustrierten, Hörbüchern, Ihrem Strickzeug oder Ihrem MP3-Player – was immer Ihnen die Zeit vertreibt und Ihre Nervosität in Grenzen hält. Falls Sie einen Fernseher möchten und im Zimmer keiner vorhanden ist, bestellen Sie einen. Die Telefonnummer liegt meist im Zimmer und die Firmen liefern recht schnell. Die Kosten betragen ca. 28,– Euro für drei Tage und werden bei Privatpatientinnen oder durch eine Krankenhauskostenzusatzversicherung meist übernommen. Manche Frauen nehmen auch ihren Laptop mit und sehen sich darauf Filme an.

Am späten Nachmittag bekommen Sie Ihr Abendessen sowie eine halbe Magenschutztablette, damit Sie die Narkosemittel besser vertragen. Ich habe mir für diese Nacht auch ein Schlafmittel geben lassen, andernfalls hätte ich kein Auge zugemacht.

Noch am Abend oder am nächsten Morgen erhalten Sie dann Ihr Operationsoutfit: grünes Mützchen und Op-Kittel (hinten zubinden!). Die schicken halterlosen Kompressionsstrümpfe gegen Thrombose (siehe Infokasten) haben Sie wahrscheinlich schon seit dem Vortag an. Um den Arm tragen Sie nun ein Bändchen mit Ihrem Namen. »Wie ein neugeborenes Baby«, sagte ich. »Ich denke da immer an einen All-inclusive-Club«, meinte die Krankenschwester. »Na, dann mal her mit den Getränken.« Galgenhumor.

TIPP

Namen merken

Versuchen Sie, sich schon einmal e in paar Namen zu merken (notfalls aufschreiben). Falls Sie diese bei der Vorstellung nicht richtig verstanden haben oder zu aufgeregt waren, fragen Sie nach (oder schauen Sie beim nächsten Mal aufs Namensschildchen). Jeder – ob Ärztin, Krankenschwester, Praktikant – findet es ebenso angenehm wie Sie selbst, mit Namen angesprochen zu werden. Es ist einfach gut für die Atmosphäre.

Für die Operation müssen Sie allen Schmuck ablegen. Außerdem auch Zahnprothesen ... Möglicherweise werden Sie noch in der Achselhöhle rasiert, auch eventuelle feine Härchen rund um die Brustwarze werden entfernt. Das geschieht zum einen aus hygienischen Gründen – Haare sind mögliche Keimträger –, zum anderen kleben die Operateure um

INFO

Warum Kompressionsstrümpfe und Antithrombosespritzen?

Nach der Operation liegen Sie vergleichsweise viel im Bett. Dadurch erhöht sich die Gefahr einer *Thrombose* (griech. = Pfropf), das heißt, es kann sich ein Blutgerinnsel in einem Blutgefäß bilden, das schlimmstenfalls in Teilen in die Lunge wandert und diese verstopft. Zur Vorbeugung dienen zum einen Kompressionsstrümpfe, die sehr eng sitzen und durch ihren Druck auf die Beine die Venen entlasten, und zum anderen die das Blut verdünnenden Antithrombosespritzen, die Sie in der Klinik täglich bekommen. Letztere sind in der Diskussion und können vielleicht über kurz oder lang durch Tabletten (Ximelagatran) ersetzt werden.

den Bereich, in den eingeschnitten wird, großflächig eine Folie. Diese hält nur gut, wenn die Haut sorgfältig rasiert wurde.

Kurz vor dem Operationstermin bekommen Sie eine weitere halbe Magenschutztablette und ein Beruhigungsmittel, das die Warterei erleichtert und sich allmählich wie ein sanfter Schleier über Ihr verständlicherweise aufgewühltes Gemüt legt.

wichtig

Verzichten Sie am Operationstag darauf, Ihre Haut im betroffenen Bereich einzucremen oder einzuölen. Auf einer gut gefetteten Haut halten weder Folie noch Pflaster.

Sobald es Zeit ist, rollen zwei Krankenschwestern oder Pfleger Sie in Ihrem Bett in den Operationssaal, wo Sie auf eine Operationsliege umsteigen. Neugier hilft gegen Angst: Vielleicht haben Sie noch Zeit und Kraft, sich ein wenig umzusehen. Aus der liegenden Position wirken die Operationssäle höher, als man es zum Beispiel aus dem Fernsehen kennt. Achten Sie auch einmal auf die riesigen Lampen, die an langen Stangen von der Decke hängen. Um Sie herum geht es ungeheuer geschäftig zu. Chirurgen, Operationsschwestern, Narkoseärzte – Gestalten in Blau und/oder Grün – scheinen sich nach einem geheimnisvollen Plan hin- und herzubewegen. Humor gegen Angst: Wenn Ihnen noch ein Scherz einfällt, sagen Sie ihn. Das Beruhigungsmittel hilft Ihnen, sich zu entspannen. Vielleicht denken Sie noch einmal daran, dass Sie hier liegen, um den Krebs zu besiegen: »Raus mit dem Mist!« Es ist ständig jemand bei Ihnen, bis der Narkosearzt Sie in unglaublich kurzer Zeit in einen gnädigen Schlaf versetzt.

Aufwachen

Wenn Sie die Augen wieder öffnen, ist alles vorbei. Bei kleineren Eingriffen kommen Sie meist gleich wieder auf Ihr Zimmer. Vielleicht liegen Sie aber auch noch eine Zeit lang im Überwachungsraum, einer Art kleiner Intensivstation neben den Operationssälen, in dem eine Pflegerin oder ein Pfleger über Sie und andere frisch operierte Patientinnen wacht. Falls Ihnen übel ist, sagen Sie es ihr oder ihm. Man kann etwas dagegen tun. Wenn Sie Schmerzen haben, sollten Sie das natürlich äußern. Es kann auch sein, dass Sie mal müssen. Sagen Sie auch dies! Nach einer Weile bringen zwei Krankenschwestern oder Pfleger von Ihrer Station Sie wieder auf Ihr Zimmer.

Manchmal kommt es nach der Narkose zu leichteren Beschwerden, die sich aber bald wieder geben, zum Beispiel:

- Halsschmerzen oder Probleme beim Schlucken. Während der Narkose wird oft ein dünner Schlauch in die Luftröhre eingeschoben, der die Atmung sicherstellt. Dadurch hat man manchmal anschließend das Gefühl eines rauen Halses. Dagegen gibt es Lutschtabletten, auch Kamillentee hilft.
- Muskelkater oder Schmerzen in Arm oder Schulter. Das können die Folgen der Lagerung bei der Operation sein. Die Ärzte rücken sich den Körper so zurecht, dass sie problemlos operieren können.

Bei Brustoperationen muss der Arm dazu oft stark abgewinkelt werden.

- Ein leichter Druckschmerz auf dem Nasenrücken und/oder unter dem Kinn entsteht hin und wieder durch die Narkosemaske. Diese wird zur Narkoseeinleitung leicht auf das Gesicht gedrückt, damit sie dicht abschließt und man Sauerstoff einatmet.
- Unkontrollierbares Zittern *(Shivering)*. Durch die Narkose kann es zu einem Wärmeverlust kommen, den der Körper durch Zittern auszugleichen versucht. Ein blödes Gefühl: Einmal half bei mir kurzfristig einfach eine zweite Decke, ein andermal mussten Medikamente eingesetzt werden.

Sobald Sie aus der Narkose aufgewacht sind, müssen Sie noch ein paar Stunden (ca. vier) ohne Essen und Trinken verbringen; dann bekommen Sie zunächst nur Tee und Zwieback. Ich erwähne das, weil es mir schwerfiel. Sobald ich wieder klar denken konnte, verspürte ich einen mächtigen Appetit auf ein warmes Essen.

Wenn Sie sich wieder munter fühlen, können Sie – theoretisch – aufstehen. Das erste Mal nach der Operation muss aber unbedingt eine Schwester dabei sein, auch wenn Sie »nur« zur Toilette müssen! Allzu leicht überschätzt man seinen durch die Narkose und eventuell andere Medikamente strapazierten Kreislauf.

Legen Sie so bald wie möglich tagsüber Nachthemd und Bademantel ab und ziehen Sie bequeme Sachen an: eine weiche Sporthose, ein T-Shirt, eine Vlies- oder Wolljacke, einen bunten Schal. Ob Sie auf dem Zimmer sind, ein wenig herumgehen oder die Nase an die frische Luft stecken – erfahrungsgemäß fühlt man sich in diesen Sachen gleich ein bisschen besser.

TIPP

Lagerung des Armes

Bei Problemen mit dem Arm habe ich Folgendes als wohltuend empfunden:

- Auf dem Rücken liegend: eine zweite Bettdecke längs falten und 1 oder 2-mal knicken. So ruht der betroffene Arm ein bisschen höher.
- Auf der (nicht operierten) Seite liegend: ein zweites Kopfkissen vor dem Bauch zurechtknuffen und den betroffenen Arm darauf ablegen.

Am Tag nach der Operation können Sie – nach Absprache mit Ihrem Arzt – ein wenig im Zimmer auf und ab gehen. In den nächsten Tagen klappt es oft schon mit einem Spaziergang auf dem Flur oder einer Treppe. Die meisten Frauen scheinen Operation und Vollnarkose gut zu verkraften und sind schon bald wieder außerhalb ihres Zimmers anzutreffen.

Fragen Sie nach einer Physiotherapeutin. Sie zeigt Ihnen Übungen für Schulter und Arm. Die richtige – sanfte – Bewegung unter fachlicher Anleitung ist bereits zu diesem Zeitpunkt wichtig. Mit folgenden leichten Übungen können Sie schon selbst beginnen:

- Bewegen Sie die Finger oder machen Sie Pumpbewegungen mit den Händen: Schließen Sie die Faust und öffnen Sie sie wieder.
- Heben Sie den operierten Arm, am Ellbogen unterstützt vom gesunden Arm, vorsichtig ein wenig an – den Ellbogen nicht weiter als bis auf Schulterhöhe!
- Kreisen Sie sanft mit den Schultern.
- Ziehen Sie die Schultern behutsam Richtung Ohren hoch und lassen sie wieder sinken.

TIPP

Drainage

Zum »Transport« kann man die Drainagefläschchen in die Tasche von Bademantel oder Jogginganzug schieben. Oder Sie nehmen eine Stofftragetasche mit längeren Henkeln (bekommt man manchmal als Werbegeschenk). Manche Drainagen haben auch einen Clip, mit dem man sie am BH befestigen kann.

Drainage

Stellen Sie sich in den Tagen nach der Operation auf einen ständigen Begleiter ein: die Drainage. Diese besteht aus einem Schlauch, der vom operierten Bereich zu einer kleinen Kunststoffflasche führt und Wundflüssigkeit, Sekret und Blut ableitet. Er ist etwa so lang, dass das Fläschchen im Stehen in Hüfthöhe baumelt. Achten Sie beim Aufstehen auf die Drainagen! Diese können ganz schön ziepen, wenn sie zum Beispiel am Bett festhängen und man sich fortbewegen will.

Warten ...

Nach der Operation dauert es in den meisten Fällen mehrere Tage, bis das endgültige Ergebnis einer feingeweblichen Untersuchung *(Histologie)* vorliegt und die weitere Therapie festgelegt werden kann. Das Warten auf die Befunde ist seelisch sehr belastend. Versuchen Sie so gut es geht, sich ein bisschen abzulenken und auszuruhen.

Auch wenn Ihre Brust noch verpflastert ist und Sie nicht wissen, wie die Narbe aussehen wird, beschäftigt Sie wahrscheinlich die Frage nach dem »Danach«. In vielen Brustzentren gibt es plastische Chirurgen, die Ihnen die verschiedenen Möglichkeiten vom Implantat bis zum Brustaufbau erklären und anschaulich machen (siehe S. 89). Die Möglichkeiten der plastischen Chirurgie sind heute weit entwickelt, und viele Frauen entscheiden sich für diesen Weg, um sich wieder vollständig und attraktiv zu fühlen.

Vermutlich bekommen Sie in diesen Tagen Besuch von einer Sozialarbeiterin. In einem persönlichen Gespräch informiert sie Sie zum Beispiel über die Möglichkeiten einer Kur (siehe S. 136), den Schwerbehin-

INFO

Was sagt der Befund aus?

Welches Therapieschema für Sie am besten geeignet ist, entscheiden die Ärzte nach verschiedenen Kriterien:

1. TNM-Klassifikation

Sie sagt aus, wie weit sich der Tumor ausgebreitet hat. Sie setzt sich folgendermaßen zusammen:

T – Tumorgröße

N – Lymphknotenbefall (N; von engl. *node* = Knoten)

M – eventuell vorhandene Metastasen, d. h. Tochtergeschwülste

Die Ausdehnung der Erkrankung wird für die drei Kennzeichen TNM mit Zahlen angegeben:

T0 bis T4 (kleiner bis großer Tumor)

N0 bis N3 (Lymphknotenbefall nicht vorhanden bis stark)

M0 bis M1 (Metastasen: nein oder ja)

(Möglicherweise tauchen noch weitere Buchstaben, d. h. Abkürzungen auf. Lassen Sie sich von Ihrem Arzt diese Fachbegriffe für Ihren Fall erläutern!)

2. Hormonrezeptor-Status

Weiter wird untersucht, ob das Wachstum des Tumors mit Hormonen zusammenhängt. Falls ja, ist eine Antihormontherapie (S. 50) sinnvoll.

3. HER2-Status

Dieser gibt die Menge an HER2-Rezeptoren (Andockstellen) auf den Tumorzellen an. Die HER2-Rezeptoren senden Wachstumssignale ins Zelleninnere. Wenn Ihr Tumor viele HER2-Rezeptoren aufweist, werden die Ärzte Ihnen eine Antikörpertherapie (S. 55) vorschlagen. Die Antikörper blockieren die HER2-Rezeptoren.

dertenausweis (S. 165) oder die Voraussetzungen für die Gewährung einer Haushaltshilfe.

Die »Was-war-wann-Liste«

Sie werden im Verlauf der Therapie und darüber hinaus immer wieder gefragt werden: Wann war die Operation, die letzte Chemotherapie oder Bestrahlung, die letzte gynäkologische Untersuchung oder die letzte Mammographie usw.? Da man ja nicht immer seine ganze »Krankenakte« bei sich hat – in der man dann umständlich kramen müsste –, hat sich eine »Was-war-wann-Liste« als ausgesprochen nützlich erwiesen. Ein späteres Zusammentragen der einzelnen Untersuchungen und Ergebnisse ist eine mühsame Angelegenheit. Außerdem kann Ihnen eine chronologische Aufzeichnung das Gefühl geben, dass Sie »wissen, was geschieht«, dass Sie aktiv an der Krankheitsbewältigung beteiligt sind.

Nutzen Sie die Zeit des Wartens, um eine Liste anzulegen, in der Sie die Daten und Ergebnisse aller Untersuchungen, Operationen usw. in Zusammenhang mit Ihrer

Erkrankung notieren. Halten Sie diese Liste auf dem neuesten Stand – am besten tragen Sie auch später, wenn Sie wieder zu Hause sind, die Nachsorgetermine bei Ihrem Arzt ein.

Ihre Liste könnte zum Beispiel folgende Stichworte enthalten und etwa so aussehen:

Die »Was-war-wann-Liste«

Datum	Untersuchung	Arzt/Krankenhaus	Befund
	Mammographie/ Ultraschall		
	Biopsie		
	Aufnahme in Klinik		
	EKG		
	Operation		
	Röntgen Lunge		
	Ultraschall Leber		
	Knochenszintigraphie		
	Herzecho (Ultraschall)		
	Entlassung		
	1. Chemo		
	2. Chemo (usw.)		
	1. Bestrahlung (usw.)		
	Ende der Bestrahlung		
	Anschlussheilbehandlung		

Tagebuch schreiben

Die Zeit im Krankenhaus ist eine ganz besondere: Sie haben keine Pflichten, Sie werden versorgt, man kümmert sich um Sie. Und Sie haben viel, viel Zeit. Für manche Frau ist das eine völlig neue Erfahrung. Auch wenn Sie sich noch so sehr nach Ihrem Zuhause sehnen, versuchen Sie, diesen Schutzraum wahrzunehmen und zu nutzen. Vielleicht schreiben Sie Ihre Gefühle und Erlebnisse in einem Tagebuch auf oder Sie versuchen, Ihren Wünschen und Sehnsüchten auf die Spur zu kommen. Wer seine Träume aufgibt, verliert den Verstand.

Von Ärzten und Schwestern

Mit den Menschen im Krankenhaus ist es »wie im richtigen Leben«: Manche Ärzte oder Schwestern werden Sie mögen, manche weniger, und andere nehmen Sie kaum wahr. Freuen Sie sich deshalb über jede freundliche Kommunikation und tragen Sie dazu bei. Das mildert auch das Gefühl, abhängig und ausgeliefert zu sein.

Es ist in diesem seelischen Chaos schwieriger denn je – aber versuchen Sie wenigstens ab und zu, zur Ruhe zu kommen und nachzudenken. Ob Sie während der Tage im Krankenhaus ärztlichen, psychologischen oder seelsorgerischen Rat brauchen – bestehen Sie darauf. Treten Sie für sich ein und sorgen Sie dafür, dass man Sie und Ihre Anliegen ernst nimmt. Das bedeutet keineswegs, dass Sie immer stark sein sollten. Die Emotionen dürfen raus – sie müssen es sogar!

Die Managementtrainerin und Sachbuchautorin Vera Birkenbihl hat in ihrem Buch »Die sanfte Selbstbehauptung« fünf Verhaltensweisen zusammengestellt, die in dieser Situation – aber keineswegs nur in dieser – hilfreich sein können:

- Die königliche Muthaltung: Treten Sie selbstsicher auf.
- Das kraftvolle Wollen: Sagen Sie klipp und klar, was Sie sich wünschen.
- Das freundliche Nein: Machen Sie deutlich, was Sie nicht wollen.
- Die höfliche Hartnäckigkeit: Lassen Sie sich nicht abwimmeln.
- Das beherzte Selbstvertrauen: Gehen Sie liebevoll mit sich selbst um.

Egal ob spätabends, mitten in der Nacht oder frühmorgens – lassen Sie sich nicht von irgendeiner Krankenschwester mit dem »Nun stellen Sie sich mal nicht so an«-Blick auf die nächste Visite vertrösten, wenn Sie das Gefühl haben, einen Arzt zu brauchen.

Werden Sie ruhig laut, weinen Sie, schreien Sie, wenn nötig, aber bestehen Sie darauf, dass man Ihnen hilft!

Während der Übergabezeiten (diese sind nicht überall gleich, bitte nachfragen!)

vom Nacht- zum Frühdienst, vom Früh- zum Spätdienst und vom Spät- zum Nachtdienst sollten Sie die Schwestern jedoch, wenn möglich, nicht stören. In dieser Zeit geben sie die aktuellen Informationen über die Patientinnen auf der Station untereinander weiter, und das ist wichtig für Ihre pflegerische Versorgung.

Wenn Sie Fragen haben, notieren Sie sich diese und stellen Sie sie bei der Visite.

Oder Sie erkundigen sich, welcher Arzt in erster Linie für Sie zuständig ist, und vereinbaren einen Termin mit ihm unter vier Augen, um sich ausführlicher zu informieren. Viele Fragen, vor allem, wenn es um den Ablauf von Untersuchungen geht, können Ihnen auch die Schwestern und Krankenpfleger beantworten.

Entlassung

Bevor Sie entlassen werden, führt Ihr Arzt noch einmal ein Abschlussgespräch mit Ihnen. Nutzen Sie die Gelegenheit, über die medizinischen Fragen hinaus auch die menschliche Seite anzusprechen: Äußern Sie – wenn nötig – Kritik, aber auch Lob, wenn Sie sich fachlich und menschlich gut aufgehoben gefühlt haben.

TIPP

Dankeschön

Ein Dankeschön an Ihren behandelnden Arzt im Krankenhaus erfreut nicht nur Ihr Gegenüber, sondern ist auch etwas Positives, das in Ihrem Gedächtnis haften bleibt und Ihnen Kraft gibt für die Zeiten der Therapie: »Ein guter Anfang ist gemacht!«

Was das Pflege- und Reinigungspersonal angeht, so möchten Sie vielleicht auch der einen oder dem anderen danken und wollen nicht, schon in Hut und Mantel, einfach nur die übliche Pralinenschachtel ins Schwesternzimmer reichen. Warten Sie nicht bis zur letzten Minute (da hat Ihre Lieblingsschwester vielleicht gerade keinen Dienst), sondern ergreifen Sie die nächste Gelegenheit, um ihr Ihren Dank auszusprechen. Wenn Ihnen aber jemand durch seine warmherzige Art die Tage im Krankenhaus wirklich erleichtert hat, denken Sie sich doch einfach eine Kleinigkeit für ihn aus und geben Sie das Ganze irgendwann an der Pforte ab. Ich finde, das haben all jene verdient, die diese bis an die Grenzen der Belastbarkeit gehende Arbeit mit Menschlichkeit und Herzenswärme tun.

Die Behandlung mit Medikamenten

Die medikamentöse Behandlung von Brustkrebs soll Tumorzellen über die Blutbahn zerstören und damit ihre Ausbreitung verhindern. Um dieses Ziel zu erreichen, können verschiedene Gruppen von Medikamenten eingesetzt werden, die auf unterschiedliche Weise wirken.

Dazu gehören u. a. folgende Behandlungen: Chemotherapie (Medikamente, die die Tumorzellen absterben lassen), Antihormontherapie (Wirkstoffe, die hormonabhängig wachsende Krebszellen ausschalten) und Antikörpertherapie (Medikamente, die das Wachstum des Tumors hemmen).

Chemotherapie

Die Bezeichnung Chemotherapie geht darauf zurück, dass die Behandlung mit chemischen Wirkstoffen erfolgt, die heute zum Teil auch aus pflanzlichen Stoffen gewonnen werden. Chemotherapien werden mit einer Vielzahl von Wirkstoffen durchgeführt. Welche davon und in welcher Kombination bei Ihnen zum Einsatz kommen, hängt von vielen Einzelaspekten ab. Auf deren Grundlage stellen die Ärzte ein speziell auf Sie ausgerichtetes »Therapieschema« zusammen.

Bitte klären Sie folgende Punkte vor Ihrer Chemotherapie ab:

Fruchtbarkeit: Jüngere Frauen, die sich noch ein Kind wünschen, sollten vor Beginn der Behandlung mit Ihrem Arzt über die Grenzen und Möglichkeiten der Familienplanung, die geeignete Empfängnisverhütung usw. sprechen (siehe dazu S. 80).

Herz: Einige in der Krebsbekämpfung wichtige und wirksame Medikamente (die Anthrazykline) können bei manchen Patientinnen langfristig zu nicht umkehrbaren *(irreversiblen)* Herzschäden führen, weil sich die Herzmuskelzellen nicht erneuern. Bei wem das der Fall sein wird und ab welcher Dosis diese Gefahr besteht, konnte noch nicht wissenschaftlich abgeklärt werden. Sprechen Sie Ihren Arzt auf die Möglichkeit an, Ihr Herz vorbeugend zu schützen.

Haare: Wenn Sie erfahren haben, dass Sie Ihre Haare verlieren werden, besorgen Sie sich frühzeitig eine Perücke (siehe das Kapitel »Hair!«, S. 119). Die Augenbrauen können Sie sich **vor der Chemo** eventuell mit Permanent-Make-up nachzeichnen lassen (siehe S. 130).

Zähne: Aus verschiedenen Gründen (siehe S. 73) sind Zähne und Kieferknochen in der Brustkrebstherapie gefährdet. Gehen Sie unbedingt vor dem ersten Chemo-Zyklus noch einmal zum Zahnarzt!

Nägel: Manche Chemotherapien greifen die Nägel an. Einen gewissen Schutz bieten erfahrungsgemäß lichtgehärtete Gelnägel. Lassen Sie sich eventuell vor der ersten Behandlung in einem professionellen Nagelstudio beraten.

Zu welchem Zeitpunkt innerhalb des Therapieplans eine Chemotherapie durchgeführt werden sollte, entscheiden die Ärzte individuell für die Patientin.

Wann wird eine Chemotherapie durchgeführt?

- Vor der Operation – *neoadjuvant*: Manchmal wird schon vor der Operation *(präoperativ)* eine Chemotherapie durchgeführt, um beispielsweise einen größeren Tumor, bei dem nicht brusterhaltend operiert werden kann, zum Schrumpfen zu bringen. Man spricht dann auch von einer *primären* Chemotherapie.
  Vorteil: Eventuelle winzige Tumorabsiedlungen *(Mikrometastasen)* werden bekämpft; außerdem kann besser beurteilt werden, ob der Tumor auf die Chemomedikamente anspricht, das heißt, ob er kleiner wird und ob nach der Operation eine weitere Chemotherapie sinnvoll ist (siehe auch S. 17).
  Nachteil: Viele Tumoren bilden sich nicht im Ganzen zurück, sondern zerfallen in mehrere kleine Inseln, die sich innerhalb der ursprünglichen Grenzen des Tumors verteilen. Als Folge kann dann doch nicht brusterhaltend operiert werden.
- Nach der Operation – *adjuvant*: Nach einer brusterhaltenden Operation wird man Ihnen meist eine Strahlentherapie empfehlen und – je nach Größe und Art des Tumors – auch eine vorsorgliche *(adjuvante)* Chemotherapie, um auch die winzigste Krebszelle, die vielleicht noch im Körper ist, wirksam zu bekämpfen.
- Bei Metastasen – *palliativ*: Auch wenn der Krebs »gestreut« hat, wenn es also Tochtergeschwulste *(Metastasen)* in anderen Organen gibt, kann eine Chemotherapie sinnvoll sein.

Nicht ohne mein Blutbild!

Die regelmäßige Kontrolle des Blutbildes vor und nach einer Chemotherapie sowie in den Zeiten dazwischen ist unverzichtbar, denn das Blut wird durch die Medikamente in Mitleidenschaft gezogen. Vor allem drei wichtige Bestandteile des Blutes können weit unter ihren Normalwert sinken:

1. Leukozyten

Die weißen Blutkörperchen *(Leukozyten)* spielen eine große Rolle bei der Abwehr von Infekten. Bei sehr niedriger Leukozytenzahl (das heißt unter 1000/µl) steigt die Gefahr einer Ansteckung. Es ist »normal«, dass die Leukozytenzahl in einer gewissen Zeit nach der Chemotherapie stark absinkt und sich dann wieder erholt. In der kritischen Zeit sollten Sie allen Ansteckungsgefahren so weit wie möglich aus dem Weg gehen.

2. Thrombozyten
Die Blutplättchen *(Thrombozyten)* sind für die Blutgerinnung wichtig. Wenn man zu wenig davon hat, steigt die Blutungsgefahr, und Wunden verheilen schlechter.

Achten Sie darauf, sich möglichst nicht zu verletzen. Sie müssen aber auch nicht in Panik geraten, wenn es dennoch passiert. Ich habe mich nach meiner zweiten Chemo derart am Daumen verletzt (und zwar auf der rechten, der operierten Seite), dass der Nagel gezogen werden und ich Antibiotika nehmen musste. Der weiß verbundene Daumen gab meinen Mitmenschen Anlass zu manchem Scherz, ansonsten hatte es keine Folgen.

Die weißen Blutkörperchen und die Blutplättchen erneuern sich innerhalb weniger Tage. Deshalb behalten sie die Chemomedikamente nicht so lange »im Gedächtnis«. Anders ist das beim Hämoglobin.

wichtig

Bei Kopfweh oder sonstigen Schmerzen sollten Sie keine Medikamente einnehmen, die Acetylsalicylsäure (ASS) enthalten, wie zum Beispiel Aspirin, weil diese Arzneimittel das Blut noch weiter verdünnen. Greifen Sie lieber zu einem anderen Wirkstoff wie beispielsweise Paracetamol.

INFO

Der Hämoglobin-Wert

Der normale Hb-Wert einer Frau liegt zwischen 12 und 16 g/dl (= Gramm pro Deziliter). Sinkt er unter 12, spricht man von Blutarmut *(Anämie)*.

3. Hämoglobin
Damit bezeichnet man den roten Blutfarbstoff, der den Sauerstoff zu den Zellen transportiert. Wenn man einen niedrigen Hämoglobin-Wert (siehe Infokasten) hat, ist man blass, fühlt sich schwach und ist kurzatmig.

Die roten Blutkörperchen erneuern sich innerhalb von ca. vier Monaten, speichern also die Zellgifte länger als die Leukozyten und die Thrombozyten (siehe auch S. 47).

Mit jedem Chemotherapiezyklus fällt es dem Körper schwerer, die drei wichtigen Blutbestandteile neu zu bilden. Deshalb ist eine engmaschige Kontrolle des Blutbildes so wichtig. Nur wenn die Werte oberhalb einer kritischen Grenze liegen, wenn sich der Körper also ausreichend erholt hat, kann eine weitere Behandlung erfolgen.

Ohne aktuelles Blutbild – keine Chemotherapie! Manchmal wird das Blutbild gleich vor Ort unmittelbar vor der Behandlung erstellt. Bisweilen müssen Sie es aber auch selbst beschaffen. Dann empfiehlt sich eine genauere Planung: Wenn Sie zum Beispiel mittwochs Termin haben, sollten Sie montags zum Arzt zur Blutabnahme gehen, damit das Laborergebnis mittwochs auch ganz bestimmt vorliegt.

Wie die Behandlung abläuft

Sobald Sie erfahren haben, dass die Ärzte Ihnen zu einer Chemotherapie raten und Sie sich zu dieser Behandlung entschlossen haben, tauchen viele Fragen auf.

Wo findet die Chemo statt?

Sie können Ihre Chemotherapie in der onkologischen Ambulanz (siehe Infokasten) eines Krankenhauses machen, aber auch bei einigen niedergelassenen Gynäkologen mit onkologischer Zusatzausbildung. Manchen Frauen gibt die Klinik – eventuell auch die, in der sie operiert wurden/werden – eine gewisse Sicherheit. Andere wollen nicht in der (meist hektischeren) Krankenhausatmosphäre behandelt werden und ziehen den persönlicheren Ablauf in einer vertrauten Arztpraxis vor.

In den Kliniken gibt es meist mehrere Räume. Zum einen solche mit vielen Patientinnen, die sich angeregt unterhalten – keineswegs nur über ihre Erkrankung. Da wird oft auch viel gelacht. Meist haben Sie aber auch die Möglichkeit zum »Rückzug« in einen ruhigeren Raum, wenn Ihnen das lieber ist. Vielleicht begleitet Sie ja jemand

INFO

Was ist Onkologie?

Onkologie ist der Zweig der Medizin, der sich mit der Vorsorge, Diagnostik, Behandlung und Nachsorge von Krebspatienten befasst. Die auf Krebs spezialisierten Ärzte heißen Onkologen.

INFO

Was sind Zytostatika?

Der Name dieser Mittel leitet sich von ihrer Wirkungsweise ab: Sie sollen das Wachstum der Tumorzellen (griech. *zyto* = Zelle) zum Stillstand bringen (griech. *stasis* = Stillstand). Das tun sie, indem sie auf unterschiedlichen Wegen den Zellteilungsmechanismus außer Kraft setzen und dadurch verhindern, dass sich die Tumorzellen – die sehr schnell wachsen – weiter vermehren. Das Ergebnis: Diese sterben früher oder später ab. Auf diese Weise kann ein Tumor durch die Chemotherapie schrumpfen, außerdem werden nach einer Operation eventuell noch im Körper vorhandene Tumorzellen gekillt. Die Medikamente wirken allerdings nicht nur auf die Tumorzellen, sondern auch auf die gesunden Körperzellen, und zwar besonders dann, wenn diese sich ebenso rasch teilen – zum Beispiel die Schleimhaut-, Haarwurzel- und Knochenmarkzellen. Das erklärt die Nebenwirkungen der Chemotherapie wie Übelkeit, Erbrechen, Entzündungen der Mundschleimhaut, Haarausfall und die Veränderung des Blutbildes.

zur Chemo und fährt Sie hin und zurück. Falls nicht, klären Sie mit Ihrer Krankenkasse die Übernahme der Taxikosten ab (in der Regel werden alle Fahrten erstattet, außer der ersten und der letzten).

Wann bekomme ich die Behandlung?

Die einzelne Chemotherapiebehandlung wird als *Zyklus* bezeichnet. Meist umfasst eine Chemo drei, sechs, manchmal auch acht Zyklen. Dazwischen liegen ein bis drei Wochen, das heißt, das Ganze erstreckt sich über einige Monate. Es ist am besten, wenn die einzelnen Termine (welcher Wochentag) und die Uhrzeit generell feststehen, damit die Abstände zwischen den Behandlungen gleich sind. Verschiebungen sollte es »eigentlich« nur aus medizinischen Gründen geben, zum Beispiel, wenn bei Ihnen die Leukozytenzahl zu stark abgesunken ist. Nach frühzeitiger Absprache können Sie aber meist auch auf einen Tag vorher oder nachher wechseln, wenn dringende persönliche Gründe dafür sprechen.

▼ Die Chemo-Medikamente laufen über einen Tropf in Ihren Arm.

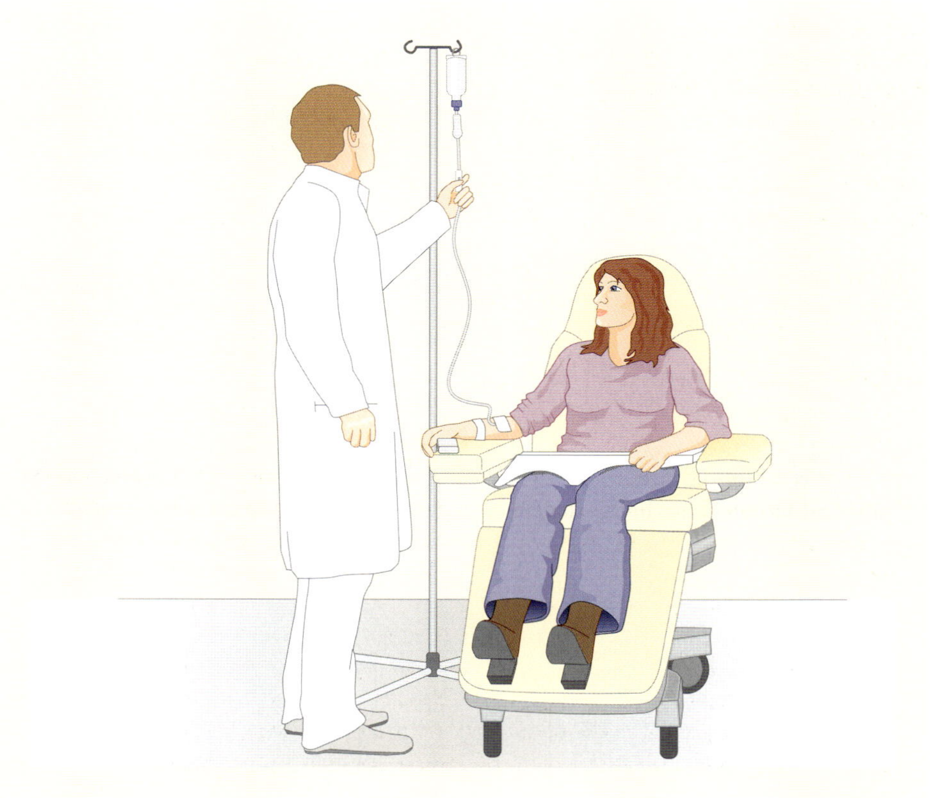

Was geschieht dabei genau?

Wenn Sie Ihren Platz gefunden haben, legen Arzt oder Krankenschwester eine Infusionsnadel an die Vene (oder den Port), und zwar möglichst auf der nicht operierten Seite. Darauf sollten Sie unbedingt auch selbst achten!

Die Zusammensetzung Ihrer Chemotherapie und die Abfolge, in der Ihnen die Medikamente verabreicht werden, sind von den Ärzten vorher in einem »Therapieschema« genau festgelegt worden. Bei mir waren es zum Beispiel Medikamente mit der Abkürzung FEC.

Vor der Behandlung werden Sie gefragt, ob Sie zu- oder abgenommen haben, denn die Dosierung der Medikamente wird genau auf Ihren Körper abgestimmt. Auf die absolute Notwendigkeit des Blutbildes habe ich ja schon hingewiesen.

Sobald der Tropf angeschlossen ist, sollten Sie den Arm so wenig wie möglich bewegen (falls Sie es doch tun, gibt das Infusionsgerät vielleicht, weil die Zufuhr gekappt ist, einen empörten Piepston von sich, der die Krankenschwester herbeiruft). Die Zytostatika (siehe Infokasten S. 46) sollen im festgelegten Rhythmus in Ihre Venen fließen können.

wichtig

Falls das Gewebe rund um die Infusionsnadel anschwillt oder Sie Schmerzen haben, müssen Sie unbedingt sofort die Schwester rufen! Die Chemomedikamente dürfen auf keinen Fall in das Gewebe dringen.

TIPP

Psychoonkologische Beratung

In manchen Kliniken, zum Beispiel in der Frauenklinik der Universität Bonn, gibt es das Angebot einer psychoonkologischen Beratungsstunde während der Chemotherapie. Ich habe es wahrgenommen und sehr davon profitiert. Das Gespräch mit jemandem, der die Probleme von Brustkrebspatientinnen kennt, hat mich abgelenkt, mir Denkanstöße gegeben – und die Zeit verging schneller (siehe auch S.104).

Die Behandlung beginnt meist mit einer »Vorwässerung«, das heißt, über den Tropf läuft eine größere Menge Kochsalzlösung in Ihre Venen. Der Grund: Sie sollen viel Urin produzieren und ausscheiden, damit die Zytostatika möglichst kurz im Körper bleiben. Deshalb gibt es manchmal auch noch einen »Nachlauf«. Aus dem gleichen Grund sollten Sie während der gesamten Zeit der Chemotherapie viel trinken.

Je nachdem erhalten Sie auch ein Blasen- oder Magenschutzmittel, weil manche Zytostatika die Schleimhäute angreifen. Einige Medikamentenkombinationen bei der Chemotherapie enthalten auch Kortison, das die Übelkeit eindämmen soll. Kortison regt die Durchblutung an. Wundern Sie sich nicht, wenn Ihnen plötzlich warm wird. Das hält nicht lange an. Einige Frauen haben durch Kortison ein gesteigertes Hungergefühl und manche nehmen auch zu. Kortison bindet Fettkügelchen, und das nach einer halbjährlichen Kortisonbehandlung für ca. zwei Jahre. Ich habe während der Chemotherapie weder zu- noch abgenommen. Nach den Behandlungen sah ich aber wegen des Kortisons – vor allem im Gesicht – kurzfristig immer etwas aufgeschwemmt aus.

Wie lange dauert das Ganze?

Das hängt zum einen von der Zusammensetzung der Chemotherapie ab, das heißt, wie viele Medikamente Ihnen in welcher (auch zeitlich) abgestimmten Dosierung verabreicht werden. Einige Medikamente tröpfeln über Stunden in Ihre Blutgefäße, andere bekommen Sie in Tablettenform oder per Spritze, die auf die schon liegende Infusionsnadel aufgesteckt wird. Zu den letzteren Medikamenten gehört das knallrote, sehr wirksame Epirubicin (das E in der FEC-Chemo). Erschrecken Sie nicht, wenn Ihr Urin nach der Chemo rötlich gefärbt ist – das ist »nur« das Epirubicin, das Ihren Körper wieder verlässt.

Wie gesagt, die Medikamente tröpfeln. Irgendwann hatte ich immer Lust, am Einstellungsrädchen zu drehen, damit es ein bisschen schneller ging, ließ es dann aber lieber doch aus Angst vor möglichen Nebenwirkungen bleiben. Kurz, rechnen Sie mit mehreren Stunden (bis zu fünf). Hierzu ein paar Tipps:

- Ihr Partner oder eine Freundin können Sie begleiten.
- Kaffee, Tee, Wasser und ein paar Kekse stehen meist für Sie bereit.
- Da die Behandlung häufig mehrere Stunden dauert, kann es nicht schaden, ein bisschen Proviant einzupacken. Vielleicht bekommen Sie in der Klinik auch das Mittagessen – fragen Sie nach!
- Gute Dienste bei dem langen, unbewegten Sitzen leisten ein kleines Kissen und eventuell eine dünne Vliesdecke.
- Das »einhändige« Lesen ist auf die Dauer anstrengend. Eine Alternative sind Hörbücher. Oder Sie hören eben Musik.
- Einige Medikamente können Ihre Verkehrstüchtigkeit beeinträchtigen. Fragen Sie Ihren Arzt, ob das bei Ihnen der Fall ist.

Sport während der Chemotherapie

Wenn Sie sich fit genug fühlen, können Sie auch jetzt Sport treiben, allerdings nie, ohne vorher mit Ihrem Arzt zu sprechen. An den Infusionstagen selbst sollten Sie Ihren Körper möglichst schonen – er hat schon genug zu leisten. Doch in den Zeiten zwischen den Behandlungen kann eine angemessene sportliche Bewegung auch mögliche Beschwerden wie Übelkeit, Er-

TIPP

Schwitzen beim Sport

Wenn bei Ihnen durch die Chemotherapie auch die Wimpern und Augenbrauen ausfallen, tragen Sie beim Sport eine Mütze, ein Tuch oder ein Stirnband, damit Ihnen kein Schweiß in die Augen laufen kann. Gut ist auch ein Schweißband am Handgelenk zum Abwischen.

brechen oder eine wunde Mundschleimhaut mildern – und sie hebt die Stimmung.

Ich habe in dieser Zeit 1- bis 2-mal pro Woche ein »sanftes« Krafttraining gemacht. Das klappte allerdings erst auf den zweiten Anlauf – beim ersten hatte ich mich überschätzt und übertrieben. Als ich dann aber das richtige Maß gefunden hatte, tat es mir – körperlich und seelisch – sehr gut. Meine Freundin Constanze, eine begeisterte Tennisspielerin, ist während Chemo und Bestrahlung – in Maßen – Ihrem Sport nachgegangen (siehe auch S. 155).

Antihormontherapie

Nach Operation, Chemotherapie und Bestrahlung fühlte ich mich um Jahre gealtert: blass, erschöpft und ohne Energie. Da ich einen hormonabhängigen Tumor hatte, begann ich kurz darauf mit einer Antihormontherapie. Und ehe ich mich versah, fand ich mich zu allem Überfluss mitten in den Wechseljahren mitsamt ihren Beschwerden wieder, die sich vor meiner Erkrankung nur in gelegentlichen Wellen angekündigt hatten. Glücklicherweise – meinem Körper sei Dank – ließen die Beschwerden nach einigen Monaten nach: »6. Mai 2007: Gerade aber, gerade bin ich glücklich. Ich sitze in meinem Eckchen im Garten, die letzten Sonnenstrahlen lugen übers Dach. Wenn ich mich umschaue, sehe ich viel Grün, Blüten und Knospen. Es weht ein sanfter Wind, und vor mir tanzen die Mücken. Carpe diem – Hormone hin oder her! Ich habe nur dieses eine Leben.«

Hormonabhängig oder nicht?

Es gibt grundsätzlich zwei Arten von Brustkrebs: den hormonabhängigen und den nicht-hormonabhängigen. Zu welcher Gruppe Sie gehören, geht aus der *histologischen* (von griech. *histos* = Gewebe und *logos* = Lehre) Untersuchung Ihres Tumorgewebes hervor. Das Ergebnis beeinflusst sowohl die Zusammensetzung Ihrer Chemotherapie als auch die spezielle Nachsorge.

Tumorzellen, die auf das weibliche Geschlechtshormon Östrogen reagieren, werden durch dieses zum Wachstum angeregt.

INFO

Was sind Rezeptoren?

Rezeptoren (lat. *recipere* = empfangen) sind »Anlegestellen« auf den Oberflächen der Zellen, an denen bestimmte Stoffe andocken. In unserem Zusammenhang ist wichtig, dass es unterschiedliche Rezeptoren gibt:

- Der Tumor weist Hormonrezeptoren auf, das heißt, er ist hormonrezeptor-positiv.
- Der Tumor weist keine Hormonrezeptoren auf, ist also hormonrezeptor-negativ.

Das ist bei 70–80 Prozent aller Brusttumoren (*Mammakarzinome*) der Fall, allerdings nicht bei jeder Frau gleich stark. Wenn Ihr Tumor sich bei der feingeweblichen Untersuchung als hormonabhängig – *Hormonrezeptor-positiv* (siehe Infokasten links) – gezeigt hat, wird man Ihnen in der Nachsorge häufig eine Antihormontherapie empfehlen. Heute gibt es aber auch die vorbeugende (*adjuvante*) Antihormontherapie, die gleich nach der Diagnose eines hormonabhängigen Tumors eingesetzt wird.

INFO

Menopause und Antihormontherapie

Die Mediziner bezeichnen die Wechseljahre häufig als *Menopause* (griech. *menes* = Monatsblutung, *pausis* = das Aufhören) und setzen als deren Beginn die letzte Regelblutung an. Frauen, die noch nicht in den Wechseljahren sind, nennt die Fachsprache *prämenopausal* (lat. *prä* = vor) und danach *postmenopausal* (lat. *post* = nach).

Die Östrogenkiller – Antiöstrogene und Aromatasehemmer

In der modernen Medizin werden verschiedene Möglichkeiten genutzt – manchmal auch in Kombination –, um die hormonabhängig wachsenden Brustkrebszellen auszuschalten. Zum Einsatz kommen Medikamentengruppen mit teils komplizierten Namen: Antiöstrogene, Aromatasehemmer und GnRH-Analoga.

Welche Art von Antihormontherapie Ihnen die Ärzte vorschlagen, hängt wesentlich von der Menopause (siehe Infokasten) ab, das heißt, ob Sie eine *prämenopausale* oder *postmenopausale* Patientin sind. Wenn das nicht klar ist, muss Ihr Hormonstatus vorab anhand einer Blutprobe geklärt werden. Auf diesem Gebiet wird

▼ Das Tamoxifen »tut so«, als sei es ein Östrogen und blockiert die Rezeptoren auf der Zelloberfläche.

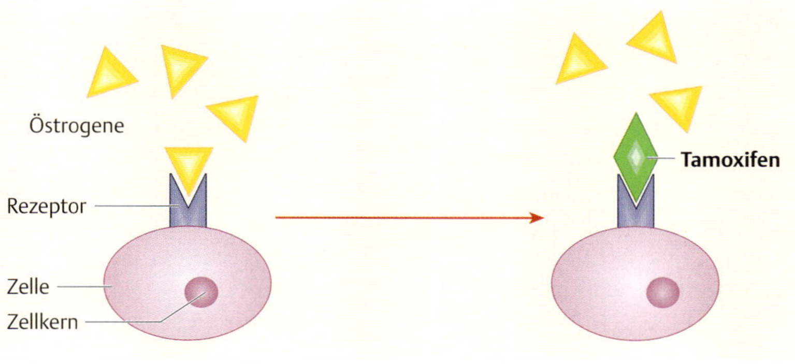

äußerst intensiv geforscht, und es wurden neue, möglicherweise noch wirksamere Medikamente entwickelt, die in zahlreichen Studien geprüft werden. Halten Sie sich so weit wie möglich auf dem Laufenden oder suchen Sie sich jemanden, der es ist.

Antiöstrogene

Seit 30 Jahren ein »Klassiker« in der Antihormontherapie ist das Antiöstrogen Tamoxifen, das man 1-mal täglich als Tablette nimmt. Der Wirkstoff »tut so«, als sei er das weibliche Geschlechtshormon, überlistet dadurch die Rezeptoren und dockt an diese an. Damit ist der Platz für die »echten« Hormone besetzt und sie können ihre krebsfördernde Wirkung nicht mehr entfalten. Der Wirkstoff Tamoxifen ist unter zahlreichen verschiedenen Medikamentennamen von unterschiedlichen Herstellern im Handel.

Tamoxifen hat allerdings einige unangenehme Nebenwirkungen, zum Beispiel Wechseljahrsbeschwerden wie Hitzewallungen, Gelenkschmerzen, eine trockene Scheidenschleimhaut oder depressive Verstimmungen.

> **TIPP**
>
> **Hitzewallungen**
>
> Nachdem ich eine Weile tagsüber unter Tamoxifen geschwitzt hatte, habe ich es abends genommen. Von da an habe ich nachts zwar einmal schweißgebadet die Bettdecke von mir geworfen, aber tagsüber hatte ich zum Glück meist Ruhe vor den Hitzewallungen.

> **INFO**
>
> **Was hilft gegen Wechseljahrsbeschwerden?**
>
> - gegen Hitzewallungen: Akupunktur, Entspannungstraining und körperliche Bewegung
> - gegen Gelenkschmerzen: regelmäßige Bewegung, Akupunktur
> - gegen trockene Scheidenschleimhaut: siehe S. 127
> - gegen depressive Verstimmungen: siehe S. 101

Auf zwei Risiken – für die Gebärmutterschleimhaut und die Augen – sollten Sie besonders achten:

- Es kann zu Veränderungen (auch bösartigen) der Gebärmutterschleimhaut kommen. Mindestens 1-mal jährlich durch Ultraschalluntersuchung und Abstrich kontrollieren lassen!
- Manchmal tritt – besonders bei älteren Frauen – unter der Tamoxifen-Behandlung eine Eintrübung der Augenlinsen (Grauer Star) auf. Besuch beim Augenarzt einplanen!

Der Tamoxifen-Test

Tamoxifen wird durch ein Enzym (CYP2D6) in der Leber aktiviert. Bei etwa fünf bis acht Prozent der Frauen, die Hormonrezeptor-positiv sind, fehlt dieses Enzym, das heißt, bei ihnen kann das Tamoxifen seine krebshemmende Wirkung nicht entfalten. Ob Sie zu dieser Gruppe von Frauen gehören, lässt sich mit hoher Wahrscheinlichkeit durch Tests feststellen (siehe auch S. 17).

Das Vorhandensein des Enzyms kann anhand einer Blutprobe mit einem vorgefertigten Genchip nachgewiesen werden. Es gibt aber auch Labors, die eine gezielte Genanalyse durchführen (siehe Kapitel »Die moderne Krebsforschung«, S. 17).

- Sprechen Sie Ihren Arzt auf die Tests zur Tamoxifen-Wirkung an. Er kennt die geeigneten Labors und Verfahren.
- Notwendig für den Test ist Ihre Blutprobe (und bei Kassenpatientinnen eine Überweisung Ihres Arztes).
- Erkundigen Sie sich, ob und unter welchen Umständen Ihre Krankenkasse die Kosten übernimmt.

Wenn sich herausstellt, dass Sie nicht auf Tamoxifen reagieren, weil Ihnen das Enzym fehlt, sprechen Sie mit Ihrem Arzt über die Alternativen (bei Frauen nach den Wechseljahren zum Beispiel Fareston® mit dem Wirkstoff Toremifen).

Aromatasehemmer

Diese Medikamente eignen sich für Frauen in oder nach den Wechseljahren. Im Laufe der Wechseljahre stellen die Eierstöcke die Produktion von Östrogen ein. In geringeren Mengen wird das Hormon aber weiterhin im Muskel-, Fett- und Brustdrüsengewebe hergestellt, und zwar mit Unterstützung eines Enzyms namens Aromatase. Wenn dieses nun durch einen Aromatasehemmer außer Kraft gesetzt wird, versiegt auch diese Östrogenquelle im Körper.

Es gibt drei unterschiedliche Wirkstoffe, die (in Tablettenform) als Aromatasehemmer eingesetzt werden: Anastrozol (Handelsname Arimidex®), Letrozol (Handelsname Femara®) und Exemestan (Handelsname Aromasin®).

Wie die Antiöstrogene haben die Aromatasehemmer oft Nebenwirkungen, die Wechseljahresbeschwerden ähneln, allerdings meist in abgemilderter Form.

▼ Aromatasehemmer wirken der Bildung von Östrogen entgegen – die Rezeptoren werden nicht mehr bedient.

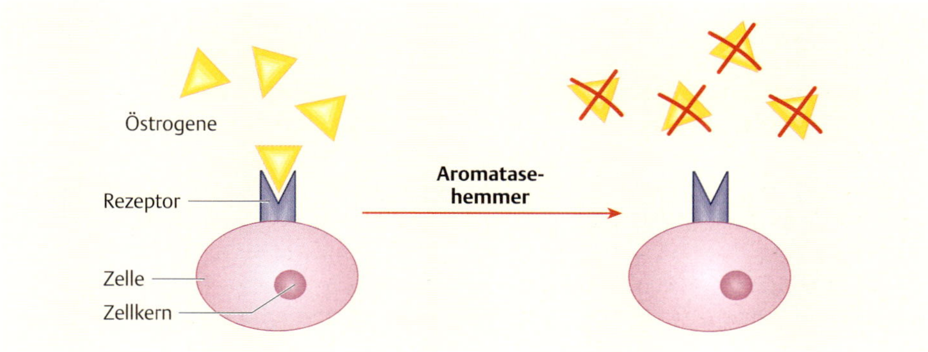

Besonders geachtet werden muss aber auf die Knochendichte. Die Ärzte empfehlen, vorbeugend Kalzium und Vitamin D einzunehmen und 1-mal jährlich eine Knochendichtemessung machen zu lassen. Ich nehme (nach zwei Jahren Tamoxifen) nun seit einem Jahr Aromasin und stelle bislang keine besonderen Nebenwirkungen fest.

wichtig

Bitte lesen Sie den Beipackzettel. Er enthält (außer den unerfreulichen möglichen Nebenwirkungen) viele wichtige Hinweise, beispielsweise wann und wie Sie das Medikament einnehmen sollten oder ob es zu Unverträglichkeiten mit anderen Arzneimitteln (zum Beispiel Aromasin® und Johanniskraut) kommen kann.

GnRH-Analoga

Bis zu den Wechseljahren findet die Östrogenproduktion vorwiegend in den Eierstöcken statt. Ausgelöst wird diese Produktion durch ein körpereigenes Hormon, das GnRH (Gonadotropin-Releasing-Hormon), das in unserem Gehirn gebildet wird. Die medizinische Forschung hat nun einen Stoff entwickelt, der eine Entsprechung (griech. *analogon*, Mehrzahl: *analoga*) zu dem körpereigenen Hormon darstellt.

Ziel dieser Behandlung ist es, zu verhindern, dass das Gehirn Signale zur Bildung des körpereigenen GnRH – und damit des Östrogens in den Eierstöcken – aussendet. Deshalb wird das GnRH-Analogon über zwei bis fünf Jahre monatlich in einer bestimmten Menge unter die Haut gespritzt. Der Körper »meint« nun, es sei genügend GnRH vorhanden, und stellt nicht nur dessen Produktion ein, sondern auch die des Östrogens in den Eierstöcken.

Diese Therapie setzt voraus, dass das Östrogen noch in den Eierstöcken gebildet wird; sie kommt deshalb nur für jüngere Frauen bzw. für Frauen vor und in den Wechseljahren infrage. Da das GnRH-Analogon nicht gleich von der ersten Spritze an wirkt (die Menstruation hört nicht von heute auf morgen auf), müssen vor allem jüngere Frauen auf eine sichere Verhütung achten.

Die Behandlung mit GnRH-Analoga, die meist zwei bis drei Jahre dauert, bedeutet einen künstlichen Eintritt in die Wechseljahre und hat deshalb auch die entsprechenden Nebenwirkungen. Eine Weile nach dem Absetzen der Medikamente verlieren sich normalerweise die Beschwerden, die Monatsblutung setzt wieder ein, und die Fruchtbarkeit bleibt in den meisten Fällen erhalten.

TIPP

Tabletteneinnahme

»Habe ich sie nun genommen oder nicht?« Nachdem mich diese Frage nicht selten geplagt hatte, fand ich eine einfache Lösung: Ich lege nun meine Ration in eine kleine silberfarbene Schale und muss mir die Frage nicht mehr stellen. Den gleichen Zweck würde z. B. auch ein hübscher Eierbecher erfüllen.

Frauen, die zum Zeitpunkt ihrer Erkrankung noch nicht in den Wechseljahren waren, können auch über eine operative Entfernung der Eierstöcke nachdenken. Das geschieht heute während einer Bauchspiegelung (*Laparoskopie*), die nur einen sehr kleinen Schnitt erfordert.

Die beste Antihormontherapie für mich

Welche dieser drei Behandlungsmethoden bei Ihrer Antihormontherapie wie lange zum Einsatz kommt (vielfach werden sie auch miteinander kombiniert), hängt von verschiedenen Dingen ab: an erster Stelle natürlich von Ihrem individuellen Krankheitsbild. Ihre Ärzte werden Ihnen eine Antihormonbehandlung vorschlagen, die erfahrungsgemäß am besten für Sie geeignet ist. Diese könnte beispielsweise so aussehen:

- fünf Jahre Tamoxifen oder fünf Jahre Aromatasehemmer oder
- zwei Jahre Tamoxifen plus drei Jahre Aromatasehemmer oder
- zwei bis drei Jahre GnRH-Analoga oder
- eine Kombination aus Tamoxifen und GnRH-Analoga

Anti-Hormonbehandlung und Sport

Grundsätzlich spricht nichts gegen sportliche Aktivitäten während einer Antihormontherapie.

In jedem Fall sollten Sie aber – vor allem, wenn Sie unter Muskel- oder Knochenschmerzen leiden oder eine Osteoporose entwickelt haben – mit Ihrem Arzt über geeignete Sportarten sprechen, bevor Sie sich für ein Training entscheiden (Siehe auch S. 155).

Antikörpertherapie

Erst seit wenigen Jahren gibt es diese erfolgreiche neue Behandlungsmethode von Krebs. Die Antikörpertherapie wird allein oder parallel zu einer Chemotherapie mittels Infusionen durchgeführt. Sie eignet sich jedoch nicht für alle Brustkrebspatientinnen.

Antikörper sind Bestandteile des menschlichen Immunsystems und dienen zur Abwehr von Bakterien, Viren etc. Bei der Antikörpertherapie wird jedoch ein künstlicher Antikörper eingesetzt, ein Wirkstoff mit Namen Trastuzumab (Handelsname: Herceptin®). Die biotechnologische Forschung hat herausgefunden, dass dieser künstliche Antikörper das Wachstum von Tumoren und Metastasen einschränkt oder sie sogar schrumpfen lässt.

Bei Unverträglichkeit können Sie unter Umständen als Alternative auf den Wirkstoff Lapatinib (Tyverb®) zurückgreifen. Fragen Sie Ihren Arzt.

wichtig

Auch die Antikörpertherapie geht »zu Herzen«. Lassen Sie sich deshalb regelmäßig von einem Herzspezialisten *(Kardiologen)* untersuchen.

Ihr HER2-Status

Die Voraussetzungen für die Antikörpertherapie sind besondere Andockstellen *(Rezeptoren)* an der Oberfläche der Zellen, natürlich auch der Brustkrebszellen, die bei etwa 25–30 Prozent der Brustkrebspatientinnen vorhanden sind. Diese Andockstellen sind eigentlich für den Wachstumsfaktor HER2 empfänglich, der jedoch nicht »landen« kann, weil dort schon der Antikörper sitzt: Die Krebszellen können sich nicht mehr teilen, der Tumor wächst nicht weiter.

Da bei der Antikörpertherapie hauptsächlich Krebszellen angegriffen werden, hat sie wesentlich weniger Nebenwirkungen als eine Chemotherapie. Allerdings kommt es nicht selten zu allergischen Reaktionen wie Hautausschlag oder Hitzegefühl.

Eine Behandlungsmöglichkeit für Frauen mit metastasierendem und HER2-negativem Brustkrebs bietet der Wirkstoff Bevacizumab (Handelsname Avastin®). Dieser Antikörper ist gegen den Wachstumsfaktor VEFG gerichtet. Er blockiert die Bildung neuer Blutgefäße zum Tumor und hemmt dessen Wachstum.

Die Strahlentherapie

Ihnen steht eine Strahlentherapie bevor. Wichtig zu wissen ist für Sie, dass kaum ein anderer medizinischer Fachbereich in den letzten 20 Jahren ähnlich rasante Fortschritte gemacht hat wie die Radiotherapie. Noch wichtiger: Inzwischen trägt die Bestrahlung neben Operation und Chemotherapie entscheidend zur Heilung von Tumorerkrankungen bei.

Bestrahlung – wann und warum?

Nach einer Brustamputation wird die Strahlentherapie nur eingesetzt, wenn ein besonders hohes Risiko besteht, dass sich an gleicher Stelle neue Krebszellen bilden.

Nach einer brusterhaltenden Operation gehört die vorsorgliche *(adjuvante)* Strahlentherapie zur Standardbehandlung, um sicherzugehen, dass auch nach sorgfältiger Operation mit ausreichendem Sicherheitsabstand kein neuer Tumor an dieser Stelle *(Lokalrezidiv)* entsteht und keine einzige bösartige Zelle mehr übrig bleibt.

Gesunde Zellen können sich viel leichter selbst reparieren als Tumorzellen. Wenn diese regelmäßig gezielt bestrahlt werden, teilen sie sich nicht mehr und sterben ab, während sich die gesunden Zellen wieder erholen.

wichtig

Ein geplanter Wiederaufbau der Brust ist erst nach der Bestrahlung möglich. Sprechen Sie darüber mit Ihren Ärzten.

Welches Risiko besteht für mich?

Dennoch haben viele Frauen Angst vor der Strahlentherapie. Zum einen wissen sie nicht, was sie erwartet, zum anderen sind es vor allem zwei falsche Vorstellungen, die durch die Köpfe geistern: Es heißt, man würde radioaktiv verseucht und die Behandlung selbst könne unter Umständen Krebs auslösen.

Doch Sie werden **be**strahlt und nicht **ver**strahlt. Ihr Körper nimmt während der Strahlentherapie keine radioaktiven Substanzen auf. Sie könnten bedenkenlos gleich nach der Bestrahlung ein Kind auf den Arm nehmen.

Das Risiko, dass die Strahlentherapie irgendwann einmal selbst Krebs auslöst, ist wegen der geringen Dosis und des begrenzten Bereichs als äußerst gering einzuschätzen – vor allem im Verhältnis zu Ihren jetzigen Heilungschancen durch diese Behandlung.

Wo findet die Behandlung statt?

Die Räumlichkeiten für die Strahlentherapie liegen oft unterirdisch, und das hat seine Gründe: Dicke Betonwände sind nötig, um den allgemeinen Strahlenschutz zu garantieren – für die Ärzte und Mitarbeiter ebenso wie für Sie. Dennoch sind nicht alle dieser Abteilungen »Bestrahlungsbunker« mit manchmal beklemmender Atmosphäre. Sehen Sie sich gegebenenfalls nach Alternativen um – denn die gibt es! Inzwischen haben immer mehr Kliniken und niedergelassene Strahlentherapeuten erkannt, wie wichtig eine entspannende Atmosphäre für die Patienten ist. Beispiele sind die Uniklinik Erlangen oder das Krupp-Krankenhaus in Essen. In der – oberirdischen – Radiologie im Universitätsklinikum Bonn liegen die Wartebereiche an einem schön bepflanzten Atriumgarten mit Brunnen, der zu jeder Jahreszeit einen erfreulichen Anblick bietet. Die Wände sind wie in den Behandlungsräumen in hellen Pastellfarben gestrichen.

Die meisten Strahlentherapien werden in Kliniken durchgeführt. Es gibt aber auch niedergelassene Radio-Onkologen. Ganz gleich, ob Sie sich für die Klinik oder für die Praxis eines Strahlentherapeuten entscheiden – die Atmosphäre und die Umgebung, angefangen vom Wartebereich bis zum Behandlungsraum, sollten Sie nicht noch zusätzlich belasten. Wenn Sie die Möglichkeit, die Zeit und vor allem die Kraft haben – schauen Sie sich um und wählen Sie aus! Schließlich werden Sie bald täglich hierherkommen.

Bestrahlung während der Operation

Seit 2002 läuft eine große internationale Studie mit dem Namen »TARgit«, in der ein neues, »Intrabeam« genanntes Verfahren der Bestrahlung getestet wird. In Deutschland nehmen über zehn Brustzentren an dieser Studie teil.

Bei »Intrabeam« (engl., übersetzt etwa: innerer Strahl) handelt es sich um eine intraoperative Bestrahlung, das heißt, sie erfolgt während der Operation. Nach der Entfernung des Tumors platziert der Operateur die kleine »Intrabeam«-Sonde direkt im Tumorbett, das dann gezielt bestrahlt wird. Die Operationsdauer verlängert sich dadurch etwa um eine Stunde.

Die bisherigen Erfahrungen sind ermutigend: Das gesunde Gewebe wird geschont, die konventionelle Bestrahlung wird verkürzt und kann unter Umständen ganz entfallen. Auch kommt es nicht zu Nebenwirkungen wie gereizter Haut, Fatigue etc.

Ob Sie an dieser Studie teilnehmen können und eine Intrabeam-Therapie für Sie infrage kommt (dazu gibt es bestimmte Voraussetzungen, unter anderem die Art und Größe des Tumors, Ihr Alter), erfahren Sie bei den Spezialisten der Universität Mannheim, die die Leitung der TARgit-Studie in Deutschland übernommen haben (Ansprechpartner siehe Anhang).

Wie komme ich dahin?

Wenn Sie nicht selbst zur Strahlentherapie fahren wollen oder können und auch niemand haben, der Sie täglich dorthin bringt, entscheiden Sie sich am besten fürs Taxi. Vorab sollte geklärt sein, ob Ihre Krankenkasse die Kosten übernimmt (meist werden die Fahrten erstattet – außer der ersten und der letzten Fahrt). Am Ende der Bestrahlungszeit erhalten Sie eine »Bescheinigung zur Vorlage bei der Krankenkasse«, auf der alle Einzeltermine vermerkt sind. Das ist wichtig, damit die Krankenkasse die Fahrten mit den Taxiunternehmen abrechnen kann.

Haben Sie die Zusage Ihrer Krankenkasse über die Fahrtkosten, müssen Sie den Taxifahrer darüber informieren. Er füllt dann einen roten »KTS« (Krankentransportschein) aus, den Sie unterschreiben. Sie können den Fahrer auch um ein ganzes Blöckchen bitten (Sie fahren ja zig-mal) und den KTS jeweils in Ruhe zu Hause ausfüllen, statt im ruckelnden Auto, womöglich noch in frühmorgendlicher Dunkelheit, Ihre Unterschrift darauf zu krakeln.

TIPP

Anfahrt

Überlegen Sie, welche Fahrtmöglichkeit (privat, mit öffentlichen Verkehrsmitteln oder mit dem Taxi) Sie nutzen werden und organisieren Sie diese so früh es geht. Wenn Sie gern immer mit dem gleichen Taxifahrer fahren möchten, klären Sie das am besten vorab mit ihm bzw. der Taxizentrale.

Bevor es losgeht

Die Strahlentherapie beginnt erst, wenn die Narben verheilt sind, also im Allgemeinen drei bis vier Wochen nach der Operation. In manchen Fällen wird auch zuerst bestrahlt.

Der erste Schritt ist ein Vorgespräch mit dem Strahlentherapeuten, das zusammen mit der Simulation, einem »Probeliegen« und all Ihren Untersuchungsergebnissen die Basis für Ihren individuellen Behandlungsplan bildet:

1. Gespräch mit dem Arzt
2. Behandlungsplanung und Simulation
3. Beginn der Strahlentherapie

Das Erstgespräch

In diesem Gespräch erklärt Ihnen der Facharzt die Einzelheiten der Strahlentherapie. Am Schluss unterschreiben Sie einen »Aufklärungsbogen«, mit dem Sie Ihre Einwilligung zur Behandlung geben. Solche Formulare kennen Sie vielleicht schon von der Operation, *Anästhesie* (Betäubung) oder anderen Untersuchungen.

Beim Erstgespräch weiß der Arzt meist schon grundsätzlich über Ihre Krankengeschichte Bescheid, weil die Klinik ihm Unterlagen über Operation, Untersuchungen und Therapien zugeschickt hat. Falls

Sie außerdem noch etwas – Röntgenbilder, Arztbriefe o.Ä. – zu Hause haben, nehmen Sie es zu diesem Gespräch mit. Außerdem kann Ihre Wann-war-was-Liste (siehe Kopiervorlage im Anhang) von Nutzen sein, um den bisherigen Krankheits- und Behandlungsverlauf nachzuvollziehen.

Auch wenn Sie nicht voller Angst in dieses Gespräch gehen, haben Sie doch bestimmt ein paar Fragen an den Arzt. Schreiben Sie sie am besten in Ihrem Notizbuch auf. Jeder kennt das: Kaum aus dem Sprechzimmer, fällt einem ein, was man alles vergessen hat …

Wenn Sie sich nervös und unsicher fühlen, nehmen Sie jemand zur Unterstützung mit, dem Sie vertrauen. Mit ihm können Sie anschließend auch alles noch einmal in Ruhe besprechen.

Gut vorbereitet ins Erstgespräch

Was Sie mitnehmen sollten:

- eventuell Krankenunterlagen von zu Hause
- Wann-war-was-Liste
- Notizbuch mit Fragen
- Vertrauensperson zur Unterstützung

Falls Sie sich über die Informationen, die Sie im Erstgespräch vom Arzt bekommen, hinaus medizinisch über die Bestrahlung kundig machen möchten, können Sie zu den im Anhang genannten Broschüren greifen. Darin finden Sie auch Tipps zu Zusatzmedikamenten wie Zink oder Entzündungshemmern, die mögliche Nebenwirkungen der Bestrahlung mildern können (siehe S. 158).

Behandlungsplanung und Simulation

Bei der exakten Planung Ihrer Strahlentherapie geht es darum, möglichst große Wirkung zu erzielen und gleichzeitig jedes Risiko für das gesunde Gewebe auszuschalten. Dazu werden Informationen aus all Ihren Krankenunterlagen – Laborwerte, Art und Größe des Tumors usw. – in den Bestrahlungscomputer eingegeben, der dann Ihre ganz individuellen Bestrahlungsparameter errechnet. Das sind bestimmte Größen, die sich zum Beispiel auf die Einstrahlrichtung, die Dosis, den Umfang der zu bestrahlenden Felder usw. beziehen. Jeder Mensch ist anders – der gesunde wie der kranke.

Der nächste Schritt ist eine Simulation der Bestrahlung. Diese geschieht mit einem Simulator, der seinem »echten« Bruder, dem Bestrahlungsgerät, ähnelt. Tatsächlich ist es aber ein spezielles Röntgengerät, mit dem der Brustbereich durchleuchtet wird; dabei wird das optimale Bestrahlungsfeld mit Filzstift auf Ihre Haut gezeichnet. Auf diese Weise stellen die Strahlentherapeuten sicher, dass die für die eigentliche Behandlung geplante Strahlendosis später auch genau auf die richtige Stelle trifft.

Die Markierung nach der Simulation muss bis zum Bestrahlungsbeginn erhalten bleiben – sonst beginnt das Ganze von vorn. Also nicht abschrubben!

Die Bestrahlungstermine

Meist sind es um die 30 Bestrahlungen; das Ganze dauert also, wenn man die

Wochenenden und eventuelle freie Tage abzieht, anderthalb bis zwei Monate. Die Bestrahlung sollte zwar möglichst durchgängig erfolgen, damit sich angeschlagene Tumorzellen gar nicht erst wieder erholen können, aber wenn mal ein Tag ausfällt, weil Ihre Großtante 90 wird, lassen die Strahlentherapeuten meist mit sich reden.

wichtig

Entscheiden Sie sich unbedingt für einen Bestrahlungstermin, der Ihnen – und nur Ihnen – entgegenkommt. Übertragen Sie, wenn nötig, Aufgaben für diese Zeit auf andere.

TIPP

Überweisung

Wenn die Bestrahlungsbehandlung die Quartalsgrenze überschreitet, brauchen Sie eine Überweisung vom behandelnden Arzt. Es ist genau festgelegt, was darauf stehen muss – erkundigen Sie sich beim Bestrahlungsteam.

Die Termine liegen immer um die gleiche Uhrzeit. Ob Sie sich für den frühen Morgen oder einen späteren Zeitpunkt entscheiden, liegt in der Regel bei Ihnen. Bis auf die erste Behandlung – dazu später mehr – dauern die Sitzungen nur wenige Minuten. Einschließlich Wartezeit können Sie etwa 15–20 Minuten rechnen. Meist muss man nicht lange warten – es sei denn, die hochtechnisierten Apparate streiken, weil beispielsweise irgendwelche Lamellen klemmen.

Vor allem, wenn Klinik oder Praxis nicht gleich um die Ecke liegen, bringt die Strahlentherapie eine größere Umstellung mit sich: Von Montag bis Freitag jedes Mal um die gleiche Zeit zur Bestrahlung zu erscheinen, muss in den Alltag eingeplant werden. Wählen Sie einen für Sie günstigen Termin – Stress können Sie im Moment weniger gebrauchen denn je.

Das erste Mal

Für die Erstbestrahlung sollten Sie ein bisschen mehr Zeit einrechnen, weil alle Daten und Einstellungen noch einmal genau überprüft werden, bevor die Therapie beginnt.

Da sitzen Sie nun im wahrscheinlich nur mäßig gefüllten Warteraum, und wegen der kurzen Behandlungsdauer herrscht ein ständiges Kommen und Gehen. Es kann nicht schaden, die Anwesenden im Wartezimmer zu grüßen. Viele sieht man ja nun täglich wieder. Und der Austausch eines Lächelns tut Menschen, die im gleichen Boot sitzen, einfach gut.

Was die unangenehmen Mitpatienten betrifft, die einem ihre ganze Leidensgeschichte erzählen, so gilt das Gleiche wie im Krankenhaus oder bei der Chemotherapie: Wenn nötig, Ohren zu und in die Zeitschrift versenken, sobald der Plausch mit der Sitznachbarin einen belastenden Charakter annimmt. Apropos Zeitschrift: Das Angebot an aktuellen Zeitungen und Zeitschriften lässt in vielen Warteräumen zu wünschen übrig. Stecken Sie lieber Lektüre fürs Wartezimmer ein, beispielsweise die Tageszeitung, eine Illustrierte oder ein Buch!

Schließlich werden Sie aufgerufen und in eine Kabine gebeten, in der Sie Ihren Oberkörper frei machen. Sobald sich die Tür auf der anderen Seite öffnet, gehen Sie in den Behandlungsraum.

Im Bestrahlungsraum werden Sie von einer medizinisch-technischen Radiologieassistentin empfangen. Sie führt Sie zu

▼ Das Bestrahlungsgerät. Keine Angst – zwischen Ihnen und der Strahlenquelle ist ein größerer Abstand.

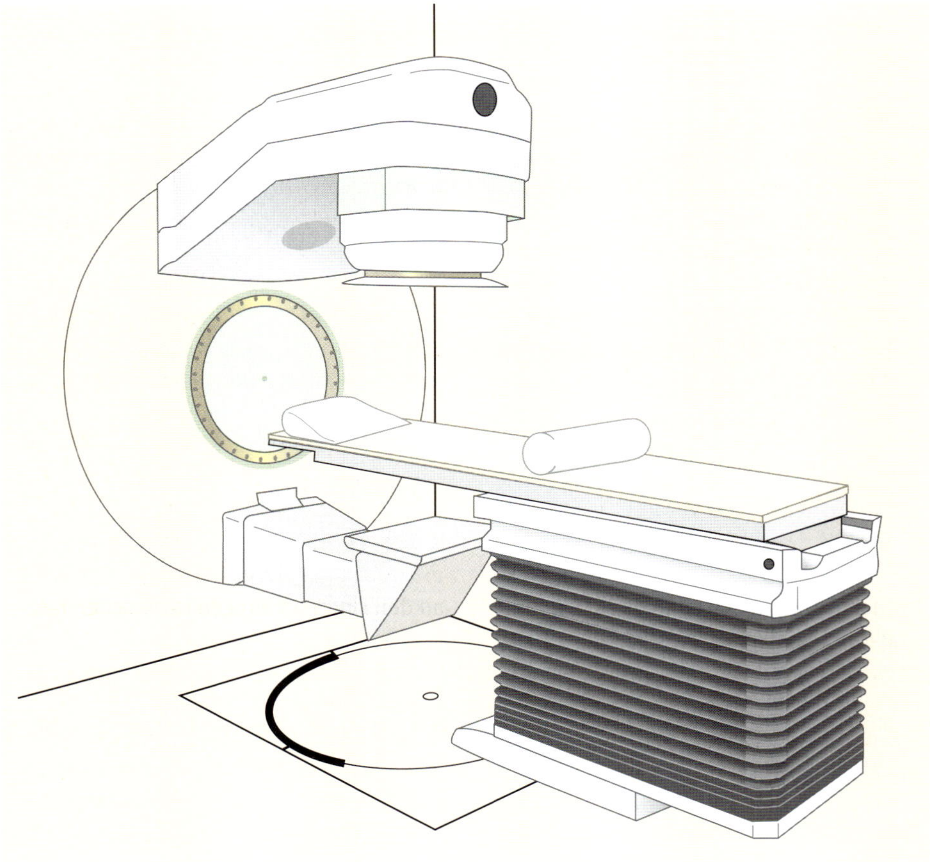

TIPP

Umschlagtuch

Nehmen Sie einen breiten Schal oder ein Umschlagtuch mit. Zwischen der Umkleidekabine und dem Bestrahlungsraum liegt oft noch ein Gang, in dem sich Ärzte, Schwestern oder andere Patienten aufhalten. Ein großes Tuch ist angenehmer, als seinen freien Oberkörper mit Pulloverärmeln zu bedecken, und es wärmt, falls man sich noch ein paar Minuten in der Umkleidekabine aufhalten muss.

einem Gerät, das von der Seite aussieht wie ein riesiger gekrümmter Zeigefinger, etwa wie diese roten luftgefüllten Dinger, an denen beim Biathlon oder Skilanglauf die Zwischenzeiten genommen werden. Der sogenannte Linearbeschleuniger ist um eine Achse drehbar, sodass aus jedem möglichen Winkel bestrahlt werden kann. Die Strahlenquelle befindet sich in der »Fingerkuppe«. Darunter steht eine Liege, auf der Sie sich nun ausstrecken; dabei legen Sie die Arme nach oben in gepolsterte Halterungen. Manchmal ist es unangenehm, beide Arme ganz nach oben zu nehmen. Wenn Lymphknoten entfernt wurden, kann die Narbe in der Achselhöhle, aber auch die Narbe von der Brustoperation schmerzen.

Die Assistentin, die Ihnen hilft, sich auf der Liege zu platzieren, und die Strahlenquelle ausrichtet, freut sich genauso über ein freundliches Wort wie Sie selbst. Sprechen Sie übers Wetter, erzählen Sie von Ihrem Haustier oder Ihren Wochenendplänen – so ein Small-Talk kann dazu beitragen, dass Sie sich ein bisschen entspannen. Sie können natürlich auch Fragen zum Bestrahlungsgerät oder zur Behandlung stellen – alles ist besser, als zu verstummen und sich allein zu fühlen. Das sind Sie ohnehin nicht, denn auch wenn die Assistentin – aus Gründen des Strahlenschutzes – den Raum verlassen hat, werden Sie per Videokamera auf einem Monitor beobachtet. Außerdem gibt es eine Sprechanlage. Sie brauchen also keine Angst zu haben, es ist sofort jemand da, wenn etwas sein sollte. Bitten Sie auch darum, einen Blick auf den Monitor werfen zu dürfen – wenn gerade kein anderer Patient da ist. Das beruhigt.

Es besteht kein Grund für Platzangst – zwischen Ihnen und der »Fingerkuppe« liegt ein beträchtlicher Abstand!

Die Bestrahlung selbst dauert nur wenige Minuten, in denen Sie still liegen bleiben müssen. Es tut nicht weh. Und daran, dass eine Riesenmaschine ihre Arme über einem schwenkt, hat man sich bei all den Untersuchungen inzwischen fast gewöhnt …

wichtig

Bitten Sie um ein Kissen, wenn die Narben zu sehr spannen; das entlastet.

Wie pflege ich meine Haut?

Mit steigender Anzahl der Bestrahlungen wird die Haut natürlich immer mehr strapaziert, vor allem, wenn sich Ihr Radio-Onkologe gegen Ende der Behandlung für eine Extraportion Strahlen entscheidet. Ein *Boost* (Verstärkung) bestrahlt gezielt das ursprüngliche Tumorbett.

Haut reagiert unterschiedlich auf die Bestrahlung. Bei vielen Frauen rötet sie sich nach einer Weile und spannt wie bei einem Sonnenbrand. Manchmal kommt es auch zu entzündlichen Hautreaktionen. Sprechen Sie in solchen Fällen Ihren Arzt an – er hat Erfahrung mit bestrahlter Haut und wird Sie beraten.

wichtig

Ohne individuelle Markierung keine optimale Bestrahlung! Achten Sie beim Waschen darauf, die Markierungen nicht abzureiben. Wenn sie lediglich verblassen, was sie unweigerlich tun, werden sie beim nächsten Termin einfach nachgezogen.

Ein weicher, bequemer BH, der nicht einschneidet, und anschmiegsame Hemdchen schonen die bestrahlte Haut. (Achtung: Die Markierung kann abfärben!)

Salz- und Chlorwasser sind während der Strahlentherapie und noch ein paar Wochen darüber hinaus tabu. Auch Seife und parfümhaltige Duschgels können die bestrahlte Haut zusätzlich reizen. Ob klares Wasser an die bestrahlten Stellen darf oder nicht, darüber herrscht Uneinigkeit. Da Feuchtigkeit bekanntermaßen wie ein Brennglas wirken kann, plädiere ich für die trockene Lösung. Es kostet zwar ein paar Verrenkungen unter der Dusche, und ein paar Spritzer sind auch nicht zu vermeiden (einfach sanft abtupfen), aber es ist durchaus möglich, den kritischen Bereich auszusparen und sich dennoch hygienisch sauber zu fühlen. Und damit ist man auf der sicheren Seite.

Auch bei der Frage nach der Pflege der bestrahlten Haut gehen die Meinungen auseinander. Manche Ärzte empfehlen naturbelassene Öle, Salben oder Aloe-vera-Lotionen, andere ziehen Puder vor. Ich selbst habe gute Erfahrungen mit Puder gemacht (vor und nach der Bestrahlung zu Hause auf Brust und eventuell Achselhöhle auftragen). Die Haut blieb geschmeidig und trocknete nicht aus. Es gibt speziellen Puder, der besonders für bestrahlte Haut geeignet ist. Erkundigen Sie sich bei Ihren Strahlentherapeuten oder in der Apotheke.

TIPP

Babybürste

Besonders schonend lässt sich der Puder mit einem weichen Ziegenhaarbürstchen auftragen, das Sie sich vielleicht schon während der Chemotherapie für die empfindliche Kopfhaut zugelegt haben.

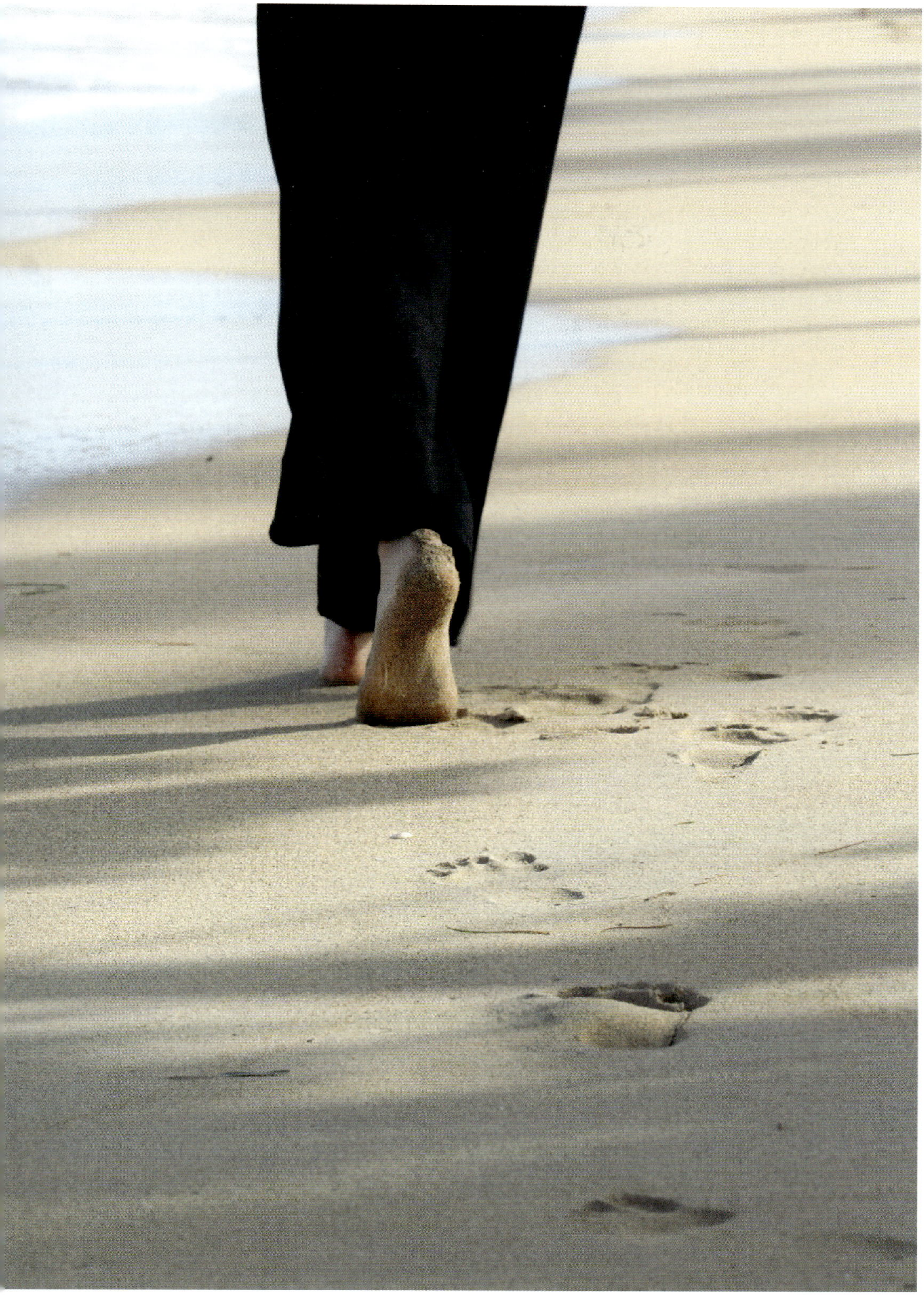

Einige Ärzte raten auch langfristig nach der Strahlentherapie zum völligen Verzicht auf »Wärme«. Aber gar kein Sonnenbad, keine Sonnenbank, keine Sauna? Andere meinen: Ja, aber alles in Maßen. Was tun? Ich halte mich wie viele andere Frauen an letzteren Rat und an mein Gespür dafür, was mir guttut.

»Walking on sunshine«

Kaum etwas tut mir so gut, wie die Augen zu schließen, mein Gesicht der Sonne entgegenzuhalten und sie bis tief in mein Herz hinein zu spüren. Sonne ist Lebensenergie pur. Dennoch wissen wir inzwischen, dass von ihr auch Gefahren ausgehen. Ausgiebige Ganzkörper-Sonnenbäder in der Mittagshitze machen in Zeiten des Ozonlochs nur noch die Wenigsten. Über die bekannten Ratschläge hinaus – Cremes mit hohem Lichtschutzfaktor verwenden, Schatten bevorzugen, viel trinken, sich bei Hitze nicht überanstrengen – gibt es für Krebspatientinnen noch ein paar Dinge zu beachten:

- Die Narben sowie die bestrahlte Haut an Brust und Achsel nie der prallen Sonne aussetzen, sondern mit einem Seidentuch oder einem Baumwoll-T-Shirt schützen (Synthetik ist unangenehm, wenn man schwitzt).
- Hitze kann auch ein Lymphödem fördern. Schwimmen bringt Abkühlung und regt den Lymphfluss an.

Sie dürfen müde sein!

Ebenso wie die Chemotherapie, hemmt auch die Bestrahlung die Blutbildung im Knochenmark. Es werden weniger rote Blutkörperchen produziert, die für den Sauerstofftransport im Blut sorgen. Die Folgen sind Kopfschmerzen, ein allgemeines Unwohlsein, Müdigkeit – der »Strahlenkater« fühlt sich ähnlich an wie die Folgen einer durchzechten Nacht. Auch wenn er durch die Verfahren der modernen Radiologie weitaus schwächer ausfällt als früher, spüren doch viele Frauen, wie ihre gewohnte Energie und Antriebskraft dahinschwinden (siehe auch S. 84). Auch mit der Konzentration hapert es noch eine ganze Weile. Manche Frauen haben sogar vorübergehend Wortfindungsschwierigkeiten.

Aber ist das ein Wunder? Ihr Körper hatte innerhalb von wenigen Monaten eine Operation und anschließend möglicherweise eine Chemotherapie zu verkraften – und nun noch die Bestrahlung! Er musste und muss ständig auf Hochtouren arbeiten, geschädigte Zellen reparieren, zerstörtes Gewebe entsorgen.

Belohnen Sie sich und Ihren Körper für diese Höchstleistungen: mit frischer Luft, gesundem Essen und vor allem sehr, sehr viel Ruhe.

Sport und Bestrahlung

Regelmäßige Bewegung hilft gegen »Strahlenkater«! Sprechen Sie mit Ihrem Arzt über mögliche sportliche Aktivitäten. Diese sollten allerdings so wenig wie möglich schweißtreibend sein, damit die bestrahlte Haut nicht zusätzlich gereizt wird und die Markierung nicht verwischt. Wenn Sie eine helle Haut haben, die sehr empfindlich auf die Bestrahlung reagiert, verzichten Sie besser auf anstrengende körperliche Bewegung. Etwas flottere Spaziergänge bringen Sie auch in Schwung.

Frauen, die Sport treiben, deshalb mehr schwitzen und häufiger duschen, können ihre Strahlentherapeuten um ein »Wasserpflaster« bitten. Dieses durchsichtige, hautfreundliche Pflaster wird, wenn die Haut nicht zu sehr gereizt ist, als Schutz über die Markierung geklebt.

TIPP

Markierung

Die Linien der Markierung abpudern, damit man sie beim Sport – oder in einem heißen Sommer – nicht so schnell »wegschwitzt«. Eine weitere Möglichkeit sind wasserfeste Markierungsstifte, mit denen man abends – vor allem nach dem Sport – die Linien vor dem Spiegel nachzieht (erfordert etwas Übung, da spiegelverkehrt).

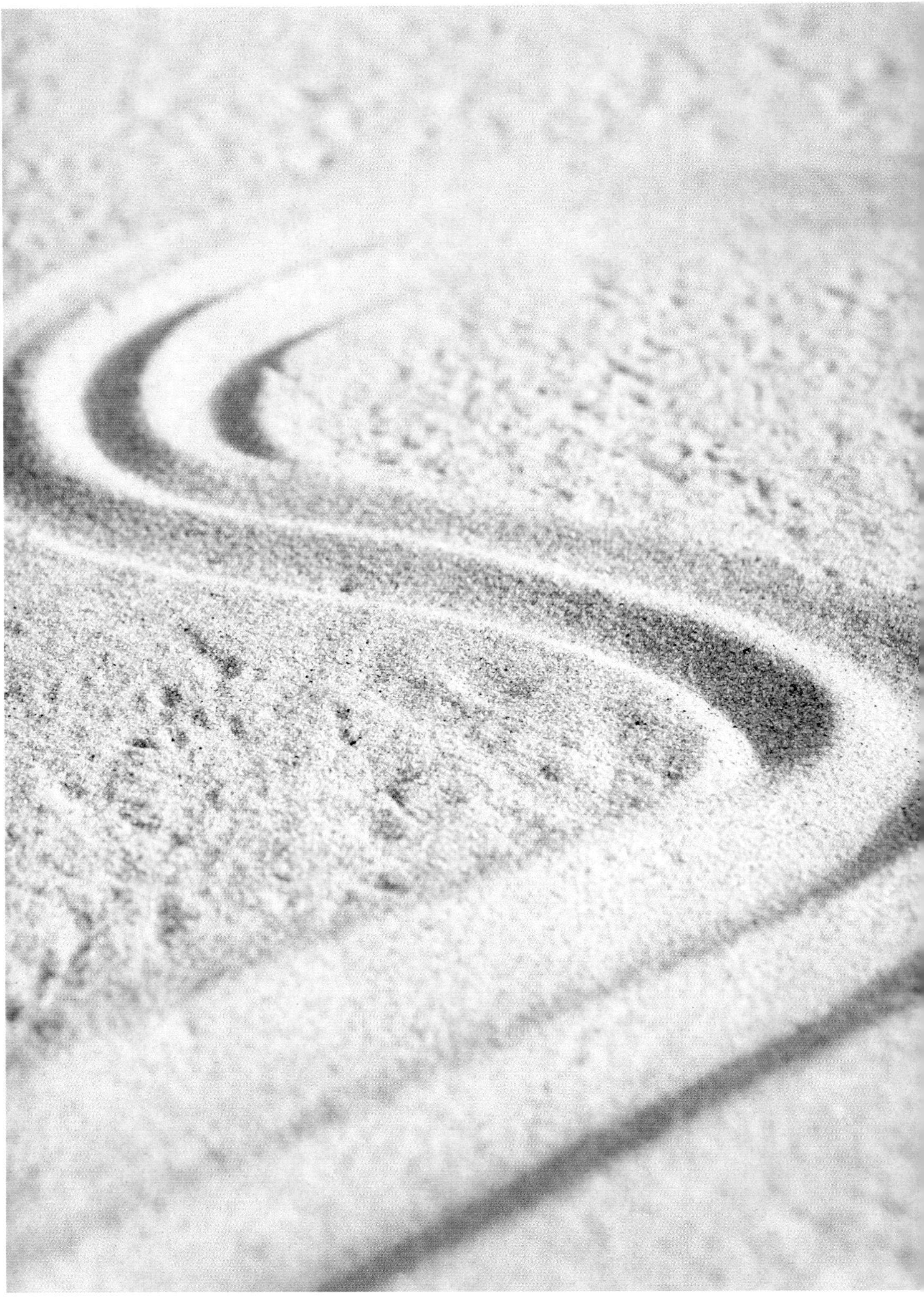

Veränderungen

Die Therapie bekämpft den Krebs, aber sie hat auch körperliche und seelische »Nebenwirkungen«, mit denen Sie sich tagtäglich auseinandersetzen müssen. Manche – wie die Narbe – sind bleibend, andere – wie der mögliche Haarausfall – gehen vorüber. Was Sie in dieser Zeit ganz praktisch für sich tun können, erfahren Sie auf den nächsten Seiten.

Alles, was Ihnen gut tut, ist das Richtige!

Mein Körper

Eine Brustkrebserkrankung und ihre Behandlungen – Operation, Chemo- und/oder Strahlentherapie, eventuell auch eine Antihormontherapie – belasten den ganzen Körper und haben manchmal jahrelange Auswirkungen. Mehr oder weniger stark beeinträchtigen sie die Lebensqualität. Manchmal hat man das Gefühl, den Teufel mit dem Beelzebub auszutreiben. Denken Sie immer daran: Alle Therapien haben ein einziges Ziel – dass Sie leben!

Mögliche Nebenwirkungen – und was Sie dagegen tun können

Welche Nebenwirkungen bei der Chemo-, Strahlen- oder Antikörpertherapie eintreten, hängt vor allem von der Art und Dosierung Ihrer Medikamente ab (zu den Nebenwirkungen der Antihormontherapie siehe S. 50). Dennoch reagiert jede Frau ganz unterschiedlich darauf. Einige haben eine Reihe von Beschwerden, andere weniger.

Haarausfall

Den Verlust der Haare können die meisten Frauen am schwersten ertragen. Deshalb habe ich diesem Thema ein ausführliches eigenes Kapitel (siehe »Hair!«, S. 119) gewidmet.

Übelkeit

Manche Frauen reagieren sofort im Anschluss an die Behandlung mit Übelkeit, bei anderen dauert es zwei oder drei Tage. Einige haben kaum damit zu kämpfen. Ich gehörte zur zweiten Kategorie und wusste genau: Am Mittwoch Chemo – danach sah ich immer etwas fahl und aufgequollen aus, was sich in den nächsten Tagen aber wieder gab – am Samstag und Sonntag Übelkeit. Mit MCP-Tropfen und dem homöopathischen Mittel Nux Vomica (andere Frauen kommen mit anderen Medikamenten gut zurecht, lassen Sie sich beraten und probieren Sie es aus!), bin ich erfolgreich dagegen angegangen, sodass es einigermaßen erträglich war (ich musste nie erbrechen).

wichtig

Achten Sie darauf, dass Sie immer genügend Medikamente gegen Übelkeit zu Hause haben. Lieber auf Vorrat verschreiben lassen! Viele haben auch gute Erfahrungen mit Akupunktur – vor der Behandlung – gemacht.

Das Ganze hat, jedenfalls nach meiner Erfahrung, auch etwas mit der Psyche zu tun. Mehr als einmal schwand meine Übelkeit, sobald Familie oder Freunde mir eine Abwechslung verschafften. Einmal war mir besonders schlecht, doch ich ließ mich von meiner Tochter zu einem Ausflug überreden, der in einem Gänseessen mit Rotkohl und Klößen endete. Danach war mir erst recht übel, aber das hatte einen erfreulichen Grund und war rasch überstanden.

Wenn Sie wenig Appetit haben oder sich übergeben müssen – viel trinken, um einer Entwässerung vorzubeugen. (Test: Ziehen Sie zwischen Daumen und Zeigefinger einer Hand auf dem anderen Handrücken eine kleine Hautfalte hoch. Wenn diese stehen bleibt, trinken Sie entschieden zu wenig!)

Was Sie noch gegen Übelkeit tun können:
- Gönnen Sie sich Ruhe und machen Sie Entspannungsübungen.
- Sorgen Sie für frische Luft: spazieren gehen, die Räume zu Hause gut durchlüften und die Raumluft befeuchten (Wasserverdunster an den Heizkörper hängen, Raumluftbefeuchter aufstellen).

TIPP

Ablenkung

Besorgen Sie sich ein paar DVDs von Filmen, die Sie immer schon sehen wollten oder besonders mögen – zum Ablenken und Aufmuntern, wenn Sie sich mal nicht so gut fühlen.

- Essen Sie lieber mehrere kleine Portionen (leichter Speisen) über den Tag verteilt (für Tipps zur Ernährung siehe auch S. 154).
- Lutschen Sie Ingwerbonbons oder trinken Sie Ingwertee (wer es mag).
- Essen Sie überhaupt nur, wann und worauf Sie Appetit haben.

Entzündung der Mundschleimhaut, pelzige Zunge und metallischer Geschmack

Alle drei Begleiterscheinungen der Chemotherapie konnte ich mit Mitteln des *Ayurveda* positiv beeinflussen. Laut dieser alten, aus Indien stammenden Heilkunst lagern sich auch bei gesunden Menschen Schlacken und Giftstoffe *(Ama)* als Belag auf der Zunge ab.

Entfernen Sie den Belag vorsichtig (»normalerweise« geschieht das mit einem Zungenschaber oder einem Esslöffel; in der Chemozeit besser spezielle Zahnbürsten mit weichen Gumminoppen oder ein Mulltuch nehmen).

Gurgeln Sie mit Sesamöl (oder mit einem anderen hochwertigen Öl, dessen Geschmack Sie mögen). Ca. zehn Minuten im Mund hin- und herbewegen, durch die Zähne ziehen und gurgeln. Am Ende ist das Öl weißlich geworden, weil es Luftbläschen aufgenommen und Ama, also die Schlacken und Giftstoffe, gespeichert hat.

Als wichtiges Mittel zur Verflüssigung von Ama empfiehlt der Ayurveda, stündlich eine Tasse heißes Ingwerwasser zu trinken (Wasser mit einigen Scheiben einer frischen Ingwerwurzel ca. zehn Minuten kochen lassen und in eine Thermoskanne füllen; immer wieder in kleinen Schlucken trinken). Es beugt Entzündungen der Mundschleimhaut vor und hilft auch gegen beginnende Übelkeit.

Statt mit alkoholhaltigem Mundwasser bei Entzündungen im Mund besser mit einer Mischung aus Kamillen- und Salbeitee spülen.

Auch Mittel zum Mundspülen oder Einpinseln aus der Apotheke, zum Beispiel Panthenol-Lösungen, lindern Entzündungen der Mundschleimhaut.

Mundtrockenheit

Was tun, wenn einem die Zunge wie eine Oblate am Gaumen klebt?

- Viel trinken: 1,5–2 Liter Wasser, ungesüßten Kräuter- oder Früchtetee, Bouillon (es kann auch mal ein Glas Sekt, Wein oder Bier sein).
- Zuckerfreien Kaugummi oder Gummibärchen (gibt's auch zuckerfrei) lutschen. Besser als »scharfkantige« Bonbons, die die empfindliche Mundschleimhaut noch weiter reizen.
- Eisstücke (zum Beispiel auch Würfel aus Tonicwasser oder Joghurt) oder gekühlte Stückchen Wassermelone lutschen.
- Sogenannten künstlichen Speichel (aus der Apotheke) als Lösung oder Spray benutzen.
- Weiche Gerichte mit viel Sauce essen.

wichtig

All diese Beschwerden machen nicht gerade Lust auf eine regelmäßige und ausgiebige Mundhygiene. Und wenn man gegen den Krebs kämpft, hat man anderes im Kopf als seine Zähne. Beide Aspekte führen dazu, dass viele Frauen zeitweise die Mundpflege nicht so wichtig nehmen – auch mir ging das so. Dabei ist sie in dieser Zeit wichtiger denn je, damit Mund, Zähne und Kiefer nicht zu sehr in Mitleidenschaft gezogen werden.

Osteoporose – wenn die Knochen brüchig werden

Nicht wenige Frauen entwickeln durch die in der Krebsbehandlung eingesetzten Medikamente (Zytostatika und Kortison in der Chemotherapie, Antihormonbehandlung) eine Osteoporose, eine Erkrankung, die die Knochen abbaut und bruchanfällig macht.

Seit den 1980er Jahren gibt es ein wirksames Mittel (als Tabletten, Spritze oder Infusion), um den Knochenschwund aufzuhalten, die Bisphosphonate.

Zu den Möglichkeiten, dem Knochenabbau vorzubeugen, gehören zum Beispiel:

- Bewegung (Joggen, Walken, Treppensteigen)
- Kalziumkiller wie Zigaretten, Alkohol, Kaffee und Cola so weit wie möglich einschränken
- kalziumreich essen: viel Gemüse, nicht zu viele Milchprodukte, getrocknete Feigen oder Aprikosen

Senken das Rückfallrisiko: Bisphosphonate

Bisphosphonate sind nicht nur zur Behandlung von Osteoporose geeignet, sondern sie haben zudem einen krebshemmenden Effekt. Deshalb werden sie auch zur Behandlung von Knochenmetastasen eingesetzt. Neueren Forschungen zufolge senken sie darüber hinaus in beträchtlichem Maß die Gefahr, dass die Krankheit wieder ausbricht.

Sprechen Sie mit Ihrem Arzt über eine Bisphosphonat-Therapie. (Die Krankenkassen erstatten die Behandlung im Zusammenhang mit Osteoporose, in der Brustkrebstherapie nur bedingt. Fragen Sie nach!)

Leider können die Bisphosphonate aber auch eine unangenehme Nebenwirkung haben, die nicht allen Ärzten, die sie verschreiben, bewusst ist: Ende 2003 wurde bekannt, dass sie in seltenen Fällen und in Kombination mit anderen Risikofaktoren eine Wundheilungsstörung im Kieferbereich verursachen, die in eine Kieferknochenschädigung münden kann.

Größere zahnärztliche Behandlungen sind deshalb nicht unproblematisch und sollten unbedingt vor Beginn einer Bisphosphonat-Therapie durchgeführt werden. Wenn Sie bereits Medikamente mit diesen Wirkstoffen bekommen, eine größere Zahnbehandlung jedoch unumgänglich ist, lassen Sie sich von Ihrem Zahnarzt und Ihrem behandelnden Onkologen ausführlich beraten. Beide Mediziner sollten sich auch untereinander in Verbindung setzen. Ein Merkblatt der Universitätsklinik Bonn, das die Risiken erklärt und vorbeugende Maßnahmen empfiehlt, finden Sie im Internet (Adresse siehe Anhang).

Was Sie selbst tun können:

- Regelmäßig und gründlich Zähne putzen (weiche Zahnbürste)
- Mundspüllösungen verwenden
- Öfter die Zahnbürste erneuern
- Mindestes alle sechs Monate zur Kontrolle den Zahnarzt aufsuchen

Verdauungsprobleme

Manche Zytostatika verursachen in Kombination mit den Begleitmedikamenten vorübergehend Verstopfung oder Durchfall. Versuchen Sie, dem Problem zunächst auf natürliche Weise beizukommen, und nehmen Sie ohne Absprache mit Ihrem Arzt keine Medikamente gegen Verstopfung (auch keine rezeptfreien).

Bei Verstopfung hilft oft:

- die altbewährten Backpflaumen oder ballaststoffreiche Kost wie rohe Früchte, Gemüse oder Müsli (Weizenkleie!), Vollkornbrot
- viel trinken: frische Fruchtsäfte (außer Apfelsaft), Kaffee, Bier
- Bewegung

Bei Durchfall hilft oft:

- viel Wasser (!) trinken (wichtig, um den Flüssigkeitsverlust zu ersetzen; auf Kaffee und Cola besser verzichten), Rotwein
- stark gewürzte oder fettige Speisen meiden

- Bananen, Brühe oder Püree (enthalten Natrium und Kalium, die der Körper braucht)
- stärkehaltige Nahrungsmittel wie Kartoffeln oder Reis
- wenig Ballaststoffe (keine rohen Früchte, kein rohes Gemüse, kein Müsli)
- dunkle Schokolade, Kakao
- keine Milch und Milchprodukte (können den Durchfall verstärken)
- öfter am Tag kleine Mahlzeiten
- Kohletabletten

Bei Durchfall ist eine gute Intimhygiene wichtig, eventuell mit feuchtem Toilettenpapier, das es von verschiedenen Herstellern gibt.

Intimbereich

Die Scheidenschleimhaut wird empfindlicher. Viele Frauen klagen über eine trockene Scheidenschleimhaut, was besonders in Bezug auf die Sexualität sehr unangenehm ist (siehe dazu auch S. 80). Hilfreich sind Vaginalgels (Gleitmittel) oder eine Ringelblumensalbe.

Scheuen Sie sich nicht, mit Ihrem Arzt (oder wenigstens Ihrer Apothekerin) über das Problem zu sprechen. Es ist zu unangenehm, um sich damit abzufinden, und Sie können etwas dagegen tun. Lassen Sie sich beraten!

Nicht selten sind auch Infektionen der Scheide mit Pilzen und Bakterien, die sich durch Ausfluss und ein unangenehmes Jucken bemerkbar machen. Falls Sie das feststellen, gehen Sie zum Arzt. Abhilfe schaffen Salben (aus der Apotheke, müssen selbst bezahlt werden) und eine intensive Intimhygiene (siehe S. 127).

> **TIPP**
>
> **Tampons**
>
> Während der Chemo sollten Sie eventuell auf den Gebrauch von Tampons verzichten. Das Einführen und Wechseln kann bei gereizter Scheidenschleimhaut schmerzen und diese noch zusätzlich austrocknen. Hilfreich: den Finger in Joghurt tunken und ein bisschen davon in der Scheide verteilen.

Nach einer behandelten und abgeheilten (!) Pilzinfektion können Sie zur Wiederherstellung der natürlichen Scheidenflora unterstützend vor dem Zubettgehen einen Joghurt-Tampon in die Scheide einführen (nicht erhitzter Naturjoghurt oder probiotischer Joghurt mit dem Zusatz »LA« für *Lactobacillus acidophilus*). Die Milchsäurebakterien im Joghurt entsprechen denen in der Scheidenflora. Viele Frauen haben gute Erfahrungen damit gemacht – auch wenn manche Ärzte wegen möglicher Keime im Joghurt davon abraten.

Menstruation

In der ersten Zeit funktioniert die Menstruation noch bei Frauen, die kurz vor den Wechseljahren stehen, wenn auch oft unregelmäßig. Sie hört aber spätestens nach der dritten Behandlung auf. Patientinnen mit hormonell bedingten Tumoren erhalten nach Operation, Chemotherapie und Bestrahlung zudem noch eine 5-jährige Antihormontherapie, die die Menstruation unterbindet (siehe S. 50).

Für viele Frauen ist das Ausbleiben der Regel ein Schock, und sie verbinden damit den Gedanken der bleibenden Unfruchtbarkeit. Ob Sie nach Abschluss der Behandlung wieder Ihre Tage bekommen, hängt aber unter anderem von Ihrem Alter ab. Bei jüngeren Frauen mit nicht hormonell bedingten Tumoren stellt sich der Zyklus meist nach Ende der Bestrahlung wieder ein. Am besten sprechen Sie mit Ihrem Arzt über Ihre Befürchtungen und lassen sich Ihren speziellen Fall – sowie die eventuelle Notwendigkeit von Verhütungsmaßnahmen – erläutern.

Traurigkeit

Die Traurigkeit ist eine von den Medizinern meist nicht erwähnte und im engeren Sinne nicht körperliche Nebenwirkung, auf die ich dennoch an dieser Stelle eingehen möchte. Manchmal fällt man in ein besonders tiefes seelisches Loch, was in dieser Situation ja nur allzu verständlich ist. Die Tränen fließen, und man ist schier untröstlich.

Bei mir waren anfangs die Sonntage nach der Chemo solche »Regentage«. Ich wachte schon deprimiert auf, war aggressiv und unleidlich und weinte ununterbrochen.

Das hörte erst auf, wenn ich gemeinsam mit Familie oder Freunden bewusst dagegen anging. Also, wann immer Sie dazu in der Lage sind: Nase putzen und mit lieben Menschen etwas Schönes unternehmen!

Finden Sie »Ihren Chemo-Rhythmus« heraus und versuchen Sie, sich darauf einzustellen.

Das hilft natürlich »nur« an der Oberfläche. Die Auseinandersetzung mit der Erkrankung und ihren Auswirkungen auf das ganze Leben beginnt mit der Diagnose und begleitet die Frauen über die Jahre mehr oder minder intensiv. Im Kapitel »Meine Seele« (S. 101) habe ich meine Erfahrungen und die anderer Frauen sowie Hilfs- und Beratungsmöglichkeiten zusammengestellt.

Meine Highlights zwischen den sechs Chemozyklen bestanden zum Beispiel in einem Wochenende im Häuschen von Freunden in Holland, dem etwas kürzer als normal ausfallenden Besuch der Frankfurter Buchmesse oder auch »nur« einem Minigolfspiel mit meiner Tochter und einem anschließenden Gläschen Weißwein.

TIPP

»Bergfest«

Feiern Sie nach der Hälfte der Behandlungen ein kleines »Bergfest«. Von nun an haben Sie schon mehr Chemos geschafft, als noch vor Ihnen liegen.

Das Lymphödem – ein dickes Problem

Unter Umständen bekommen Sie – insbesondere, wenn mehrere Lymphknoten aus der Achselhöhle entfernt wurden und eine Bestrahlung folgte – Probleme mit einem Lymphödem: Der operierte Arm wird dicker und fühlt sich schwer an, Sie spüren ein unangenehmes Spannen und Ziehen an der Innenseite des Oberarms. Manchmal ist die Flanke, das heißt der Bereich zwischen Brust und Schulterblatt, ebenfalls betroffen, oder die Brust selbst ist geschwollen. Ein Lymphödem kann auch erst eine ganze Weile nach der Behandlung auftreten.

wichtig

Bitte nehmen Sie ein Lymphödem nicht auf die leichte Schulter. Wenn es nicht behandelt wird, kann es zu sehr starken Schwellungen führen, die ebenso schmerzhaft wie schrecklich anzusehen sind.

Klären Sie mit Ihrem Arzt vorher genau ab, ob eine manuelle Lymphdrainage für Sie geeignet ist. Es gibt eine Reihe von Gegenanzeigen (zum Beispiel Thrombosen, akute Entzündungen, niedriger Blutdruck).

Die Chirurgen versuchen heute, Nerven und Lymphbahnen so schonend wie möglich zu behandeln, doch sind Schädigungen nicht hundertprozentig zu vermeiden. Vor allem in Verbindung mit einer anschließenden Strahlentherapie kommt es deshalb nicht selten zu einem Stau der Lymphe. Gewebeflüssigkeit und Eiweiße werden nicht mehr vollständig abtransportiert, sodass sie im Gewebe – zwischen den Zellen – »liegen bleiben«. Das Gewebe schwillt an und es entsteht ein Lymphödem. Wenn dieses nicht behandelt wird, bildet sich mit der Zeit neues Gewebe, das schließlich verhärtet.

Für Patientinnen mit ausgeprägten Lymphödemen gibt es besondere Reha-Einrichtungen, die sich auf die manuelle Lymphdrainage spezialisiert haben. Dort wird diese Massage über mehrere Wochen mehrmals täglich durchgeführt, um den Lymphabfluss wieder in Gang zu bringen.

INFO

Was ist ein Lymphödem?

Anzeichen für ein Lymphödem können sein:

- Ich habe in der betroffenen Körperpartie (Arm, Flanke, Brust) ein Schwere-, Druck- oder Spannungsgefühl.
- Manchmal spüre ich dort ein Kribbeln oder Stiche.
- Die Körperpartie auf der operierten Seite ist geschwollen und dicker als auf der anderen Seite.
- Der betroffene Arm ermüdet schneller.

Wenn Sie diese ersten Anzeichen bemerken, sollten Sie so bald wie möglich mit Ihrem Arzt sprechen.

Die Behandlung eines bestehenden Lymphödems setzt sich aus vier Elementen zusammen, die dazu betragen, den Stau der Gewebeflüssigkeit aufzulösen:

1. Manuelle Lymphdrainage
2. Kompressionsbandage oder Kompressionsstrumpf
3. Hautpflege
4. Bewegung

Manuelle Lymphdrainage

Die manuelle Lymphdrainage bringt die Lymphe wieder in Fluss und lässt den betroffenen Körperbereich (Arm, Flanke, Brust) abschwellen. Bei dieser speziellen Behandlung wird die Lymphe durch sanftes Verschieben der Haut und bestimmte Handgriffe zu den Lymphknoten bzw. zu den »Ersatzlymphknoten« in der Achsel und der Leiste transportiert, durch die sie abfließen kann. Das tut nicht weh (und die Massage darf auch nicht weh tun!). Ich selbst hatte am Abend meiner allerersten Lymphdrainage leichte Schmerzen in der Flanke – sie wirkte also –, danach nie wieder. Ich empfinde die Massage als entspannend und erleichternd.

Um eine manuelle Lymphdrainage ausüben zu können, müssen Physiotherapeutinnen oder Masseure eine Zusatzausbildung abgeschlossen haben. Dabei werden verschiedene Techniken vermittelt (ich habe bei vier Physiotherapeuten vier verschiedene Arten der Lymphdrainage erlebt). Es kommt bei dieser Behandlung sehr auf Erfahrung und Einfühlungsvermögen an.

Wenn Ihnen die Lymphdrainage nicht hilft oder gar nicht gut tut, wechseln Sie die Physiotherapeutin oder den Masseur.

Vorbeugende Lymphdrainagen sind bei den Krankenkassen nicht vorgesehen. Sprechen Sie mit Ihrem Arzt über diese Möglichkeit und lassen Sie sich nicht durch eventuelle Hinweise auf knappe Arztbudgets davon abbringen.

Pro Quartal dürfen die Ärzte ihren Kassenpatienten – ganz gleich, ob sie Schnupfen oder Krebs haben – insgesamt nur so viele Rezepte verschreiben, dass die Kosten dafür eine bestimmte Summe (Budget) nicht überschreiten. Dabei haben nicht alle Ärzte das gleiche Budget zur Verfügung (bei Fachärzten ist es zum Beispiel höher als bei Hausärzten).

Wenn ein Arzt sein Budget überzieht, muss er das der Krankenkasse mit viel Schreiberei zu erklären versuchen. Das kann so weit gehen, dass er seine Leistungen nicht bezahlt bekommt.

Auf Krebs spezialisierte Frauenärzte (gynäkologische Onkologen), haben ein höheres Budget, das heißt, sie können mehr Geld für ihre Patientinnen ausgeben, ohne in Vorleistung treten und das Geld später zurückfordern zu müssen (Adressen siehe Anhang).

Kompressionsstrumpf für den Arm

Ein Kompressionsstrumpf ist ein flach gestrickter Strumpf, den man täglich –

manchmal auch nachts – tragen muss. Die Maschen sind grob gestrickt, damit sie sich nicht in die Hautfalten legen und die empfindliche Haut reizen. Die Strümpfe bekommen Sie in Sanitätshäusern und Apotheken. Es gibt sie in Weiß und in (halbwegs) Hautfarben. Aus ärztlicher Sicht soll ein Kompressionsstrumpf möglichst eng anliegen und den Arm zusammendrücken, um das Gewebe bei der Entstauung zu unterstützen und das über die Lymphdrainage erreichte Abschwellen aufrechtzuerhalten.

Kompressionsstrümpfe sind (kostspielige) medizinische Hilfsmittel, bei denen die Krankenkassen einen großen Anteil übernehmen. Nachdem Ihr Arzt Ihnen eine »Wechselversorgung aus hygienischen Gründen« verschrieben hat, erhalten Sie die Kostenzusage für zwei Armstrümpfe. Nach einem halben Jahr stehen Ihnen zwei weitere zu. Die Zuzahlung scheint nach Sanitätshäusern und Apotheken unterschiedlich auszufallen. Am besten vorher die Preise vergleichen.

Lymphödeme am Arm sind individuell sehr unterschiedlich ausgeprägt. Deshalb gibt es verschiedene Größen, Längen, Druckvarianten (Kompressionsklassen) und Ausführungen von Armstrümpfen. Empfehlenswert ist ein flach gestrickter Kompressionsstrumpf, der nach Ihren Maßen angefertigt wird. Er gewährleistet den für Sie optimalen Druckverlauf und legt sich, ohne einzuschneiden, glatt über Hautfalten.

> **TIPP**
>
> **Armstrumpf**
>
> An heißen Tagen den angezogenen Armstrumpf zum Kühlen anfeuchten. Das geht zum Beispiel mit Wasser aus dem Kühlschrank, das in eine Blumenspritze gefüllt ist.

Anziehen

Das Anziehen des Armstrumpfes nach der »Bedienungsanleitung« ist Übungssache. Viele Frauen benutzen dazu Gummihandschuhe oder Baumwollhandschuhe mit Noppen (Gärtnereibedarf), zum einen, um ihre Fingerkuppen zu schonen, zum anderen, um das Strumpfgewebe vor Beschädigungen durch Schmuck oder Fingernägel zu schützen. Wenn es gar nicht anders geht: Es gibt auch eine Anziehhilfe für Armstrümpfe.

Waschen

Die Hersteller empfehlen, die Kompressionsstrümpfe mit einem milden Waschmittel (keinen Weichspüler verwenden) bei 30 °C zu waschen. Wie beim Wollpullover auf ein Handtuch legen, dieses zusammenrollen und ausdrücken. Dann den Strumpf locker zum Trocknen aufhängen. Achtung: Eventuelle lose Fäden nicht abschneiden, sonst gibt es Laufmaschen oder Löcher.

Wie pflege ich meine Haut?

Die Haut im Bereich eines Lymphödems ist empfindlich. Besonders, wenn Sie einen Kompressionsstrumpf tragen, trocknet die Haut leicht aus und juckt. Außerdem neigt

INFO

Die ph-Wert-Skala

Der pH-Wert ist eine Maßeinheit aus der Chemie, die auch für unseren Körper eine Rolle spielt. Die pH-Wert-Skala reicht von 0–14 und ist folgendermaßen eingeteilt:

- unter 7: sauer
- exakt 7: neutral
- über 7: alkalisch (basisch)

Das Blut im gesunden menschlichen Organismus hat zum Beispiel einen pH-Wert zwischen 7,35 und 7,45, ist also leicht alkalisch. Auf der Haut findet sich ein pH-Wert von 5,5, d. h. er liegt im sauren Bereich.

sie zu Entzündungen und Infektionen. Eine regelmäßige und geeignete Hautpflege in Abstimmung mit Ihrem Arzt kann die Beschwerden lindern oder sogar vermeiden.

Folgende Tipps haben sich als hilfreich erwiesen:

- Keine Seife (diese zerstört den Säureschutzmantel der Haut), sondern eine milde, pH-neutrale Waschlotion benutzen (siehe Infokasten).
- Dann den Arm sanft mit einem milden, unparfümierten Produkt eincremen. In der Apotheke gibt es zum Beispiel Cremes auf Melkfettbasis, Salben, die Harnsäure (Urea) und Zusätze von natürlichen hautverwandten Ölen und Fetten (Aloe vera, Mandel-, Erdnuss-, Karottenöl usw.) enthalten, oder spezielle Gels, die kühlen und den Juckreiz mildern.
- Am besten abends duschen und eincremen, damit alles über Nacht gut einziehen kann. Manche Hautpflegeprodukte schaden dem Gewebe der Armstrümpfe – lassen Sie sich in der Apotheke oder im Sanitätshaus beraten.

Lymphödem und Sport

Vielleicht sind Sie unsicher, ob Sie mit einem Lymphödem (weiterhin) Sport treiben können. Sie schonen den Arm, so gut es geht.

Dabei kann angemessene körperliche Bewegung sogar dazu beitragen, ein Lymphödem zu verringern. Eine Schonhaltung dagegen birgt die Gefahr, dass die Muskeln zu wenig beansprucht werden. Dadurch kann der Lymphabfluss gehemmt und die Entstehung eines Lymphödems sogar gefördert werden. Am besten besprechen Sie sich mit Ihrem Arzt oder Ihrer Therapeutin. Diese kennen Sie und helfen Ihnen, das für Sie geeignete Maß an Bewegung zu fnden.

Bitte achten Sie allgemein auf folgende Punkte:

- Tragen Sie einen Kompressionsstrumpf.
- Vermeiden Sie ruckartige oder schleudernde Bewegungen.
- Treiben Sie keinen Sport, der die Arme besonders beansprucht (zum Beispiel Handball); geeignet sind dagegen Nordic Walking, Schwimmen, Gymnastik.
- Lagern Sie Ihren Arm so oft wie möglich hoch – die Lymphe fließt langsamer hinauf als hinunter.

Was sollte ich vermeiden?

Verletzungen, Entzündungen oder Ekzeme

Sie heilen sehr schlecht. Stichworte: In der Küche oder im Garten Handschuhe tragen; Blutdruckmessung, Blutabnahme, Injektionen usw. nur am nicht betroffenen Arm vornehmen lassen; den Körperbereich mit dem Lymphödem bei Knetmassage aussparen.

Überbelastung

Stichworte: schwere Taschen usw. mit dem anderen Arm tragen; Fensterputzen, langes Bügeln, Stricken u.ä. vermeiden. Auch stundenlange einförmige leichtere Arbeit, zum Beispiel am Fließband oder am Computer, fördern die Bildung von Lymphe.

Überwärmung

Stichworte: Intensive Sonnenbestrahlung unbedingt vermeiden, ein Sonnenbrand ist schädlich; keine Sauna-Besuche; auch auf heiße Körperpackungen wie zum Beispiel Fango sollten sie besser verzichten.

Einengende Kleidung

Stichworte: auf weite Armausschnitte achten; bei schwereren Brustprothesen den BH-Träger unterpolstern (siehe S. 99); Handtaschen mit Schulterriemen auf der anderen Seite tragen; am betroffenen Arm locker anliegenden Schmuck tragen.

Übergewicht

Stichworte: Zu dickes Fettgewebe drückt auf die Lymphgefäße, sodass der Abfluss der Gewebeflüssigkeit behindert wird; es gibt zwar keine besondere Lymph-Diät, aber eine Reihe von Empfehlungen: Abwechslungsreiches Essen mit viel Obst, Salaten und Gemüse, besser pflanzliche Fette als tierische, mehr Fisch (vorzugsweise Seefisch) statt Fleisch. Speisen schonend und nährstofferhaltend garen (besser mit Dampf als in Wasser).

Weitere Informationen über die manuelle Lymphdrainage, Bandagen und Kompressionsstrümpfe sowie Selbsthilfegruppen usw. bietet die Internetseite www.lymphnetzwerk.de (→Service →Downloads). Siehe auch die Literaturhinweise im Anhang.

Sexualität – sensibel und individuell

Wenn eine Frau an Brustkrebs erkrankt, beeinflussen die verschiedenen Therapieschritte vorübergehend oder längerfristig auch ihre Sexualität. Wie Sie das empfinden, hängt nicht zuletzt davon ab, welchen Stellenwert die Sexualität vor Ihrer Erkrankung eingenommen hat. Vielleicht leiden Sie sehr unter der sexuellen Beeinträchtigung, möglicherweise sind Sie aber auch erleichtert. Frauen, die vor der Erkrankung eine befriedigende Beziehung und ein erfülltes Liebesleben hatten, finden oft leichter wieder zu einer entspannten Sexualität zurück als andere, die den Geschlechtsverkehr auch früher nicht als Freude, sondern als Belastung erlebt haben.

Es kommt darauf an, wie Sie sich fühlen und was Ihnen gut tut!

Die meisten Frauen brauchen nach der Operation eine ganze Weile, um sich und ihren Körper wieder liebevoll anzunehmen. »Ich bin ein verwundeter Mensch«, sagte eine Frau zu mir nach ihrer Brustamputation. Aber auch eine große Narbe nach einer brusterhaltenden Operation ist schwer zu akzeptieren – zu sehr scheint die weibliche Brust mit unserer Weiblichkeit verknüpft. Außerdem sind Brust und Brustwarze sowohl für die Frau als auch für den Mann eine wichtige Quelle für sexuelles Lustempfinden.

Viele Paare verzichten während der Brustkrebs-Therapie nicht nur auf den Geschlechtsverkehr, sondern auch auf andere Formen von Zärtlichkeit und Körperkontakt und schweigen das Thema tot. Dabei gibt es viele Möglichkeiten der gegenseitigen erotischen Erregung, die Sie ausprobieren können, ohne miteinander zu schlafen.

wichtig

Wenn Sie jünger sind und noch nicht in den Wechseljahren waren *(prämenopausal)* als Sie erkrankt sind, sollten Sie unbedingt mit Ihrem Arzt über eine geeignete Verhütungsmethode sprechen!

Und viele Frauen fragen sich, wenn sie sich nackt im Spiegel betrachten: »Bin ich überhaupt noch begehrenswert?« Oft ist das Letzte, was sie tun, mit ihrem Partner darüber zu reden, obwohl sie sich gerade jetzt besonders nach körperlicher Intimität und menschlicher Nähe sehnen. Die Männer leiden häufig sehr unter diesem Schweigen. Sie wissen nicht, wie es mit ihrer Partnerin und deren Krankheit weitergeht, und sie haben Verlustängste. Die meisten fühlen sich hilflos und verunsichert.

Suchen Sie das Gespräch mit Ihrem Partner. Erklären Sie ihm Ihre Ängste, aber auch Ihre Wünsche. Und bitten Sie ihn, die seinen auszusprechen.

wichtig

Kaum zu glauben, aber es muss gesagt werden: Krebs ist nicht ansteckend. Sexuelle Aktivitäten lösen keinen Krebs aus und führen auch nicht zu einem Krankheitsrückfall.

Obwohl in den Medien sehr häufig nackte Körper zu sehen sind, sexuelle Handlungen im Fernsehen, im Kino oder in Zeitschriften kein Tabuthema mehr darstellen und junge Frauen in Reizwäsche zur Standardbesetzung in Musikvideos gehören – über das eigene sexuelle Erleben wird allgemein eher selten und mit Zurückhaltung gesprochen. Den meisten Krebspatientinnen und ihren Partnern fällt es besonders schwer.

Geben Sie bei Google einmal die Stichworte »Brustkrebs Sex« ein. In den Brustkrebs-Foren werden Sie die Fragen, Antworten, Erfahrungen vieler Frauen in Ihrer Situation finden, denn Sie sind keineswegs allein mit Ihren krankheitsbedingten sexuellen Problemen wie mangelnder Lust oder trockener Scheide.

Vielleicht fällt es Ihnen ein bisschen leichter, darüber zu sprechen, wenn Sie wissen, dass dieses Thema die Mehrzahl der betroffenen Frauen bewegt. Reden Sie gerade jetzt über Sexualität – mit Ihrem Partner (am besten außerhalb des Bettes), mit Ihrem Arzt, in der Selbsthilfegruppe oder mit jemandem, zu dem Sie ein besonderes Vertrauensverhältnis haben.

Lesbisch lebende Frauen, die an Brustkrebs erkranken, müssen sich mit vielen Fragen und Problemen auseinandersetzen, die auch andere Betroffene bewegen. Allerdings spielt bei ihnen die Brust eine besondere Rolle. Zum einen macht sich ihre erotische Anziehungskraft weniger an der Schönheit der Brust fest als an der Ausstrahlung der gesamten Persönlichkeit (siehe auch S. 115).

Zärtliche Berührungen der operierten Brust oder das behutsame Eincremen der Narbe durch die Gefährtin können der betroffenen Frau helfen, sich an das neue Körpergefühl zu gewöhnen und sich einer – manchmal noch intensiveren – Sexualität hinzugeben.

Zum anderen ist die Brust in einer lesbischen Beziehung – anders als bei heterosexuellen Frauen – das primäre Sexualorgan, über das homosexuelle Frauen Lust empfinden, Zärtlichkeit austauschen und einander die Wärme der Geborgenheit in der Beziehung spüren lassen. Deshalb trifft es sie noch härter, wenn nach der Operation Empfindungsstörungen auftreten, weil dabei sensorische Bahnen durchtrennt wurden.

Der Körper

Chemo-, Strahlentherapie und besonders die 5-jährige Antihormonbehandlung haben sehr oft körperliche Nebenwirkungen, die das ganze Leben verändern, auch das Liebesleben. Gegen manche Dinge kann man etwas tun, gegen andere nicht oder nur sehr wenig.

Machen Sie sich gemeinsam mit Ihrem Partner auf die Suche nach neuen Formen der Zärtlichkeit und Sexualität. Entdecken Sie Ihren Körper und Ihr Lustempfinden (wieder), vielleicht auch durch Selbstbefriedigung oder partnerschaftliche Stimulation.

Die Brust

Arm, Schulter, Brust und Brustwand auf der operierten Seite sind – besonders während der Bestrahlung – sehr empfindlich. Möglichst wenig belasten, mit Kissen abpolstern. Nach einer Brustamputation und einem möglichen Wiederaufbau der Brust kann die Haut um die Brustwarzen herum anfangs nicht mehr so berührungsempfindlich sein wie früher, was sich aber manchmal nach einer Weile wieder gibt.

> TIPP
>
> **Schöne Wäsche**
>
> Wenn Sie glauben, Ihre nackte operierte Brust wecke bei Ihnen und bei Ihrem Partner zu starke Erinnerungen an die Krankheit, behalten Sie einen schönen BH an – oder Sie knipsen das Licht aus.

Die Scheide

Der durch die Behandlungen ausgelöste Mangel an Östrogen führt häufig zu einer trockenen Scheide oder zu Juckreiz und sehr empfindlichen Scheidenschleimhäuten, was das Eindringen zum Problem macht. Falls rezeptfreie Gleitgels aus der Apotheke nicht helfen, sprechen Sie mit Ihrem Arzt. In der Broschüre »Krebs und Sexualität« (herausgegeben von der Frauenselbsthilfe nach Krebs, Adresse siehe Anhang) finden Sie viele Tipps, um die Scheidenflora wieder ins Gleichgewicht zu bringen, zum Beispiel durch Vitamin-E-haltige Öle, Bauchtanz, Yoga und Beckenbodengymnastik zur besseren Durchblutung.

Die Lust

Erzwingen Sie nichts. Je nach Stärke einer Chemo- oder Strahlentherapie ist frau oft schlicht und einfach zu müde für das Liebesspiel (siehe auch S. 66).

Die bei hormonell bedingten Tumoren eingesetzte Antihormontherapie (siehe S. 50) verfrachtet auch jüngere Frauen von heute auf morgen mitten in die Wechseljahre mit all ihren möglichen Begleiterscheinungen wie Hitzewallungen und depressiven Verstimmungen.

Hinzu kommt der »Libidoverlust«: Die Medikamente schläfern häufig das sexuelle Begehren der Frauen ein, das auch für einige Zeit vollkommen schwinden kann. Viele Männer können mit der vermeintlichen Ablehnung durch ihre Partnerin nur schwer umgehen. Hier helfen liebevolle, offene Gespräche und Erklärungen. Manche Männer wagen sich mit diesem Thema in die weit überwiegend von weiblichen Teilnehmern besuchten Internetforen zum Thema Brustkrebs und holen sich dort Rat. Dieser lässt sich mit Tolstoi so zusammenfassen: »Die zwei mächtigsten Krieger(-innen) sind Geduld und Zeit.«

Ob eine Frau nach Abschluss der Antihormonbehandlung wieder ein stärkeres sexuelles Verlangen entwickelt, ist individuell verschieden. Es hängt unter anderem vom Alter und von den Lebensumständen ab. Dauerstress, Trauer, Familienprobleme und Ängste hemmen die Lust – auch beim gesunden Menschen (siehe auch »Meine Seele«, S. 101).

Die große Müdigkeit – Fatigue und ihre Ursachen

Fatigue (ausgesprochen: fatieg) bedeutet im Französischen und Englischen so viel wie Müdigkeit, Abgespanntheit, Erschöpfung. Diese Empfindungen sind während einer Chemo- und/oder Strahlentherapie »normal« und gehen meist einige Wochen nach Ende der Behandlung wieder zurück (siehe auch S. 66). Was aber, wenn dieser starke Erschöpfungszustand chronisch und zu einem eigenen Krankheitsbild wird, in der Fachsprache Fatigue(-Syndrom)?

Fatigue kann verschiedene – körperliche und seelische – Gründe haben, die noch nicht eindeutig geklärt sind. Dazu zählen die Behandlungen (Chemo-/Strahlentherapie) selbst, ein Mangel an roten Blutkörperchen, Appetitlosigkeit und – durch Grübeleien verstärkte – Schlafprobleme.

Zu wenig rote Blutkörperchen

Zu den körperlichen Ursachen gehört ein Mangel an roten Blutkörperchen *(Anämie)*, das heißt, der Hämoglobinwert der Frau ist unter 12 gesunken. Die wenigen roten Blutkörperchen fördern nicht mehr ausreichend Sauerstoff ins Blut, und die Folgen sind zum Beispiel Abgeschlagenheit, Konzentrationsstörungen und Appetitlosigkeit.

Bei einer starken, durch eine Chemotherapie verursachten Anämie werden häufig Blutkonserven gegeben. Sie wirken sofort und sicher, und es besteht heute nur noch ein sehr geringes Komplikations- oder Infektionsrisiko.

Kein Appetit

Zahlreiche Frauen entwickeln während der Krebstherapie eine regelrechte Abneigung gegen das Essen. Sie nehmen mehr und mehr ab, was den ohnehin geschwächten Körper zusätzlich belastet. Hier ein paar Tipps, was Sie gegen den Gewichtsverlust tun können (siehe auch S. 154):

- Halten Sie nicht unbedingt bestimmte Essenszeiten ein, sondern essen Sie, wenn Sie Hunger haben
- Essen Sie öfter kleine Mahlzeiten
- Essen Sie, was Ihnen schmeckt und gut bekommt
- Die Speisen mit ein bisschen Butter, Margarine oder Sahne kalorienreicher machen.

TIPP

Energietagebuch

In der Broschüre »Fatigue. Chronische Müdigkeit bei Krebs« der Deutschen Krebshilfe finden Sie die Vorlage für ein Energietagebuch. Darin können Sie notieren, was Sie den Tag über erledigt haben, was Ihnen schwer- und was Ihnen leichter gefallen ist. So bekommen Sie nach und nach ein Gefühl dafür, wie Sie Ihre Kraft am besten einteilen können.

TIPP

Bewegung

Sprechen Sie mit Ihrem Arzt über ein leichtes körperliches Training (Fahrradergometer, Laufband o. Ä.). Damit können Sie sich Ihre Fitness ein Stück weit zurückerobern und werden auch wieder besser schlafen. Wichtig ist, dass Sie sich weder über- noch unterfordern. Bewegung hebt außerdem die Stimmung!

Schlecht Schlafen

Unendlich müde sein und dennoch nicht einschlafen oder durchschlafen können – die meisten Krebspatientinnen kennen das. Ich bin während der Chemozeit nicht selten um fünf Uhr morgens aufgestanden, habe Tagebuch geschrieben oder den Geräuschen der erwachenden Natur gelauscht. An anderen Tagen wachte ich erst gegen neun Uhr auf – von geregeltem Rhythmus keine Spur.

wichtig

Das Allerwichtigste: Machen Sie sich keine Vorwürfe und schrauben Sie die Erwartungen an sich selbst zurück.

Manche Frauen bleiben liegen, wenn sie nicht einschlafen können, versuchen eine »unbekümmerte« Haltung einzunehmen und verlassen sich darauf, dass allein schon das ruhige Daliegen mit geschlossenen Augen ihrem Körper guttut. Andere können nicht abschalten und wälzen sich, geplagt von einem unerträglichen Gedankenkarussell aus Ängsten, Sorgen und Problemen, im Bett hin und her. Der ständige Blick auf die Uhr macht alles nur noch schlimmer. Dann besser aufstehen und sich durch irgendeine leichte Tätigkeit ein bisschen ablenken, bis man wieder müde wird.

Wenn Sie Einschlafstörungen haben, können Sie es zuerst mit ein paar bewährten Ratschlägen versuchen:
- Für Dunkelheit und Ruhe im Schlafzimmer sorgen.
- Im Bett nicht fernsehen, vor allem keine aufregenden Filme.
- Vor dem Schlafengehen (wenn Sie das mögen) einen tröstliches Glas warme Milch mit Honig trinken.
- Hilfreich ist manchmal auch ein Glas Bier, wenn Sie es mögen.
- Ein entspannendes Bad nehmen (nicht zu heiß!).
- In das Wasser einer Duftlampe 3 Tropfen Lavendelöl, 1 Tropfen Rosenöl und 2 Tropfen Neroli geben.

Wenn das alles nicht hilft, wenden Sie sich am besten an Ihren Arzt. Es gibt unterschiedliche Medikamente, die Fatigue-Patientinnen helfen können.

Unsagbar traurig

Ein weiterer Grund für Fatigue ist die schon angesprochene Traurigkeit in gesteigerter Form, wobei man meist nicht entscheiden kann, was zuerst da war: die Ängste und Depressionen oder die extreme Erschöpfung. In jedem Fall sollten Sie etwas dagegen unternehmen.

wichtig

Nehmen Sie einen solchen Zustand nicht als unveränderbar hin, sondern sprechen Sie mit Ihrem Arzt darüber.

Bevor Sie sich Medikamente *(Antidepressiva)* dagegen verschreiben lassen, suchen Sie sich am besten psychotherapeutische Hilfe. Gespräche mit Psychoonkologen, die sich besonders den Problemen von Krebspatienten widmen, lassen Sie die Dinge wieder etwas positiver sehen. (Mehr darüber finden Sie im Kapitel »Meine Seele«, S. 101; Ansprechpartner siehe Anhang.)

Eine chronische Erschöpfung mit ihren Begleiterscheinungen, die nach der Therapie andauert, schränkt nicht nur die Lebensqualität der betroffenen Frau ein, sondern belastet auch Partner, Familie und Freunde. Offene Gespräche über Bedürfnisse, Wünsche und Erwartungen sind die Grundlage für gegenseitiges Verständnis und Rücksichtnahme.

Auch der eventuelle Wiedereinstieg in den Beruf kann sich durch Fatigue schwierig gestalten. Übereilen Sie nichts, und vor allem: Überfordern Sie sich nicht. Vielleicht möchten Sie zunächst mit vertrauten Menschen, dann auch mit Rehabilitationsberatern und Ihrem Arbeitgeber verschiedene Möglichkeiten ausloten, einen für Sie gangbaren Weg zurück ins Berufsleben zu finden. Während der Reha (S. 136) können Sie hierzu eine soziale Beratung in Anspruch nehmen und bekommen gegebenenfalls auch ganz konkrete Hilfestellungen (zum Beispiel bei der Abfassung von offiziellen Schreiben, dem Ausfüllen von Anträgen oder schwierigen Telefonaten in diesem Bereich).

Meine Brust

Jede Brustoperation, besonders aber natürlich der Verlust einer Brust, ist für eine Frau eine unbeschreiblich schwierige Erfahrung, weil sie nicht nur in ihren Körper, sondern auch ganz tief in das Gefühl der Weiblichkeit eingreift. Auch wenn der Verstand sagt, »Hauptsache, der Krebs ist weg!«, so wird doch der Spiegel zum Feind, und der Körper fühlt sich nicht mehr vertraut an, man muss ihn neu entdecken.

Aber auch die brusterhaltende Operation ist nicht leicht zu verkraften. Je nach Größe und Sitz des Tumors ist die betroffene Brust nach der Operation manchmal kein runder Hügel mehr, sondern eher eine Hügellandschaft, die im Bereich der Narbe von einem Tal durchzogen ist. Oft ist die Brust nun auch kleiner als die andere (wobei ein gewisser Größenunterschied zwischen der rechten und der linken Brust ohnehin nicht selten ist), und/oder die entsprechende Brustwarze »schielt« in eine neue Richtung.

So ist es jedenfalls bei mir: Ich habe nun rechts zwei Körbchengrößen weniger als links. Ich tröste mich damit, dass ich immer noch ein schönes Dekolleté habe, vor allem, wenn ich den BH rechts mit einem Polster auffüttere.

> TIPP
>
> **BH abpolstern**
>
> In der ersten Zeit ist die Haut im operierten Bereich natürlich sehr empfindlich. Selbst der anschmiegsamste und weichste BH kann scheuern. Um den BH abzupolstern, schieben Sie ein Baumwolltaschentuch, ein Papiertaschentuch oder eine größere Wundauflage zur Hälfte in den BH und klappen Sie die andere Hälfte nach außen, um die Reibung abzumildern.

Die Narbe – Spuren an Körper und Seele

Nach einer Brustamputation, aber auch nach größeren Schnitten bei brusterhaltenden Operationen, fällt es den meisten Frauen anfangs schwer, ihre Operationsnarbe anzuschauen oder gar zu berühren. Vielleicht brauchen Sie, wie viele andere Betroffene, eine lange Zeit, bis Sie sich vor Partner, Kindern oder vertrauten Menschen »oben ohne« zeigen mögen. Der Grund liegt auf der Hand: Zum einen ist die Narbe der sichtbare Beweis für die Erkrankung, den man nun möglicherweise für den Rest seines Lebens mit sich herumträgt. Zum anderen ist es der massivste Angriff auf das weibliche Selbstbewusstsein, den man sich vorstellen kann.

Hinzu kommt die Angst, sexuell nun nicht mehr attraktiv zu sein und den Partner vielleicht sogar zu verlieren. Doch aller Erfahrung nach wird diese Gefahr von den Betroffenen oft erheblich überschätzt. Denn sind es wirklich die äußeren Reize, auf der eine Paarbeziehung beruht? Vielleicht haben sich die Paare gefunden, weil der andere äußerlich besonders anziehend auf sie wirkte. Auf die Dauer sind es aber doch die persönliche Ausstrahlung beider Partner und das gegenseitige Vertrauen, die die Beziehung zusammenschweißen. Es gibt natürlich auch Männer, die der Belastungsprobe Krebs nicht standhalten. Oft waren dann die Beziehungen ohnehin nicht mehr intakt. Und nicht selten sind es die Frauen, die ihren Partner verlassen. Durch ihre Erkrankung entwickeln sie einen neuen Blick auf ihr Leben und ihre Bedürfnisse, zu denen der Partner nicht mehr passt.

TIPP

Sicherheitsgurt

Im Autozubehörhandel gibt es eine Unterpolsterung für den Sicherheitsgurt, falls dieser beim Autofahren unangenehm auf die operierte Brust drückt.

Vielleicht hilft es Ihnen zu wissen, dass es vielen anderen Frauen genauso geht wie Ihnen. Lebensmut und der Blick nach vorn können dazu beitragen, die Narbe als Teil Ihres Körpers anzunehmen, zu berühren und zu pflegen.

Wenn Ihnen, aus welchem Grund auch immer, die Narbenpflege Probleme bereitet, wenden Sie sich am besten an eine Physiotherapeutin oder einen Masseur. Die Fachleute haben viel Erfahrung in der Behandlung von Narben und können Ihnen auch zeigen, wie es geht.

Wie pflege ich meine Narbe?

Narbengewebe ist weniger geschmeidig, enthält weniger Wasser und ist weniger durchblutet als normale Haut. Außerdem neigen Narben während des Abheilens dazu, sich zusammenzuziehen und einzufallen oder auch zu wuchern und mit dem darunterliegenden Bindegewebe zu einem verhärteten Bereich zu »verkleben«.

Deshalb ist eine gezielte Narbenpflege für innen und außen so wichtig. Beginnen Sie nach Absprache mit Ihrem Arzt so früh wie möglich damit (ca. zwei Wochen nach der Operation). Falls sich eine Bestrahlung anschließt, müssen Sie leider damit noch warten.

Pflegen Sie Ihre Narbe von innen und von außen:

Damit sich Narbe und darunterliegendes Bindegewebe geschmeidig gegeneinanderbewegen, schieben Sie täglich etwa zehn Minuten lang die Narbe ganz sanft hin und her und die umgebende Haut aus allen Richtungen zur Narbe hin. Ganz wichtig: Die Narbe nicht auseinanderziehen!

Massieren Sie anschließend sanft etwas Creme ein, um das trockene Narbengewebe mit Feuchtigkeit zu versorgen.

In der Apotheke gibt es spezielle Narbensalben. Viele Frauen haben aber auch gute Erfahrungen mit Ringelblumensalbe und Feuchtigkeitscremes oder -lotionen gemacht. Probieren Sie einfach aus, womit Sie am besten zurechtkommen.

Was die Narbe nicht mag:

- Solange die Narbe noch frisch ist (sechs bis acht Monate), tun ihr weder Sonne noch Solarium gut. Auch später sollten Sie sie mit einem Sunblocker schützen – Narben bleiben empfindlich, denn sie haben weniger Pigmente.
- Auch auf den Saunabesuch sollten Sie erst einmal verzichten, denn Hitze reizt die Narbe.

TIPP

Schwimmen

Frauen, die gerne schwimmen, können die Narbe (nach Absprache mit dem Arzt) anfangs durch ein Wasserpflaster schützen. Voraussetzung: Die Wunde hat sich geschlossen, die Narbe ist nicht gereizt.
Nach dem Schwimmen (besonders in Chlorwasser) sollten Sie die Narbe mit ein bisschen Duschgel – am wenigstens reizt unparfümiertes und pH-neutrales – immer gut abduschen, danach trockentupfen und gut mit Feuchtigkeit versorgen (Salbe, Creme etc.).

Das Wichtigste bei der Narbenpflege sind Ausdauer und Geduld.

Es dauert eine Weile, bis die Rötung der Operationsnarbe zurückgeht und sich das Gewebe drum herum wieder etwas weicher anfühlt. Bis die Narbe wirklich verheilt ist, vergeht ein Jahr.

Wiederaufbau der Brust – die Möglichkeiten

Nach einer Brustamputation, nicht selten auch nach einer größeren brusterhaltenden Operation, stellt sich für die Frauen die seelisch bedeutsame Frage, ob sie sich für oder gegen eine Brustrekonstruktion entscheiden sollen. Sie reagieren darauf sehr unterschiedlich: Manche sind strikt dagegen, andere sind zu einem Wiederaufbau entschlossen, und das am besten sofort. Viele wollen erst einmal abwarten und sich von den Strapazen der Brustkrebsoperation erholen.

Natürlich kommt es neben den persönlichen Wünschen entscheidend auf die individuelle Situation an: Eine sofortige (primäre) Brustrekonstruktion, die schon beim Termin der Brustkrebs-Operation begonnen wird, ist von bestimmten medizinischen Voraussetzungen abhängig. Ein späterer (sekundärer) Wiederaufbau ist auch noch nach Monaten oder Jahren möglich.

Es gibt verschiedene Techniken zur Brustrekonstruktion, die jeweils ihre Vor- und Nachteile haben. Auch ist nicht jede Methode für jede Patientin gleich gut geeignet. Informieren Sie sich vorab ausführlich. Befragen Sie nicht nur den Operateur, der den Tumor entfernt, sondern auch einen ausgewiesenen Spezialisten der plastischen Chirurgie. Und lassen Sie sich – selbst wenn es schwerfällt – Fotos zeigen, bevor Sie sich entscheiden. Informationen über Brustaufbau oder -prothesen erhalten Sie schon in der Klinik, auf Infoveranstaltungen in der Kur, in Sanitätshäusern oder Sie schauen sich im Internet um (siehe auch die Adressen und Links im Anhang).

Nehmen Sie sich viel Zeit für die Entscheidung. In manchen Fällen kann zwar schon bei der Brustkrebsoperation mit dem Wiederaufbau begonnen werden, aber eine Rekonstruktion ist auch später – nach Monaten oder Jahren – möglich.

Noch eines sollten Sie wissen: Manche Frauen, die anfangs fest zu einem Brustaufbau entschlossen waren, entscheiden sich nach einer Weile dagegen. Die Gründe sind zum Beispiel folgende: Sie machen ihre weibliche Attraktivität – auch dank ihres Partners – nicht an ihrer Brust fest, sondern an ihrer Ausstrahlung (siehe auch S. 80). Sie haben sich bewusst gemacht, dass ein Wiederaufbau nichts mit der Krebsbehandlung zu tun hat, und wollen sich und ihrem Körper weitere Operationen und das Risiko von Komplikationen nicht mehr zumuten.

Daneben gibt es viele Frauen, die nach einem auf sie abgestimmten Wiederaufbau mit ihrer »neuen« Brust sehr glücklich sind. Sie haben wieder ihre vertraute Körperform und es fällt ihnen leichter, die Phase der Brustkrebserkrankung und der Behandlung als abgeschlossen zu betrachten.

Grundsätzlich gibt es drei Methoden der Brustrekonstruktion:

1. mit einem Implantat (lat. *implantare* = einpflanzen)
2. mit körpereigenem Gewebe von Bauch, Rücken oder Brust
3. mit einer Kombination aus beiden Verfahren

Wie diese Techniken im Einzelnen umgesetzt werden, unterscheidet sich von Klinik zu Klinik und von Operateur zu Operateur. Besprechen Sie sich ausführlich mit Ihrem plastischen Chirurgen.

Implantation eines Silikonkissens

Die Silikonbrüste, mit denen Hollywoodstars ihre Attraktivität zu steigern versuchen, kennen wir alle und ein Implantat ist im Grunde nichts anderes.

Bevor nach einer Brustoperation ein Silikonkissen (das mit Gel oder Kochsalzlösung gefüllt und rund oder tropfenförmig ist) implantiert werden kann, muss oft zunächst die Haut gedehnt werden. Dazu wird (gleich nach der Tumoroperation oder in einem späteren Eingriff) ein *Expander* (eine Art kleiner Ballon) eingesetzt, der regelmäßig über ein Ventil von außen mit einer Kochsalzlösung aufgefüllt wird. Nach einiger Zeit haben sich der Brustmuskel und die Haut so weit gedehnt, dass sie die endgültige Prothese aufnehmen können, die in einer zweiten Operation eingesetzt wird.

Der Vorteil bei Silikonimplantaten besteht darin, dass die einzelnen Operationen meist nur eine bis zwei Stunden dauern und deshalb weniger belastend für den Körper sind.

Die Nachteile sind folgende:

- Die Brust mit dem Silikonimplantat fühlt sich fester an als »normales« Brustgewebe. Manche Frauen empfinden sie als Fremdkörper. Außerdem altert und senkt sie sich nicht, weshalb viele Frauen die gesunde Brust anpassen lassen.
- Es gibt eine Reihe möglicher Risiken: Das Implantat kann reißen, schrumpfen oder Falten bilden, selten sickert das Gel durch die Hülle, der Körper kann eine Kapsel um das Implantat bilden (»Kapselfibrose«, betrifft 10–20 Prozent der Patientinnen). Dann muss das Implantat meist operativ ausgetauscht werden.
- Die mit einem Silikonimplantat aufgebaute Brust ist mit Ultraschall und MRT weiterhin zu diagnostizieren, Mammographie und Selbstuntersuchung werden allerdings schwieriger.

INFO

Wie lange hält ein Implantat?

Die Lebensdauer eines Brustimplantats beträgt durchschnittlich 10–20 Jahre. Sie bekommen einen Implantatpass, den Sie immer bei sich haben sollten.
Die Expander-Methode setzt eine gesunde Haut im Brustbereich voraus, die nicht durch Bestrahlung zu sehr geschädigt ist. Falls bei Ihnen nach der Operation eine Strahlentherapie geplant ist, scheiden Silikonimplantate ohnehin vorerst aus.

- Eine Brustrekonstruktion mit einem Implantat kann die Fähigkeit zu stillen beeinträchtigen. Sprechen Sie mit Ihrem Arzt darüber!

Wer trägt die Kosten?

Wiederaufbau: Die Kosten für einen Wiederaufbau der Brust nach einer Brustkrebsoperation sowie die eventuelle Angleichung (»angleichende Straffung«) der gesunden Brust übernehmen die gesetzlichen Krankenkassen.

Implantat: Die Kosten für eine Implantation zum Wiederaufbau der Brust nach einer Brustkrebsoperation übernehmen die gesetzlichen Krankenkassen.

Komplikationen und Implantatwechsel: Auch in solchen Fällen übernehmen die gesetzlichen Krankenkassen in der Regel die Kosten.

Sicherheitshalber sollten Sie sich – ganz gleich, ob Sie gesetzlich oder privat versichert sind – bei Ihrer Krankenkasse nach dem aktuellen Stand erkundigen.

Brustaufbau mit Eigengewebe

Dabei wird Gewebe aus anderen Körperpartien – meist Bauch oder Rücken – verpflanzt oder verschoben. Die Begriffe für die Operationsmethoden klingen ein bisschen einschüchternd und sehr technisch, aber so sprechen Ärzte nun mal miteinander.

Die Sache dagegen ist einfach erklärt: Im Kern geht es bei allen Methoden darum, dass andere Teile Ihres Körpers Ihrer Brust helfen, indem sie ihr ein bisschen Gewebe abgeben.

Die Abkürzungen TRAM und DIEP stehen für die medizinischen Namen des zum Brustaufbau verwendeten Gewebes, das bei beiden Methoden durch komplizierte mikrochirurgische Operationstechniken an den Blutkreislauf an seinem neuen Platz »angeschlossen« werden muss. Die Hauptgefahr: Wenn – wie in seltenen Fällen – die »Nahtstellen« der Blutgefäße nicht genügend durchlässig sind oder sich sogar verschließen, wird das verpflanzte Gewebe nicht ausreichend durchblutet und stirbt ab.

TRAM-Lappen

Hierbei wird die Brust mit Haut, Muskel- und Unterhautfettgewebe aus dem Bauchbereich geformt.

Die Operationstechnik hat folgende Vorteile:

- Die Brust besteht aus eigenem, durchblutetem Gewebe, fühlt sich deshalb natürlicher an und hat auch eine natürlichere Form.
- Als Nebeneffekt wird die Bauchdecke gestrafft.

Diese Nachteile gibt es:

- Die Operation dauert mehrere Stunden und ist für den Körper recht strapaziös.
- Durch die Gewebeentnahme am Bauch entsteht eine lange Quernarbe.
- Die Schwächung der Bauchmuskulatur stellt ein Risiko dar, besonders, wenn Sie noch schwanger werden möchten.

DIEP-Lappen

Bei dieser Methode entnimmt der Operateur keine Bauchmuskulatur, sondern nur einen ellipsenförmigen Haut- und Fettgewebelappen mit Blutgefäßen aus dem Bauchbereich. Vorteile und Nachteile sind die gleichen wie beim TRAM-Lappen. Die Operation dauert allerdings noch etwas länger.

»Latissimus dorsi« (LD-Lappen)

Das ist der breiteste Rückenmuskel, der unterhalb des Schulterblatts sitzt. Ein Teil dieses Muskels wird bei der Operation über die Achselhöhle zur Brustwand geschoben.

Diese Methode hat folgende Vorteile:

- Die Blutversorgung des Muskels bleibt erhalten. Dadurch ist die Operation weniger aufwendig und die Risiken sind geringer.

Überblick über die Methoden zum Wiederaufbau der Brust

	TRAM-Lappen	DIEP-Lappen	LD-Lappen	Brustimplantat
Merkmale	Grundsätzlich kein Einsatz eines Brustimplantats	Grundsätzlich kein Einsatz eines Brustimplantats	Möglicher Einsatz eines Brustimplantats	Einsatz eines Brustimplantats
	Flacherer Bauch	Flacherer Bauch	Es kann zu einer gewissen Schwächung im Bereich der Schulter kommen	
	Zusätzliche Narbe auf dem Bauch	Zusätzliche Narbe auf dem Bauch	Zusätzliche Narbe auf dem Rücken	Keine zusätzlichen Narben
	Möglicherweise langfristige Schwächung der Bauchwand	Keine Muskelentnahme, daher geringere Schwächung der Bauchwand		
Durchschnittliche Operationsdauer	3–5 Stunden	5–7 Stunden	2–4 Stunden	1–2 Stunden
Bluttransfusion	Selten	Selten	Unwahrscheinlich	Unwahrscheinlich
Durchschnittliche Dauer des Krankenhausaufenthalts	5–7 Tage	7–10 Tage	5–7 Tage	2–4 Tage
Durchschnittliche Genesungsdauer	6–8 Wochen, Normalität nach 1 Jahr	6–8 Wochen	6–8 Wochen, Spannung der Narbe auf dem Rücken über Wochen oder sogar Monate	2–4 Wochen

Quelle:
Brustrekonstruktion – der Wiederaufbau Ihrer Brust. Informationsbroschüre der Pharm-Allergan GmbH

- Die Narbe verläuft quer und verschwindet meist unter dem BH.

Dagegen stehen folgende Nachteile:
- Je nach Körperbau der Patientin reicht das Gewebe nur für den Aufbau einer kleinen Brust. Gegebenenfalls muss zusätzlich ein Silikonimplantat eingesetzt werden.
- Wenn nicht genügend Haut vorhanden ist, muss diese, wie oben beschrieben, durch einen Expander vorgedehnt werden.

Die Brustwarze

Die Brustwarze (Mamille, Nippel, von engl. *nipple* = Brustwarze, Brustknospe) wird erst vier bis sechs Monate nach dem Brustaufbau gestaltet, denn erst dann hat die neue Brust ihre endgültige Form entwickelt. Auf die Operation, bei der Brustwarze und Brustwarzenvorhof durch eine kleinere Hautverpflanzung und Tätowierung nachgebildet werden, folgt ein kurzer stationärer Aufenthalt (zwei bis drei Tage).

Prothesen, Wäsche, Bademode

Der Gedanke an das Sanitätshaus weckt eher Assoziationen an Sanitäter als an *sanitas*, was auf Lateinisch Gesundheit heißt. Mir jedenfalls ging es so, und ich habe eine ganze Weile mit einer kleinen Silikonprothese verbracht, die ich mir in normale BHs geschoben habe. Mit dem damit verbundenen Hin- und Herrutschen habe ich mich abgefunden, bis mir die Prothese – nach einer erneuten OP wegen einer Entzündung in der Narbengegend – beim Bücken aus dem Dekolleté fiel …

Inzwischen besitze ich – nach einer Stunde im Sanitätshaus und einer guten Beratung – zwei richtig schicke »Prothesenhalter«. Sie sind zudem wunderbar bequem, und alles sitzt sicher.

Überwinden Sie Ihre möglichen Vorbehalte und lassen Sie sich in einem guten Sanitätshaus ausführlich beraten. Bestimmt finden Sie Lösungen, mit denen Sie sich wohlfühlen. Die Auswahl ist groß, und die BH-Modelle sind viel schöner, als Sie vielleicht denken.

Was bezahlt die Krankenkasse?

Die Kosten für eine Brustprothese werden generell von den gesetzlichen Krankenkassen übernommen. Die anteilige Kostenübernahme für Spezial-BHs und Spezial-Badeanzüge/-Bikinis fällt je nach Bundesland und Krankenkasse unterschiedlich aus. Erkundigen Sie sich bei Ihrer Krankenkasse, in welcher Höhe die Kosten erstattet werden.

In der Regel werden in Deutschland und Österreich folgende Kosten übernommen bzw. anteilig erstattet (Voraussetzung ist ein Rezept von Ihrem Arzt):

- eine Erstversorgungsprothese und ein entsprechender Spezial-BH (nur bei Brustamputation)
- eine bis zwei Brustprothesen (alle zwei Jahre; bei – ärztlich bestätigter – Gewichtsveränderung öfter)
- zwei Spezial-BHs (mit oder ohne Prothesentasche; zwei pro Jahr)
- ein Spezial-Badeanzug/-Bikini (alle drei Jahre)

In der Folgezeit werden 1-mal jährlich zwei Spezial-BHs und alle zwei Jahre eine neue Brustprothese sowie ein Spezial-Badeanzug oder -Bikini von der Krankenkasse bezuschusst.

Das alles sind ungefähre Angaben. Wie viel exakt für Spezial-BHs und Badekleidung zugezahlt wird, hängt davon ab, in welchem Bundesland Sie wohnen, und der jeweiligen Krankenkasse. Am besten erkundigen Sie sich direkt bei Ihrer Krankenversicherung.

In der Schweiz werden die Kosten für Brustprothesen je nach Alter der Frau entweder von der Invalidenversicherung oder von der Krankenkasse übernommen. Für die BHs usw. gilt das Gleiche wie oben: am besten nachfragen.

Falls Sie »zwischendurch« Probleme haben (zum Beispiel, weil die Haftprothese nicht mehr haftet oder weil sich Ihr Gewicht stark verändert hat und die Prothese nicht mehr passt), wenden Sie sich an Ihre Krankenkasse. Meist übernehmen die Krankenkassen auch hier einen Anteil der Kosten.

Die Erstversorgung

Die Erstversorgungsprothese ist ein sehr weiches, federleichtes, dreieckiges Kissen, das aus einer Baumwollhülle besteht, die mit einer besonderen Watte gefüllt ist. Es kann schon über dem Wundverband getragen werden und schont in den ersten vier bis sechs Wochen nach der Operation den empfindlichen Narbenbereich.

Ist anschließend eine Bestrahlung geplant, sollten Sie diese Prothese so lange tragen, bis Ihre Haut nach Abschluss der Behandlung nicht mehr gereizt ist.

Der Erstversorgungs-BH ist ebenfalls leicht und weich und hat den Verschluss vorne. Das erleichtert das Öffnen und Schließen, solange der Arm auf der operierten Seite noch nicht wieder so beweglich ist.

Diese Prothese für den Übergang ist nicht individuell an Ihre andere Brust angepasst wie die Silikonprothesen, die Sie vielleicht später benutzen werden und bei denen man »nichts sieht«. Wenn es Sie stört, tragen Sie in dieser Zeit weiter geschnittene Oberteile.

Wie finde ich die richtige Prothese für mich?

Es gibt heute eine große Auswahl an Brustprothesen in unterschiedlichen Größen und Formen: hautfarbene, weiche Stoffkissen für die erste Zeit (»Erstversorgungsprothese«), Vollprothesen aus Silikon (wenn nach einer Brustabnahme kein Wiederaufbau geplant – oder auf einen späteren Zeitpunkt verschoben – ist), Leichtprothesen, verschieden geformte Teilprothesen nach einer brusterhaltenden Operation oder auch Brustwarzen aus Silikon.

Die Empfehlung, nach einer Brustamputation eine Brustprothese zu tragen, hat nicht »nur« kosmetische, sondern auch medizinische Gründe. Durch das fehlende Gewicht der Brust gerät der Körper sonst aus der Balance, und es kann zu Rückenschmerzen und starken Verspannungen im Schulter- und Nackenbereich kommen.

Welche Prothese für Sie die »richtige« ist, hängt weiterhin von Ihrem Körperbau, von der Größe Ihrer Brust und gesundheitlichen Problemen wie einem Lymphödem ab, aber auch von Ihren persönlichen Bedürfnissen und Ihrer körperlichen Aktivität. In manchen Sanitätshäusern kann man verschiedene Brustprothesen ein paar Wochen ausleihen, um sie auszuprobieren.

- Bitten Sie jemanden, der Sie und Ihren »Stil« gut kennt und der Ihnen vertraut ist, Sie zu begleiten.
- Nehmen Sie ein paar unterschiedliche Oberteile mit (Pullover, Bluse, ein enger anliegendes T-Shirt), damit Sie den Sitz der Prothese besser beurteilen können.
- Achten Sie auf eine ausführliche Beratung in einem gut sortierten Sanitätshaus und lassen Sie sich viel Zeit bei der Anprobe. Probieren Sie unbedingt so lange, bis Sie ein gutes Gefühl haben.
- Die Fachverkäuferinnen haben schon viele Frauen gesehen, die an der Brust operiert wurden – Sie brauchen keine Scheu zu haben.
- Und das Allerwichtigste: Die Prothese muss bequem sitzen!

Silikonprothesen

Hier gibt es von verschiedenen Herstellern eine Vielfalt an Größen und Formen, die sich Ihrem Körper anpassen. Einige sind mit einer Art Mikrowatte gefüllt, sodass man sie nach eigenem Gefühl stärker aufpolstern oder auch ein bisschen verkleinern kann.

Für brustamputierte Frauen mit großer Brust oder Lymphödem (siehe S. 76) eignen sich Leichtprothesen, die ca. 25 Prozent leichter sind als die normalen Silikonprothesen oder Haftprothesen.

Diese Brustprothesen vertragen Schweiß, Kosmetika, Chlor- und Seewasser oder auch Haut- und Sonnenöl. Mit scharfen Reinigern oder spitzen Gegenständen sollte man ihnen nicht zu nahe kommen.

Zweischichtprothesen

Diese bestehen aus einer besonders weichen Innenschicht, die den Druck auf die empfindliche Narbe verhindert, und einer zweiten, festeren Schicht, die die Form hält.

Haftprothesen

Eine solche Prothese ist erst dann sinnvoll, wenn die Operationsnarbe verheilt ist. Nach einer eventuellen Strahlentherapie sollte Ihre Haut sich erholt haben (ca. drei Wochen). Sie können sich aber schon früher eine Haftprothese besorgen und diese vorübergehend in den BH schieben.

Haftprothesen werden mit Klebepads, Haftstreifen oder Saugnäpfen (gut für die Narbe, weil sie ein bisschen massiert wird) an den Rändern oder großflächig mit ihrer selbsthaftenden Rückseite direkt auf der Haut befestigt. Viele Frauen kommen damit gut zurecht. Mindestens ebenso viele berichten aber, dass die Prothese gerne Richtung Brustbein wandert und sich dann im Ausschnitt von Badeanzug oder Hemdchen zeigt. Oder die Prothesen haften so fest, dass sie nur mit Mühe wieder abzubekommen sind. Manche Frauen können die Haftprothese auch nicht ständig tragen, weil sie dann Hautprobleme bekommen.

TIPP

»Wanderbusen«

Das hilft gegen den »Wanderbusen«:

- Häufiges und heftiges Schwitzen verringert die Haftkraft.
- Die Haftfläche regelmäßig mit Reiniger und warmem Wasser abbürsten, an der Luft trocknen oder föhnen.
- Brustbereich nicht eincremen, sondern mit Reinigungstonikum (aus dem Sanitätshaus) fettfrei machen.

Auch beim Schwimmen gibt es unterschiedliche Erfahrungen: Bei manchen Frauen halten die Haftprothesen, was sie versprechen, bei anderen nicht. Probieren Sie einfach aus, wie Sie damit zurechtkommen. Sie können sich auch eine spezielle, leichte Schwimmprothese verordnen lassen, die es von verschiedenen Herstellern gibt. Nutzen Sie alle Arten von Prothesen je nach Anlass und Aktivität.

Was Sie nicht tun sollten: mal eine Prothese tragen, mal nicht. Dann kann sich Ihr Körper nicht auf die Gewichtsverteilung einstellen und reagiert vielleicht mit Rückenschmerzen.

Wie pflege ich meine Brustprothese?

Das im BH getragene Kissen: Die Hersteller empfehlen, die Silikonprothese täglich von Hand in warmem Wasser mit Feinwaschmittel zu waschen. Mit einem weichen Handtuch abtupfen und an der Luft trocknen lassen. (Das Füllmaterial im Säckchen mit Feinwaschmittel von Hand oder in der Waschmaschine bei 40 °C waschen.)

Die Haftprothese: Damit die Haftwirkung möglichst lange (maximal ca. ein Jahr) erhalten bleibt, empfehlen die Hersteller, die Haftprothese regelmäßig mit einer Spezialbürste und einem Spezialwaschmittel abzuschrubben, gut abzuspülen und an der Luft zu trocknen oder trocken zu föhnen.

BH und Badeanzug

Die meisten Brustprothesen kann man in einer dazugehörigen Baumwolltasche in den BH schieben. Das sitzt jedoch nicht besonders sicher. In eigene BHs können Sie eine Tasche (»Prothesenpatte oder -tasche«, gibt es in verschiedenen Formen

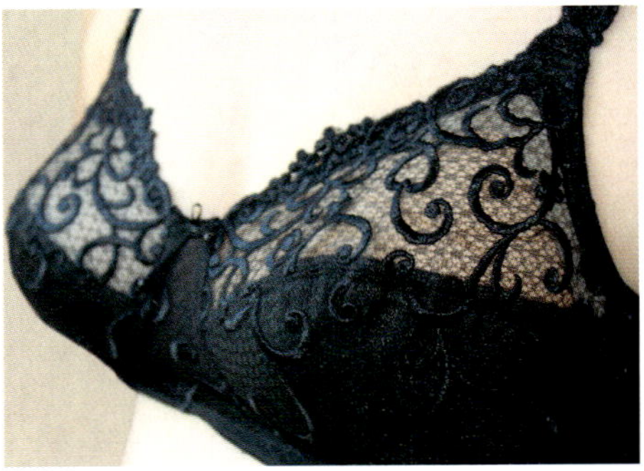

▲ Kaum ein Unterschied sichtbar: amputierte Brust (li.) mit Vollprothese.

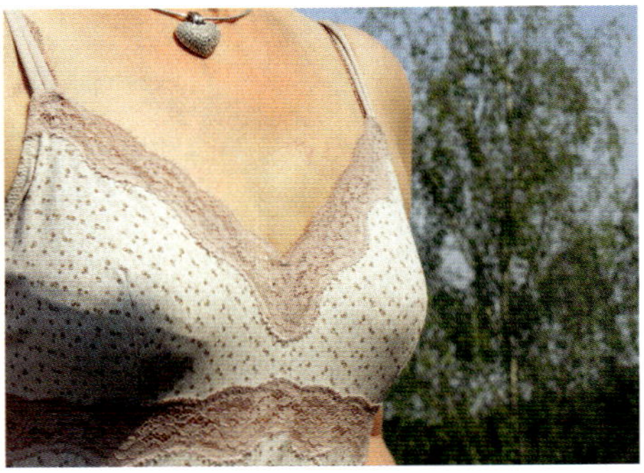

▲ Die Spitze am Ausschnitt verdeckt den Ansatz der amputierten Brust (links).

und Farben) einnähen oder einnähen lassen.

Eine Alternative sind Spezial-BHs mit bereits eingenähten Taschen, die außerdem breite, weiche Träger und Ränder haben, damit sie nicht einschnüren. Bei diesen BHs sind innen in die Körbchen dünne Stofflagen eingenäht. Zwischen diese und den »eigentlichen« BH wird dann die Prothese geschoben.

Die Spezial-BHs haben oft auf beiden Seiten Prothesentaschen. Wenn Sie das auf der nicht operierten Seite stört: Trennen Sie die Tasche einfach vorsichtig an den Rändern heraus.

Wenn Sie Sehnsucht nach besonders schönen Dessous haben, können Sie sich nach einem geeigneten Modell umsehen und eine Tasche einnähen. Aber Vorsicht: Spitze kann kratzen und zwacken!

TIPP

Protesentaschen

Die Prothesentaschen in den BHs sind meist sehr großzügig geschnitten, damit sie unterschiedliche Prothesen (und auch Brüste) aufnehmen können. Nach einer brusterhaltenden Operation braucht man aber zum Ausgleich nur eine kleine oder eine Teilprothese, die dann leicht verrutschen kann. Um das Ganze auf Ihre Brust und Ihre spezielle Prothese abzustimmen, nähen Sie die Tasche am besten ab:

- Prothese in die Prothesentasche des BHs einlegen.
- Überflüssige Weite der Prothesentasche nach unten einschlagen und vorsichtig feststecken.
- Prothese herausnehmen und die Naht per Hand mit kleinen Stichen zunähen.

In einigen Sanitätshäusern können Sie sich – auf Rezept! – in Ihre eigenen BHs Prothesentaschen einnähen lassen.

In vielen BH-Modellen ist bereits eine kleine Tasche vorhanden. Darin stecken kleine Polster, die man drinlassen (Push-up) oder auch herausnehmen kann. Manche Frauen, bei denen nicht so viel Gewebe entfernt wurde, kommen auch zurecht, indem sie beide Polster in die Tasche auf der operierten Seite schieben, was den Größenunterschied so gut wie unsichtbar macht. Zur Information von Bügel-BH-Fans (wie mir): Es gibt – allerdings nicht von allen Firmen (siehe Anhang) – sehr schöne Spezial-BHs mit Bügeln. Manche Ärzte raten davon ab, weil die Bügel auf die Brust drücken würden. Ich habe mir wenigstens einen gekauft …

Bei Frauen mit großer Brust oder bei einem Lymphödem ist es besonders wichtig, dass der BH-Träger nicht einschneidet. Er drückt sonst auf die Lymphgefäße an der Schulter, und die Durchblutung wird gestört. Abhilfe schaffen BH-Träger-Kissen aus Silikon (Achtung: größere Preisunterschiede – im Internet ab 7,– Euro) oder BH-Träger-Polster.

▼ Mein Badeanzug hat vorgeformte Körbchen. Im rechten ist viel mehr Luft …

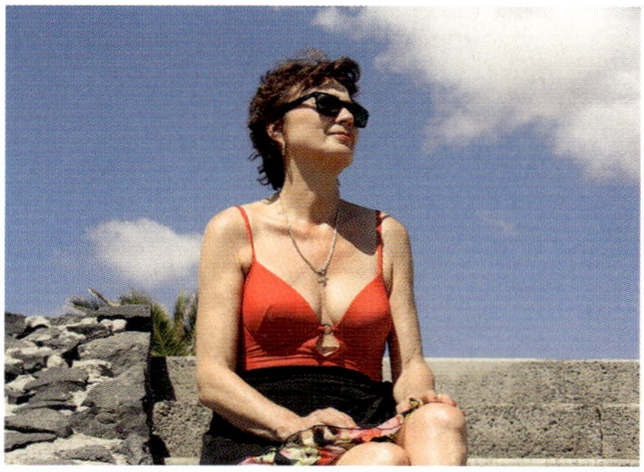

wichtig

Prothesen-BHs und -Badeanzüge werden auch bei Ebay angeboten. Bei der Passform dürfen Sie dann aber nicht allzu kritisch sein.

Achten Sie beim BH-Kauf auf die richtige Größe! Am besten von einer Fachverkäuferin Unterbrustweite und Brustumfang messen lassen. Sie kann Ihnen dann Modelle empfehlen, die richtig sitzen, das heißt eng anliegen, aber nicht einschnüren.

Manchmal erweist sich der Bund des ausgesuchten Spezial-BHs beim Tragen doch als zu eng. Dafür gibt es »Verlängerungsstücke« in mehreren Farben, die einfach dazwischengehakt werden.

Für Badeanzug oder Bikini gilt das Gleiche wie für den BH: Es gibt Spezial-Badeanzüge und -Zweiteiler mit eingenähten Taschen für Prothesen und besonders weichen Rändern. Diese sind aber verhältnismäßig teuer, und manche Kassen erstatten nicht sehr viel.

▼ Nur wenn man genau hinschaut, sieht man die Narbe.

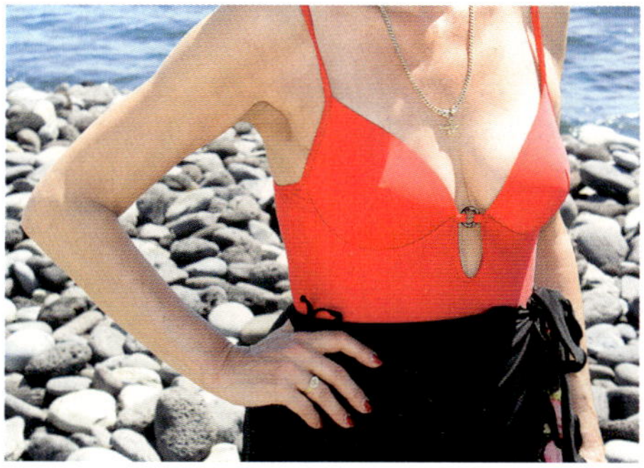

Man kann auch in geeignete »normale« Badeanzüge oder Bikinioberteile Taschen einnähen. Das mag nicht immer perfekt sitzen, dafür ist die Auswahl der Modelle sehr groß.

Sport mit Brustprothesen

Sie können beim Sport haftende oder nicht haftende Brustprothesen tragen. Bei Letzteren ist ein gut sitzender (am besten ein Sport-)BH wichtig. Dieser verhindert, dass die Prothese zu heftig auf- und abwippt und möglicherweise am empfindlichen Narbengewebe reibt.

Sie können zum Schutz dieses Bereichs auch ein hautfreundliches Pflaster über der Narbe auf die Brust kleben oder das Ganze mit ein bisschen Watte abfüttern.

Meine Seele

Bei keinem der früheren Kapitel habe ich so lange über einen Anfang nachgedacht wie bei diesem, weil es das persönlichste ist. Ich habe mich immer wieder gefragt, welche meiner Gefühle und welche Erfahrungen meiner betroffenen Freundinnen und meiner Familie für Sie hilfreich sein könnten. Schließlich habe ich das aufgeschrieben, was für mich von Bedeutung war und ist, in der Hoffnung, dass Sie sich das herausgreifen, was Sie brauchen.

Diagnose und Behandlung – die Bergetappen überstehen

Viele seelische Aspekte sind ja schon auf den vorangegangenen Seiten berührt worden – wir bestehen eben ganzheitlich aus Seele, Geist und Körper. Das eine lässt sich nicht vom anderen trennen.

Manche Frauen suchen wegen Beschwerden oder körperlichen Veränderungen den Arzt auf und verbringen nach den Untersuchungen eine Zeit des Wartens und der sehr belastenden Ungewissheit, bis sie erfahren, dass sie Brustkrebs haben. Viele andere aber, die sich eigentlich gesund fühlen und sich nur einer Routineuntersuchung unterzogen haben, trifft diese Diagnose wie ein Blitz aus heiterem Himmel.

Meine ersten Gedanken, die ich im Tagebuch notiert habe, waren: »Schock, Tränen; Gespräch mit Mutter und Tochter; enge Freunde angerufen; Kokon aus vertrauten Menschen gebildet.«

»Warum ich?«

Diese Frage stellen sich die meisten Frauen nach der Diagnose und machen sich auf die Suche nach den Gründen. Statistisch gesehen gilt zwar (Quelle: Deutsche Krebshilfe): »Jeder dritte bis vierte Mensch in Deutschland muss damit rechnen, im Laufe seines Lebens an Krebs zu erkranken.« Doch um Statistiken schert sich die Seele wenig. Auch mir fiel es zunächst nicht leicht, die Krankheit Krebs wie auch andere dunkle Seiten des Lebens – die Zerstörung von Illusionen, das Altern, Verluste, Sinnlosigkeit, schmerzliche Entscheidungen und den Tod – zu akzeptieren.

»Nicht schuldig!«

Dafür habe ich mir – wie viele Frauen – anfangs Vorwürfe gemacht: Ich war böse auf mich und meinen Körper. Wie konnte er mir so was antun? Was hatte ich falsch gemacht? Zuerst habe ich den Tumor regelrecht als Strafe dafür empfunden, dass ich – vor allem seelisch – bis vor einigen Jahren nicht gut mit mir umgegangen bin. Es war irgendwie »alter Kram«, der jetzt bei der Operation raus musste. Darin steckt die unbewusste Schuldzuweisung: Ich habe etwas falsch gemacht und bekomme nun die Quittung. Die Vorstellung, eine Krankheit sei eine Bestrafung, stammt aus biblischen Zeiten und ist offenbar auch in mir tief verwurzelt: Die Menschen verhalten sich falsch, und schon bricht die Sintflut oder die Pest über sie herein.

Ich brauchte eine Weile, bis ich verstanden hatte, dass meine Selbstvorwürfe nicht individuell, sondern kulturell begründet waren. Erst dann konnte ich mich davon lösen.

Das Leben ist nicht fair – die Opferrolle

Die Frage »Warum ich?« kann einen aber auch direkt in die Opferrolle bzw. -falle führen. Das persönliche Schicksal dafür verantwortlich zu machen ist schon wenig hilfreich, zum Beispiel: »Jetzt muss ich schon von Hartz IV leben, und nun auch noch das!« Geradezu verhängnisvoll aber ist der Vorwurf an andere Menschen: »Mein Mann hat mich verlassen, deshalb habe ich Krebs bekommen.« – »Meine Eltern haben mich nie geliebt, mein Chef hat mich immer runtergeputzt …« – Niemand ist schuld – ausgenommen (vielleicht) unsere moderne Lebensführung. Schuldzuweisungen an andere halten einen in der Opferrolle fest und lähmen die Lebensfreude.

Stress als Krebsauslöser?

Das, was die meisten unter Stress verstehen, ist eigentlich »negativer« Stress, also Überforderung und seelische Belastung. Auch wenn es keinen medizinisch nachweisbaren Zusammenhang zwischen diesem Stress und Krebs gibt, eines ist doch gewiss: Negativer Stress schwächt die Immunabwehr und erhöht das Erkrankungsrisiko, aber es gibt auch einen »positiven« Stress, der zum Beispiel mit einem prallen, erfüllten Privat- und Berufsleben einhergeht. Dieser ist zwar manchmal anstrengend, aber aufs Ganze gesehen befriedigend – und er erhöht das Brustkrebsrisiko nicht. Jedenfalls nicht solange man maßhält und sich nicht überfordert. Vorsicht: Positiver Stress kann leicht ins Negative umschlagen …

Es sich gut gehen lassen

Es ist nicht leicht zu akzeptieren, aber schlicht eine Wahrheit: Ich bin selbst für mein Leben verantwortlich, auch wenn ich nicht alles beeinflussen kann. Dass ich krank geworden bin, ist nicht meine Schuld und auch nicht die meines Körpers, aber wie ich damit umgehe, entscheide ich selbst. Hier ein paar »Bewältigungsmechanismen« aus meinem Tagebuch, die mir geholfen haben (wenn ich sie auch nicht alle zu jeder Zeit umsetzen konnte und kann):

- Die Krankheit als Teil meiner Realität zu akzeptieren und zu organisieren.
- Mich selbst sehr wichtig zu nehmen und aktiv für mein Wohlergehen zu sorgen.
- Meine Weiblichkeit und meinen Körper zu pflegen.

- Mir so viele seelennährende Momente wie möglich zu schaffen.
- Alles, was mir nicht guttut, aus meinem Leben zu verbannen.

Den eigenen Rhythmus finden

Die Krebstherapie belastet Körper und Seele. Aber nichts ist schlimmer, als wie ein Kaninchen vor der Schlange dazuhocken, auf die nächste Behandlung zu warten und »Leukozyten zu zählen« oder sich nur auf die bestrahlte Brust zu konzentrieren.

Schaffen Sie sich befreiende Momente zwischendurch, auf die Sie sich freuen können, wenn es Ihnen mal nicht so gut geht. Schließlich machen Sie mit jeder Behandlung einen Schritt nach vorn, auf den Sie stolz sein können. Belohnungen und Vorstellungen, die meiner Seele gut getan haben:

- Ein Ausflug zu einem Ort mit weitem Ausblick, wo man ganz tief durchatmen kann. Aus dieser »Adler-Perspektive« kann ich das Ganze empfinden, dessen kleiner Teil ich bin.
- Die jeweilige Jahreszeit auf einem Spaziergang genießen, über blühende Sommerwiesen oder durch den bunten Herbstwald laufen. Ich suche mir immer etwas von der Erde auf, eine Blüte zum Pressen, eine Wurzel, einen Stein. Die »Maus-Perspektive« verankert mich in der Natur und hilft mir, bei mir zu bleiben.
- Eine Weile an einem fließenden Gewässer verbringen. Ich habe dem Rhein, an dem ich wohne, meine Ängste und Sorgen anvertraut – er hat diese mit sich getragen bis ins Meer, wo sie dann als kleine Tropfen mit den Ängsten und Sorgen vieler anderer Menschen auf den Wellen tanzten.

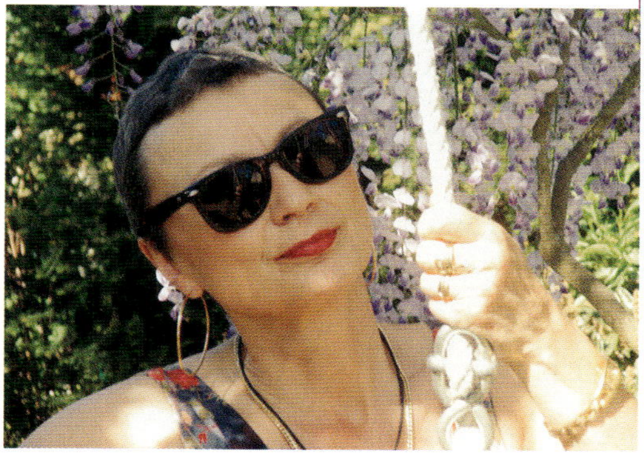

▲ »Inkognito« – erste Ausflüge ohne Perücke.

Möglicherweise sind Ihnen solche Vorstellungen zu poetisch. Mir haben sie gut getan. Suchen Sie sich einfach Bilder, die Ihnen guttun. Vielleicht sind Sie sachlicher, und es hilft Ihnen, Verluste »auszubuchen«. Welche Vorstellung auch immer Ihnen entgegenkommt – das ist die richtige für Sie.

Vielleicht haben Sie zwischen den Behandlungen – körperlich und auch finanziell – die Möglichkeit zu einem Wochenendausflug: Sie könnten gute Freunde besuchen oder sich in einem gemütlichen Hotel verwöhnen lassen. Ein wohltuender Tapetenwechsel.

wichtig

Bauen Sie vor: Entdecken Sie, welche Aktivitäten Ihnen gut tun, und geben Sie sich Ihnen hin, wann immer Sie dazu in der Lage sind.

Mir hat es auch geholfen, überschaubare Pläne für die Zeit der Chemotherapie und Bestrahlung zu schmieden: »Ich versuche, mir meine Wunschträume möglichst zeitnah zu erfüllen. Wer weiß, wie viel Zeit ich noch habe? Ich möchte zum Beispiel unbedingt noch einmal nach Südafrika reisen. Und nach Kreta. Ich möchte mir eine mediterrane Ecke mit Bruchsteinmauer und Bank im Garten einrichten.« Träume müssen nicht teuer sein. Viele kann man sich auch mit einem schmalen Geldbeutel erfüllen: Ich möchte eine blühende Pflanze fürs Fenster. Ich möchte neue Kochrezepte ausprobieren. Ich möchte eine Wanderung mit meinen Freunden machen.

Was möchten Sie?

Gespräche fürs Leben – die Psychoonkologie

Psychoonkologen sind Psychotherapeuten, die mit Krebspatienten arbeiten. Das Ziel der Psychoonkologie besteht darin, die Betroffenen psychisch zu stärken, damit sie ihre Erkrankung seelisch bewältigen können, die neue Lebenssituation und die medizinischen Behandlungen besser verkraften und danach in ein für sie erfüllendes Leben zurückfinden.

Während der Zeit meiner ambulanten Chemotherapie in der Frauenklinik der Universität Bonn habe ich das Angebot einer psychoonkologischen Beratung wahrgenommen. Die »Bonner semistrukturierte Kurzzeit-Psychotherapie« (Informationen im Anhang) umfasst acht bis zehn Gespräche (je ca. 50 Minuten). Als Grundlage dienen Arbeitsblätter mit Fragen zu verschiedenen Themen, die zu Hause ausgefüllt werden, viele Denkanstöße geben und ein bisschen Ordnung in das seelische Wirrwarr bringen. Für mich war es sehr erleichternd zu erfahren, dass viele meiner Ängste und Fragen nicht individuell waren, sondern dass sie fast alle Brustkrebspatientinnen mehr oder weniger stark betreffen. Ein Beispiel dafür ist das Problem, die Narbe anzusehen, zu berühren, zu pflegen und zu akzeptieren.

Diese Fragebögen sind für mich heute ein wichtiges Dokument meines Lebens – auch wenn mir bei der Lektüre ab und zu die Tränen kommen.

Selbst wenn Sie gegenüber einer Psychotherapie eher abgeneigt sind und sich nicht »psychisch krank« fühlen – es tut nach anfänglicher Überwindung überraschend gut, mit jemandem zu reden, der die Probleme vieler anderer Patientinnen kennt. (Nebenbei vertreibt es die Zeit, zum Beispiel während der Chemo.)

Eine professionelle psychologische Beratung vermitteln Ihnen auch der Psychosoziale Dienst in der Klinik, die Krebsberatungsstellen oder Ihre Krankenkasse. Dort bekommen Sie die Adressen geeigneter Ansprechpartner oder den Kontakt zu Selbsthilfegruppen.

Wie kann ich meine Selbstheilungskräfte stärken?

Volkshochschulen, Krankenkassen und Rehasport-Gruppen bieten ein breites Spektrum von Kursen zu Entspannungstechniken an. Autogenes Training, Progressive Muskelentspannung, Tai-Chi oder Qi Gong – Sie haben die Wahl. Und Sie können – auch zu Hause und allein – selbst aktiv zu Ihrer Genesung beitragen. Die folgenden Dinge haben mir besonders geholfen.

Sich bewegen und entspannen

Körperliche Bewegung hat nicht nur einen positiven Einfluss auf das Körpergefühl, sondern auch auf die Seele. Bei einem Spaziergang und erst recht bei etwas sportlicheren Aktivitäten, tritt das Grübeln in den Hintergrund, und selbst »etwas zu tun«, vermittelt einem das Gefühl, aktiv zu seiner Genesung beizutragen. Die Stimmung hellt sich auf und das Selbstbewusstsein wächst. Um meine »sportlichen« Erfahrungen während der Zeit der Behandlung und um das, was Sie als Brustkrebspatientin beachten sollten, geht es im Kapitel »Nachsorge ist Vorsorge« in dem Abschnitt »Bewegung tut gut« (siehe S. 155).

Das eigene Vorstellungsvermögen nutzen

Welche Gedanken und inneren Bilder tun mir gut und bringen mich weiter? Welche machen, dass es mir schlechter geht? Kann ich mich für die einen entscheiden und die anderen verblassen lassen? Seine Gedanken und die Gefühle, die sie hervorrufen, ein Stück weit steuern zu können, ist für die meisten von uns eine eher ungewohnte Vorstellung. Geht das überhaupt? Ja, aber es erfordert einige Übung. Verlieren Sie bitte nicht den Mut, wenn es nicht auf Anhieb klappt. Es lohnt sich!

Eine alte Weisheit sagt: »Dass die Vögel der Sorge und des Kummers über deinem Haupt fliegen, kannst du nicht ändern. Aber dass sie Nester in deinem Haar bauen, das kannst du verhindern.«

Im Jahr 1981 erschien das Buch »Wieder gesund werden«, in dem der amerikanische Onkologe O. Carl Simonton seinen gemeinsam mit der Psychologin Stephanie Matthews-Simonton entwickelten Weg vorstellt, krebskranken Menschen zu helfen. Die »Simonton-Methode« beruht darauf, dass sich die Patienten auf heilende Vorstellungen konzentrieren, und zwar durch Visualisieren (in etwa: Sichtbarmachen), Imaginieren (sich ein Bild – lat. *imago* – machen) und durch Autosuggestion (sich selbst beeinflussen). Das war grundsätzlich nichts Neues, denn seit Urzeiten kennen und nutzen die Menschen aller Völker die Vorstellungskraft, um den Genesungsprozess zu unterstützen.

Fragen Sie sich: »Was kann ich tun, damit es mir besser geht? Was soll ich tun, um gesund zu werden?« und lauschen Sie auf die Antwort, die »aus Ihrem Bauch« kommt.

Seit dem Erscheinen von Simontons erstem Buch wenden unzählige Brustkrebspatientinnen die Simonton-Methode an, und es gibt viele Berichte darüber, wie stark sich ihre Lebensqualität verbessert hat. Indem sie sich lebendig und intensiv vorstellen, gesund zu sein, entwickeln sie gesunde Gedanken, und diese wiederum haben einen positiven Einfluss auf ihre körperliche Genesung. Dabei sind die Gedanken und Bilder so unterschiedlich wie die Frauen. Sie stellen sich zum Beispiel die Strahlentherapie als Sonne vor, die die Krebszellen zum Wegschmelzen bringt. Oder die Krebszellen als kleine bösartige Wesen, die von einem Heer guter Chemo-Ritter aufgerieben werden.

Das Wichtigste dabei ist, dass Sie sich selbst, Ihre Selbstheilungskräfte und die Krebsbehandlung als stark und wirkungsvoll sehen und den Krebs als schwach und besiegbar. Wenn Sie Musik lieben, können Sie sich vorstellen, dass die Klänge heilen. Wenn Sie Fenster putzen, können Sie sich vorstellen, dass Sie Ihren Körper von Krebszellen reinigen. Welche Gedanken und Bilder passen zu Ihnen persönlich und sind für Sie bedeutsam?

Achtsamkeit auf das Hier und Jetzt

Achtsamkeit – der Begriff klingt altmodisch und alt ist er in der Tat: In allen großen spirituellen Traditionen der Welt spielt der Begriff Achtsamkeit von Beginn an eine entscheidende Rolle. Doch auch die neuere Psychotherapie nutzt den Begriff der Achtsamkeit, um Menschen in Stresssituationen oder schwierigen Lebensabschnitten zu helfen (siehe Anhang). Im Grunde ist damit gemeint, im gegenwärtigen Moment die Menschen um uns herum, unsere Umwelt, den eigenen Körper, unsere Gedanken und Gefühle wahrzunehmen, bevor wir reagieren. Achtsam zu sein bedeutet, seine Aufmerksamkeit ganz auf das Hier und Jetzt zu richten und es anzunehmen, ohne es zu bewerten. Durch dieses ganz bei sich sein – und bleiben – begeben wir uns in die Rolle des Beobachters. Stellen Sie sich ein Theater vor: Sie sitzen im Zuschauerraum und beobachten einen Moment lang, wie Sie selbst auf der Bühne (Ihrem Leben) agieren. Dadurch bekommen Sie einen neuen Blick für Ihre Gedanken, Ihre Gefühle und Ihr Handeln und erkennen die spontanen, das heißt über viele Jahre eingeschliffenen Muster Ihres Verhaltens, die Ihr Leben bisher bestimmt haben. Auch die Muster, die bewirken, dass es Ihnen schlechter geht, werden klarer. Und sobald Sie sich ihrer immer bewusster werden, verlieren sie nach und nach ihre zerstörerische Macht. Alles, was dazu beiträgt, das zersetzende Grübeln über das abzustellen, was alles passieren könnte, das schmerzhafte und sinnlose Sich-Hineinsteigern in Sorgen und Ängste, das viele Brustkrebspatientinnen zusätzlich belastet, lohnt sich!

»Ich atme ein und komme zur Ruhe,
ich atme aus und lächle.
Ich atme ein und weiß: Ich lebe.
Ich atme aus und lächle dem Leben zu.«
(Thich Nhat Hanh)

Die Sinne erspüren

Es kann sehr entspannend sein, einmal ganz bewusst seine fünf Sinne wahrzunehmen. Hier ein paar Vorschläge:

Sehen: Legen Sie sich ins Gras und beobachten Sie Insekten oder Wolken. Schauen Sie der wirbelnden Milch in einem Kaffeebecher zu.

Riechen: Es gibt viele Möglichkeiten, die Nase zu verwöhnen: Duftkerzen oder -öle im Lämpchen, duftende und pflegende Handcremes, Blumen, Kopfkissenspray usw. Schließen Sie die Augen und versuchen Sie zu riechen, woraus Ihr Parfum besteht.

Hören: Lauschen Sie dem Vogelgezwitscher am Morgen oder Abend. Legen Sie Ihre Lieblings-CD ein und wiegen Sie sich dazu – oder tanzen Sie, so intensiv Sie können. Versuchen Sie, die einzelnen Instrumente herauszuhören.

Schmecken: Widmen Sie sich einmal ganz bewusst dem Geschmack einer Speise, einer Orange. Machen Sie einen »Schmecktest« mit mehreren Apfelsorten. Das macht Spaß mit der Familie oder Freunden.

Fühlen: Nichts geht über eine warme Schulter oder eine liebevoll streichelnde Hand. Ertasten Sie aber auch bewusst mal wieder warm und kalt, weich und hart, spitz und rund. Lassen Sie sich von jemandem einen Gegenstand in einem undurchsichtigen Säckchen geben, und versuchen Sie zu erfühlen, was das ist. Ebenfalls ein schönes Gesellschaftsspiel.

Vielleicht lesen Sie sich einmal ein Gedicht laut vor. Hier eines von Rilke, das ich gern der Hortensie in meinem Garten vortrage:

Blaue Hortensie

So wie das letzte Grün in Farbentiegeln
Sind diese Blätter, trocken, stumpf und rauh,
hinter den Blütendolden, die ein Blau
nicht auf sich tragen, nur von ferne spiegeln.

Sie spiegeln es verweint und ungenau,
als wollten sie es wiederum verlieren,
und wie in alten Briefpapieren,
ist Gelb in ihnen, Violett und Grau.

Verwaschnes wie an einer Kinderschürze,
Nichtmehrgetragnes, dem nichts mehr geschieht:
Wie fühlt man eines kleinen Lebens Kürze.

Doch plötzlich scheint das Blau sich zu verneuen
In einer von den Dolden, und man sieht
Ein rührend Blaues sich vor Grünem freuen.«

Rainer Maria Rilke

(Aus: Gesammelte Werke in fünf Bänden, © Insel Verlag, Frankfurt am Main und Leipzig 2003.)

Vielleicht haben Sie es ja nicht so mit Poesie und fühlen sich durch andere Arten von Kunst angesprochen. Gibt es ein Museum, in das Sie schon lange gehen wollten? Tun Sie es. Sie können sich die Zeit selbst einteilen und meist gibt es immer wieder Bänke zum Ausruhen. Sehen, riechen, hören, schmecken und fühlen Sie, was Ihnen guttut – sooft wie möglich!

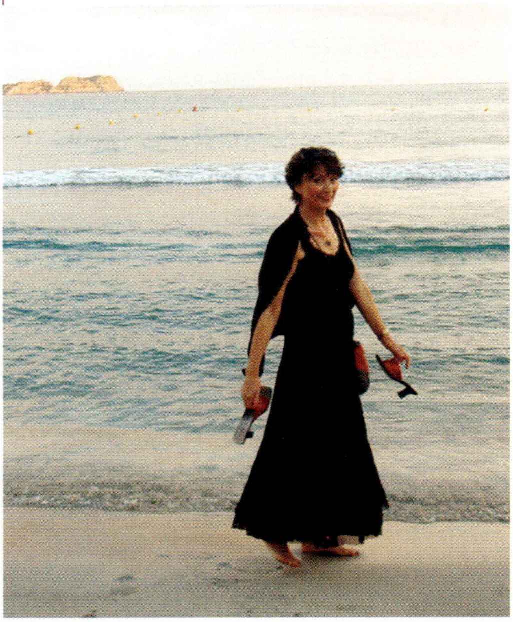

▲ Die Lebensfreude klopft wieder an – der erste Urlaub »danach«.

Sich die Dinge von der Seele schreiben

Vielleicht möchten Sie auch lieber aufschreiben, was Sie bewegt. Etwas niederzuschreiben, was mir durch den Kopf geht, hat für mich eine befreiende Wirkung, auch wenn es nicht angenehm oder sogar schrecklich ist. Als Text auf einem Blatt bekommen meine Gedanken und Gefühle ein wenig Abstand zu mir, und ich kann besser mit ihnen umgehen.

Schreiben Sie drauflos, in ein Tagebuch oder einfach auf ein Blatt, was Ihnen durch den Kopf geht. Bewerten Sie es nicht und machen Sie sich vor allem keine Gedanken um Rechtschreibung oder Zeichensetzung. Niemand außer Ihnen wird es lesen, es sei denn, Sie möchten das.

Kindlich und unversehrt: die innere Kamera auf schöne Dinge richten

Seit einiger Zeit habe ich ein Röhrchen Seifenblasen in meinem Auto. Immer wenn es mich überkommt, puste ich ein paar von diesen schillernden Schönheiten in die Luft und erfreue mich an ihnen. Lächelnder Passantenkommentar: »Hört das denn nie auf?« Nein – und es macht mich wunderbar übermütig und frei.

Während der akuten Behandlungszeit habe ich Jugendbücher gelesen, zum Beispiel die berührende Geschichte des Ritters Tiuri (»Der Brief für den König«, »Der wilde Wald«) von Tonke Dragt, in der es um Mut, Treue und Freundschaft geht. Oder auch Bücher, die mich in eine unbekannte Welt entführten, ins Mittelalter oder ins alte China. Das hat mich von meiner belastenden Situation ein bisschen abgelenkt.

Vielleicht möchten Sie auch lieber ein paar schöne »unproblematische« Filme anschauen – Dauerbrenner wie »Dirty Dancing« oder »Pretty Woman« (ich liebe »Herr der Ringe« bei Kerzenlicht).

Machen Sie sich eine Liste von ein paar Filmen, die Sie immer schon mal sehen wollten. Die meisten wird es in den Videotheken oder öffentlichen Bibliotheken zum Ausleihen geben. Wenn es einem mal nicht so gut geht, kann man besser Filme gucken als lesen. Und es lenkt schön ab.

Bei all diesen Dingen handelt es sich natürlich nur um Vorschläge. Sie wissen vermutlich selbst, wobei Sie sich am besten entspannen können. Schreiben Sie fünf Dinge auf, die Ihnen spontan einfallen – und tun Sie sie so bald wie möglich. (Wichtig: Schreiben Sie sie wirklich auf, am besten hier!)

1. ______________________________

2. ______________________________

3. ______________________________

4. ______________________________

5. ______________________________

»In die Sonne schauen«

So lautet der Titel eines Buches, geschrieben von dem amerikanischen Psychotherapeuten Irvin D. Yalom. Darin geht es um die Überwindung der Todesangst. Wenn das Thema im Moment zu belastend für Sie ist, bitte ich Sie sehr, das Kapitel zu überspringen. Ich verstehe das nur zu gut. Lange Zeit habe ich in Büchern weitergeblättert, wenn jemand starb, bei Filmen die Augen zugemacht und Friedhofsbesuche möglichst vermieden. Der Realität war das allerdings egal – ich habe seit 2006 gleich mehrere Freunde verloren, nicht nur, aber auch durch Krebs.

Wie fast alle Menschen habe auch ich am liebsten so getan, als würde ich ewig leben, und habe viele Pläne und Wünsche auf die lange Bank geschoben. Mit der Diagnose wurde mir unmissverständlich bewusst gemacht, dass ich sterblich bin. Das war ich zwar auch schon vorher, aber nun war ich über längere Zeit mit dem Gedanken an meinen eigenen Tod konfrontiert – jede Untersuchung, jede Tablette, jede Nebenwirkung und vor allem die Narbe erinnerte mich daran.

Mit der Zeit ist der Gedanke an den Tod verblasst – dennoch wird mein Leben nie mehr so sein wie vor der Erkrankung. Zu kostbar ist jede Minute, zu wertvoll sind die »richtigen« Menschen, zu schön ist das Leben. Es fällt mir heute viel leichter, nein zu sagen und meiner inneren Stimme zu folgen. Ich bin noch klarer geworden, noch entschiedener in dem, was ich will und was nicht. Ich bin allgemein mutiger im Äußern von Kritik oder auch Freundlichkeiten, ich bin geduldiger mit mir selbst und ich bin mir der Endlichkeit meines Lebens noch stärker bewusst.

Yalom berichtet von Patienten, deren Ängste durch erschütternde Erlebnisse wie eine Scheidung, den Tod eines geliebten Menschen oder auch eine lebensbedrohliche Erkrankung ausgelöst wurden. Manche von ihnen haben sich ihrer Todesangst gestellt und damit einen »Weckruf« ausgelöst. Dieser »Weckruf« bewirkte, dass sie ihr bisheriges Leben überdachten, manchmal änderten und sich Erfüllung verschafften, indem sie sich – auch in höherem Alter – dem widmeten, was sie eigentlich schon immer tun wollten.

Ich versuche mich meiner eigenen Todesangst zu stellen, indem ich mit anderen darüber spreche und gemeinsam mit ihnen den Gedanken an den Tod zu Ende denke. Wie wird es sein, wenn es so weit ist? Was kann und was möchte ich vorab regeln? Seit Kurzem wage ich mich auch mit sehr alten oder schwerkranken Menschen an das Thema und empfinde die Gespräche als sehr tröstlich.

Darüber hinaus denke ich weniger über den Tod selbst nach als über die unbestimmte Zeit, die mir bis dahin bleibt. Diese möchte ich füllen nach dem Motto: »Überlege, was Dich aufblühen lässt. Dem gehe nach.« (Ulrich Schaffer)

wichtig

Versuchen Sie, so gut es geht, Ihr Leben von Sorgen und Ärger über Kleinigkeiten zu befreien.

Im indischen Ayurveda gibt es folgende Vorstellung: Jeder Wandel – von einem Gedanken zum nächsten, vom Tag zur Nacht, vom Schmetterling zur Raupe – läuft in bestimmten Phasen ab: Das Alte vergeht. – Es folgt eine Stille oder Leere oder Lücke, in der der Keim des Neuen gelegt wird. – Durch die Phase des Werdens entsteht das Neue.

In der winzigen Lücke entscheidet sich, was wird und wohin die Reise geht.

Das Faszinierende daran ist für mich das Bewusstsein, dass ich die Stille nach jedem Augenblick – sozusagen immer – zu einer Veränderung nutzen kann. Niemand muss bis Silvester warten, um einen Vorsatz zu fassen und ihn umzusetzen. Und es ist nie zu spät dafür, damit anzufangen, Sport zu treiben, weniger Alkohol zu trinken oder mit dem Rauchen aufzuhören, eine Sache zu klären oder was auch immer Sie vorhaben.

All das lässt sich mit dem uralten Spruch zusammenfassen: »Carpe diem – nutze den Tag« – und lebe Dein Leben! Oder mit dem Rat des griechischen Philosophen und Schriftstellers Nikos Kazantzakis: »Lass dem Tod nichts übrig als ein ausgebranntes Schloss.«

Das Umfeld – Familie und Freunde

Je mehr Broschüren und Ratgeber ich für dieses Buch gelesen habe, desto klarer wurde mir, wie individuell verschieden die Lebenssituationen – und damit auch die Arten der seelischen Herausforderung – der betroffenen Frauen sind. Es gibt nur wenige Ratschläge, die für junge und ältere Frauen, für Mütter in einer größeren Familie, kinderlose Frauen, Alleinerziehende, Frauen, die in einer Paarbeziehung leben, oder Singles gleichermaßen hilfreich sind.

Für mich als Single mit erwachsener Tochter stellten sich andere Probleme, als sie zum Beispiel Annette Rexrodt von Fircks mit ihrer »Großfamilie« beschreibt. Dennoch möchte ich hier einige Aspekte ansprechen, weil sie mir »allgemeingültig« erscheinen.

Die Familie – Partner, Kinder, Eltern und Geschwister – und die Freunde einer an Brustkrebs erkrankten Frau sind auch Betroffene. Viele haben Angst, die geliebte Lebenspartnerin, Mutter, Tochter Schwester oder Freundin zu verlieren. Sie wollen helfen und wissen nicht, wie. Und als Brustkrebspatientin macht man es ihnen – seien wir ehrlich – mit all den behandlungsbegleitenden Stimmungsschwankungen nicht immer leicht.

▼ Geborgen im Freundeskreis – was gibt es Schöneres?

Wie gehe ich mit mir und anderen um?

Viele Frauen verbannen das Thema Krebs in den Hintergrund. Sie nehmen sich völlig zurück, um niemandem zur Last zu fallen, und kümmern sich in erster Linie um die anderen. Jetzt sind sie krank geworden, »funktionieren« nicht mehr und machen sich womöglich noch Vorwürfe deswegen. Schluss damit! Wenn Sie es bisher gewohnt waren, es vor allem den anderen recht zu machen – seien es Mann, Kinder, Eltern, Hund, Meerschweinchen, der Chef oder die beste Freundin –, so ist jetzt die Zeit gekommen, dass Sie sich selbst Aufmerksamkeit und Zuwendung schenken.

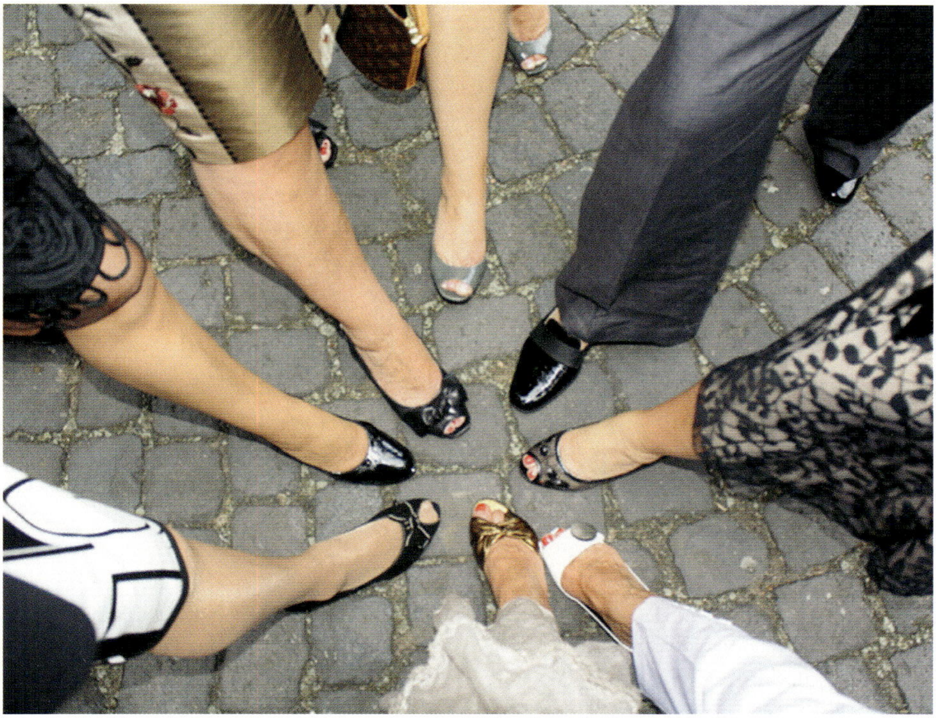

wichtig

Spüren Sie Ihre Grenzen auf und verteidigen Sie sie. Sich um die eigenen Bedürfnisse zu kümmern ist nicht egoistisch, sondern lebensnotwendig. Das ist die Grundlage für eine gute Beziehung zu anderen Menschen – ein Geben und Nehmen.

Womöglich lassen Sie sich aber auch völlig von der Krankheit vereinnahmen. Das Thema Krebs umschwebt Sie wie ein Trauerflor, der jeden Kontakt zur Außenwelt bestimmt. Ihre Gedanken kreisen nur noch um die Krankheit; Ängste und Tränen stehen auf Abruf bereit. Jeden wohlmeinenden Rat und jeden Hinweis auf etwas Schönes weisen Sie ab mit den Worten: »Ach, wenn du so krank wärst wie ich, dann würdest du das anders sehen.« Für die anderen ist das ziemlich anstrengend.

Dahinter steht oft die Hoffnung auf den sogenannten sekundären Krankheitsgewinn: »Jetzt sind die anderen mal dran, mir Liebe und Anerkennung zu schenken.« Leider funktioniert das meistens nicht und führt nur zu Enttäuschungen. Wenn Sie so denken, möchten Sie, dass Ihre Gefühle geteilt werden und fühlen sich doch nie verstanden, sondern von allen verlassen. Dabei verlassen Sie in erster Linie sich selbst.

Dabei ist hier Reden Gold und Schweigen ist Silber. Durch beide Extreme – die Krankheit zu wichtig oder sie nicht wichtig genug zu nehmen – kann es leicht zur Überforderung kommen – sowohl bei den betroffenen Frauen als auch bei ihrer Umwelt. Der Königsweg liegt in der Mitte. Wie könnte er aussehen?

Er lässt sich wohl so beschreiben: Es ist eine schwierige Situation, in der es kein richtiges oder falsches Verhalten gibt. Am besten hilft Reden und Zuhören, mit großem Einfühlungsvermögen auf beiden Seiten. Die meisten Brustkrebspatientinnen wollen zum Beispiel nicht mit gut gemeinter, aber unerbetener Hilfsbereitschaft überschüttet, jedoch auch nicht alleingelassen werden. Familie und die Freunde dagegen brauchen ab und zu eine Auszeit vom Thema Krebs, um aufzutanken und ihr eigenes Leben zu leben.

wichtig

Sagen Sie konkret, wie die anderen Ihnen helfen können. Und bitten Sie sie, auch ihre Wünsche auszusprechen.

Vielleicht gehören Sie aber auch zu jenen Frauen, die nach der Diagnose »dichtmachen«. Sie haben nicht nur die Gefühle über die Erkrankung ausgeschaltet, weil sie zu bedrohlich werden könnten, sondern versachlichen alle emotionalen Themen. Mit Ihnen ist kein tieferes Gespräch mehr möglich. Damit berauben Sie sich jedoch einer wesentlichen Unterstützung: Wenn Sie mit einem verständnisvollen Gegenüber über Ihre Gefühle sprechen können, erfahren Sie Nähe und Geborgenheit.

Der Partner

Er leidet immer mit. Viele Männer fühlen sich hilflos und verzweifelt angesichts der Tatsache, dass sie nicht ihr »Heimwerkermützchen« aufsetzen und das Problem praktisch lösen können. Den meisten fällt es ohnehin nicht leicht, offen über ihre Gefühle zu sprechen. Nun kommen die Verlustangst durch die bedrohliche Krankheit hinzu und die Sorge, die Partnerin durch die eigenen Ängste zusätzlich zu belasten. Wichtig für die an Brustkrebs erkrankte Frau ist vor allem die Botschaft: Du bist nicht allein! Dazu sind keine Worte notwendig – eine Umarmung, eine liebevolle Berührung vermitteln ihr ebenfalls das Gefühl, dass man für sie da ist und sie ihren Weg nicht allein gehen muss.

Manche Beziehungen werden durch die Brustkrebserkrankung der Frau noch enger, und die Paare finden zu einer neuen Art des Zusammenseins. Andere Beziehungen brechen auseinander, das gilt vor allem für Paare, die noch nicht so lange zusammen sind und kaum gemeinsame Herausforderungen meistern mussten. Bei Paaren, bei denen es schon vorher ordentlich gekriselt hat, treten die Probleme oft verstärkt zutage.

wichtig

Reden Sie miteinander über Probleme. Und suchen Sie sich Hilfe, wenn Sie »zu zweit allein« nicht weiterkommen. (Siehe auch S. 81 und die Literaturhinweise und Adressen im Anhang.)

Noch ein Wort zu Singles. Viele, die nicht freiwillig allein sind, bewegt die Frage: Finde ich »so« überhaupt einen Partner? Und wenn ja, wann sage ich »es« ihm? Wohl kaum beim ersten Date, aber auch nicht kurz vor der ersten Nacht. Am besten verlassen Sie sich auf Ihr Bauchgefühl: Wenn Sie genügend Vertrauen gefasst und den anderen ein bisschen kennengelernt haben, sprechen Sie das Thema an. Falls Sie keine liebevolle Reaktion erleben, vergessen Sie das Ganze und den Mann. Das ist zwar leichter gesagt als getan, aber es ist wichtig. Nähren Sie stattdessen Ihr Selbstwertgefühl und vertrauen Sie auf Ihre Ausstrahlung.

Die Kinder

Die Diagnose Brustkrebs betrifft die ganze Familie, die Kinder aber in besonderer Weise. Der vertraute Alltag, der Geborgenheit vermittelte, findet plötzlich nicht mehr statt; die Stimmung ist gedrückt. Dass die Eltern in dieser Situation zunächst nur einen eingeschränkten Blick für die Bedürfnisse ihrer verunsicherten Kinder haben, ist verständlich. Und doch sollten sie diese sobald wie möglich einbeziehen und informieren. Nehmen Sie sich dafür Zeit, damit die Kinder die Erklärungen verstehen und ihre Fragen stellen können.

Kindern von der Krebserkrankung der Mutter zu erzählen ist keine leichte Aufgabe. Es hängt vom Alter Ihrer Kinder ab, in welcher Form Sie mit ihnen darüber sprechen. Aber ganz gleich, welche Worte Sie wählen – sagen Sie die Wahrheit und beantworten Sie die Fragen so offen und so gut Sie können. Auch kleinere Kinder haben ein sensibles Gespür dafür, wenn man sie anlügt, und fühlen sich ausgeschlossen. Im schlimmsten Fall fühlen sie sich schuldig an der schlechten Stimmung der

Eltern. Sie können ihre Angst und Verunsicherung besser verarbeiten, wenn sie »für voll« genommen werden und nachfragen können. Natürlich brauchen sie in dieser Zeit auch viel Aufmerksamkeit und Liebe.

»Flüsterpost e.V.« in Mainz und der »Verein für Kinder krebskranker Eltern« in Frankfurt bieten Rat und Unterstützung für Kinder und Jugendliche krebskranker Eltern. Dort gibt es eine ganze Reihe von Broschüren und Lesetipps, die den Umgang mit Krankheit und Tod erleichtern können (Adressen und Bezugsquellen siehe Anhang).

Wenn Eltern spüren, dass sie es allein nicht schaffen, mit ihren Kindern über die Krebserkrankung zu sprechen, wenden sie sich am besten an einen Familientherapeuten oder an die regionale Krebsberatungsstelle. Dort finden Sie auch Rat, wenn

▼ **Meine Tochter Leonie und ich. Suchen Sie sich unbedingt Ihren Fels in der Brandung.**

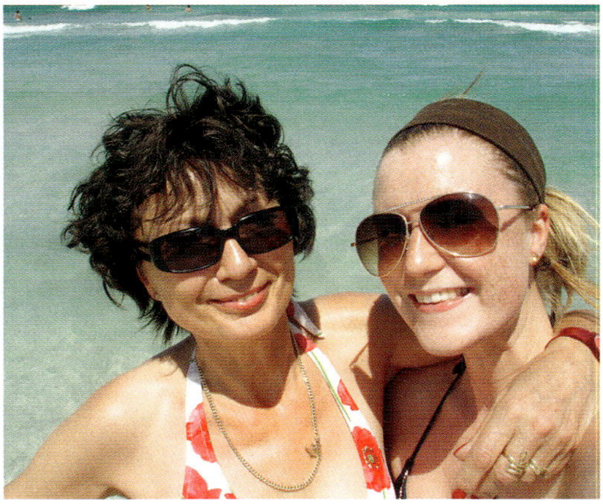

TIPP
Netzwerk

Knüpfen Sie zur Betreuung Ihrer Kinder frühzeitig ein »Netzwerk« aus Verwandten und Freunden, auf das Sie beim Klinikaufenthalt, in der ersten Zeit danach, während der Chemozyklen oder der Kur zurückgreifen können.

Sie zur Unterstützung jemanden brauchen, der sich um die Kinder kümmert.

Tochter und Freundin

In der Zeit meiner Krebsbehandlung war meine damals 22-jährige Tochter an meiner Seite. Für mich war das eine unschätzbare Unterstützung – sie war ruhig, verlässlich und entwickelte ein Gespür dafür, was ich in diesen Monaten brauchte. Vor einiger Zeit fragte ich sie, wie sie damals mit der Diagnose umgegangen sei. Sie sei geschockt gewesen, aber sie habe keinen Augenblick daran gezweifelt, dass ich das »schaffe«. Sie sei eben eine Optimistin. Mit dieser Haltung hat sie mich aus vielen seelischen Tiefs gezogen.

»Gab es etwas, das dir auf die Nerven gegangen ist?« habe ich weiter gefragt. »Ja«, kam die Antwort, »diese verständliche, aber manchmal für andere allzu überschwängliche Feier des Lebens.« Diese liest sich in meinem Tagebuch so: »Ich ruhe in mir und meinem Körper. Ich denke klar, setze mich für mich ein. Ich bin voller Zärtlichkeit für mich, meine Lieben, die mich tragen, für die Natur, für das Leben. Ich schaffe mir ganz bewusst Highlights, an denen ich geliebte Menschen teilhaben lasse.«

Homosexuelle Frauen

Frauen, die Frauen lieben, erleben natürlich den Schock der Diagnose ebenso heftig wie heterosexuelle Betroffene. Allerdings steht dabei meist die Angst vor der lebensbedrohlichen Krankheit im Vordergrund und weniger die durch die Operation veränderte oder entfernte Brust. Für lesbische Frauen definiert sich ihre Attraktivität viel mehr über ihre gesamte äußere Erscheinung. Männermordende Megabusen gehören nicht zu ihrem Schönheitsideal, aber die Brust ist für sie das wichtigste Sexualorgan (siehe auch S. 80). Um die Zeit der Therapie gut zu überstehen, brauchen lesbische Frauen möglichst ein gefestigtes weibliches Selbstwertgefühl.

wichtig

Leben Sie Ihr Leben und stehen Sie dazu. Sie verstecken einen Teil Ihrer Identität und schwächen Ihr Selbstwertgefühl, wenn Sie Ihre lesbische Lebensweise verschweigen.

Sprechen Sie auch mit Ihren Ärzten darüber – das ist die Grundlage für das notwendige Vertrauen in der Beziehung zwischen Arzt und Patientin. Nehmen Sie Ihre Gefährtin, wenn möglich, zu den Arztgesprächen mit und sorgen Sie dafür, dass sie als Ihre Partnerin anerkannt wird.

In einer lesbischen Beziehung ist eine sensible Gefährtin wichtig, die Ihnen ebenso wie der Wunschpartner der heterosexuellen Frauen das Gefühl vermittelt, nicht allein zu sein. Alle betroffenen Frauen brauchen jemanden, der ihnen hilft, das Vertrauen zum eigenen Körper wieder aufzubauen.

Freundliche Reaktionen?

Vielleicht haben Sie nach der Diagnose das Bedürfnis, sich aus Ihrem sozialen Umfeld zurückzuziehen und Freunden und Bekannten anfangs aus dem Weg zu gehen. Vorübergehend hat das seine Berechtigung – Sie müssen ja erst selbst einmal die Tatsachen verkraften und sich in die neue Situation einfinden. Versuchen Sie aber, sich nicht auf Dauer auszugrenzen. Je mehr Sie Ihren normalen Alltags- und Freizeitbeschäftigungen nachgehen können, desto weniger fühlen Sie sich vom aktiven Leben abgeschnitten.

Die Reaktionen Ihres Umfeldes auf die Krebsdiagnose fallen wahrscheinlich sehr unterschiedlich aus. Von den Freunden, die Sie auffangen, die Sie jederzeit anrufen können und die alles tun, um Sie zu stützen, brauchen wir hier nicht zu reden. Sie können sich glücklich schätzen, dass es sie gibt. Es sind Freunde fürs Leben – in jedem Sinne.

Vielleicht machen Sie aber auch andere Erfahrungen und stellen fest, dass Sie plötzlich ein »Event« sind. Da rufen Leute an, mit denen Sie seit Jahren keinen Kontakt hatten, die über fünf Ecken von Ihrer Erkrankung erfahren haben und sich nun nach Ihren detaillierten Untersuchungsergebnissen erkundigen. Wundern Sie sich, lassen Sie es an sich vorbeiziehen – es geht bald vorüber.

Mühsam sind Menschen, die mit einem sprechen wie mit einer Todgeweihten und leise in den Hörer schluchzen. Oft haben sie auch noch ein paar Horrorgeschichten auf Lager. Da hilft eigentlich nur, das Gespräch bald zu beenden: »Entschuldige, ich muss Schluss machen.« Das ist eine gute Übung. Sie müssen sich nicht rechtfertigen, wenn Sie ein Gespräch beenden wollen, und auch keine Ausrede erfinden. Es geht niemanden etwas an, ob Sie zum Arzt müssen, einen bestimmten Film sehen wollen oder einfach keine Lust mehr haben zu telefonieren.

Manchmal melden sich Freunde auch erst einmal gar nicht. Vielleicht, weil für viele Männer »Brustkrebs ein extrem problematisches Thema« ist, wie mir ein Bekannter sagte – ohne es weiter zu erläutern. (Psychologen wie Melanie Klein würden wohl als Erklärung das zwiespältige frühkindliche Verhältnis zur Mutterbrust anführen ...). Oder weil viele Frauen dadurch zu stark mit ihrer eigenen Angst konfrontiert werden – kombiniert mit einem schlechten Gewissen, weil sie »lange nicht mehr beim Frauenarzt« waren. Eine Freundin schließlich entschuldigte sich für die lange Funkstille: »Ich dachte, ich müsste dir helfen und dich unterstützen, und dazu hatte ich einfach nicht die Kraft.«

Meine Erfahrungen damals habe ich in meinem Tagebuch notiert: »Meine engen Freunde haben sich als solche erwiesen. Sie sind präsent, nicht weinerlich und zuverlässig. Im weiteren Freundeskreis hat sich manch einer ein bisschen zurückgezogen. Ich gehe damit offensiv um und rufe selbst an. Meist höre ich: ›Ich wollte dir nicht auf die Nerven gehen.‹ Und ich treffe auf Freude, dass es mir gut geht. Manche Menschen sind eben zu schwach, um diese Krankheit auszuhalten. Ich mache ihnen Angst. Ich verstehe das.«

Machen Sie solchen Menschen keine Vorwürfe. Entscheiden Sie für sich, wie Sie mit irritierenden Reaktionen Ihrer Umwelt umgehen. Sie können Sie ignorieren oder selbst die Initiative ergreifen. Vielleicht rufen Sie eine Freundin oder Bekannte, an der Ihnen liegt, von sich aus an, und sie sagt: »Bin ich froh, dass du dich meldest! Sei mir nicht böse, ich konnte einfach nicht anrufen. Ich hatte so furchtbare Angst ... um mich.«

Denken Sie daran, wie Sie vor Ihrer Erkrankung auf Menschen mit einer Krebsdiagnose reagiert haben. Vielleicht haben auch Sie erst einmal »dichtgemacht«. Akzeptieren Sie die anderen und gehen Sie, wenn Sie möchten, auf sie zu. Und dann konzentrieren Sie sich wieder auf sich selbst und Ihre Genesung.

»Ein starkes Team«

Während der Zeit der Krebsbehandlung brauchen Sie ein starkes Team, in dessen Mittelpunkt Sie selbst stehen. Nicht nur Ihre Ärzte sollten natürlich zusammenarbeiten – auch Ihre Familie und Ihre Freunde sind ein wichtiger Bestandteil der Gemeinschaft um Sie herum. Wie viele das sind und wer zu Ihrem Team gehört, entscheiden Sie selbst; bitten Sie diese Menschen um Unterstützung.

wichtig

Die Grundlage Ihres Teams sind gegenseitiges Verständnis und Vertrauen sowie offene Gespräche über Schwierigkeiten.

Der Teamgedanke hat mehrere Vorteile: Zum einen fühlen Sie sich weniger allein, wenn Sie wissen, dass Sie von einer ganzen Gruppe von Menschen unterstützt und getragen werden. Und das Tragen verteilt sich auf mehrere Schultern: Hätten Sie als Brustkrebspatientin nur einen einzigen privaten Ansprechpartner, wäre dieser unweigerlich in kurzer Zeit völlig überfordert – und Sie hätten vielleicht zu allem Überfluss ein schlechtes Gewissen.

Nicht alle Menschen sind in jeder Stimmungslage und für jedes Bedürfnis der richtige Ansprechpartner. Vielleicht überlegen Sie sich ein paar »Spezialisten«, zum Beispiel:

- Mit wem kann ich am besten konkret über meine Krankheit sprechen?

  ____

- Bei wem kann ich mich am besten ausweinen? Wer bringt mich zum Lachen?

  ____

  ____

- Wer ist unternehmungslustig und steht auch mal spontan zur Verfügung?

  ____

  ____

- Wen möchte ich als Begleitung bei Arztgesprächen?

  ____

  ____

- Bei wem könnte sich mein Partner am besten mal aussprechen?

  ____

  ____

- Wer kann sich, wenn nötig, um die Kinder kümmern?

  ____

  ____

- Wen kann ich ab und zu um Besorgungen bitten?

  ____

  ____

Erwünscht und gefürchtet – der Wiedereinstieg in den Beruf

Die Nachricht von meiner Krebserkrankung platzte mitten in meine Arbeit an einem größeren Projekt. Da ich nicht nur selbstständig, sondern auch »Einzelkämpferin« bin, überfiel mich umgehend eine große Existenzangst, die ich nun neben dem Schock der Diagnose verkraften musste. Wenn es überhaupt weitergeht, wie wird das sein? Wie werden meine Kunden reagieren? Werde ich überhaupt weiterarbeiten können?

Ich hatte Glück: Noch während der Chemotherapie bekam ich kleinere Aufträge, die ich mir entsprechend meiner Kräfte einteilen konnte. Das war mir ungeheuer wichtig, weil ich mich dadurch nicht ausgegrenzt fühlte. Einen Bruch brachte die Bestrahlung. Dauererschöpfung und mangelnde Konzentrationsfähigkeit machten es mir ca. ein Vierteljahr unmöglich zu arbeiten. In diese Zeit fiel auch meine Anschlussheilbehandlung, und danach habe ich mich langsam aber sicher wieder an meinen Arbeitsalltag herangetastet. Etwa eineinhalb Jahre nach der Diagnose konnte ich wieder »richtig« arbeiten. Heute habe ich einen neuen Arbeitsrhythmus gefunden. Ich kann mich wieder uneingeschränkt konzentrieren, aber nicht mehr so lange. Durchgearbeitete Nächte gibt es nicht mehr, auch, weil ich mir das nicht mehr zumute.

Ähnliche Fragen, wie ich sie mir damals gestellt habe, beschäftigen wohl alle berufstätigen Frauen, die an Brustkrebs erkranken: Muss ich meinen Beruf aufgeben? Oder wie kann ich den Berufsalltag später wieder meistern? Kann mir trotz oder wegen meiner Krankheit gekündigt werden? Wie sieht es mit dem Krankengeld aus? Sie schwanken zwischen dem Wunsch, wieder dazuzugehören, und der Angst vor Überforderung. Dabei spielt jedoch die individuelle – seelische und finanzielle – Situation eine entscheidende Rolle. Eine Frau, die kurz vor der Rente steht, reagiert aller Wahrscheinlichkeit nach anders auf dieses Thema als eine jüngere Frau, die noch viele Berufsjahre vor sich hat. Wer Freude an seiner Arbeit hatte, steht dem beruflichen Wiedereinstieg anders gegenüber als jemand, der sie als Dauerstress empfand. Für Frauen, die gezwungen sind, Geld zu verdienen, ergeben sich wieder andere Schwerpunkte (siehe S. 162).

»Hair!«

Für die meisten Frauen gehört der Verlust ihrer Haare zu den am schwersten zu bewältigenden Krankheitsfolgen, auch wenn er nur vorübergehend ist. Brustkrebs, aber auch Gebärmutterkrebs sind ohnehin ein massiver Angriff auf das weibliche Selbstbewusstsein. Und nun auch noch das!

Das Umfeld reagiert oft mit dem vermeintlich tröstlichen Hinweis: »Macht doch nix, die kommen ja wieder!« (Ein Satz, der die meisten Brustkrebspatientinnen zur Weißglut bringt.) Ja, aber wann? Und wie soll ich diese haarlose Zeit überstehen?, fragen sich Frauen in dieser Situation. Friseure berichten von Kundinnen, die hinter einem Wandschirm beim Aussuchen der Perücke in Tränen ausbrachen. Dabei ist es nicht nur die weibliche Eitelkeit, die um den Verlust der schmückenden Haarpracht trauert. Die Angst vor dem kahlen Schädel ist ungeheuer groß und sitzt tief: Er macht die Krebserkrankung nach außen sichtbar, wodurch sich viele Betroffene »bloßgestellt« fühlen. Überdies haben die Frauen Angst vor einer Reaktion der anderen, die sie vermutlich von sich selbst kennen: Ein haarloser Kopf wird mit Krebs und Tod in Verbindung gebracht. Dabei ist die Krankheit in immer mehr Fällen heilbar.

wichtig

Die Therapie kämpft gegen den Krebs. Kämpfen Sie mit, indem Sie den Haarausfall als vorübergehende Begleiterscheinung akzeptieren! Am besten fragen Sie bereits Ihren Arzt im Krankenhaus, was Sie erwartet.

Natürlich habe auch ich unter dem Haarverlust gelitten: »10. September 2006. Gestern habe ich doch auch wieder sehr mit meinem Haare verlierenden Kopf gehadert, obwohl alle sagen, die Perücke und die Tücher stünden mir gut. Aber meine geliebten Locken! Ach, irgendwann sind sie wieder da …«

Wann werden mir die Haare ausfallen?

Ob Ihre Haare gar nicht, nur wenig oder völlig ausfallen, hängt von der Art und Dosis der Chemotherapie und von Ihrer individuellen Veranlagung ab.

Meist zwischen der ersten und zweiten Chemotherapie, manchmal auch später, beginnt der Haarausfall: Zuerst sind es nur einzelne Haare auf dem Kopfkissen, dann immer mehr, bis sich die Haare büschelweise ausziehen lassen. Wenn sie sich nicht schon vorher eine Kurzhaarfrisur zugelegt haben, lassen sich viele Frauen zu diesem Zeitpunkt eine Glatze rasieren. Andere schneiden das Haar auf ca. einen Zentimeter herunter und lassen weiter ausfallen was will – manchmal gehen auch gar nicht alle Haare aus, sondern es bleibt ein dünner Flaum.

Auch Augenbrauen und Wimpern fallen – je nach Zusammensetzung der Chemo – nicht immer aus: Oft bleiben Resthaare stehen, die man mit einigen kosmetischen Tricks fülliger erscheinen lassen kann (siehe auch das Kapitel »Pflege und Kosmetik«, S. 126). Achsel- und Schamhaare fallen ebenfalls mehr oder weniger aus. Wenn außer der Brust auch die Achselhöhle bestrahlt wird, wachsen dort keine Haare mehr.

Tatsächlich ist der nackte Kopf ja auch etwas ganz Besonderes. Nehmen Sie einmal einen Spiegel und schauen Sie sich Ihren Kopf von allen Seiten an. So klar und unverhüllt werden Sie ihn nicht lange studieren können. Welche Kopfform haben Sie? Gibt es Muttermale oder sonstige Besonderheiten, die Sie ganz persönlich ausma-

TIPP

Porträtfotos

Bitten Sie, wenn Sie sich ein bisschen an ihren haarlosen Kopf gewöhnt haben, einen vertrauten, einfühlsamen Menschen, Porträtfotos von Ihnen zu machen. Besonders als Schwarz-Weiß-Aufnahmen strahlen diese Bilder eine ungeheure Intensität aus. Sie sind ein ganz besonderer Ausdruck Ihrer Persönlichkeit und später eine Erinnerung an eine lebenswichtige Zeit. Versuchen Sie es! Wegwerfen können Sie die Bilder immer noch.

▼ Fotos? Hilfe! – Heute bin ich froh, dass ich sie habe.

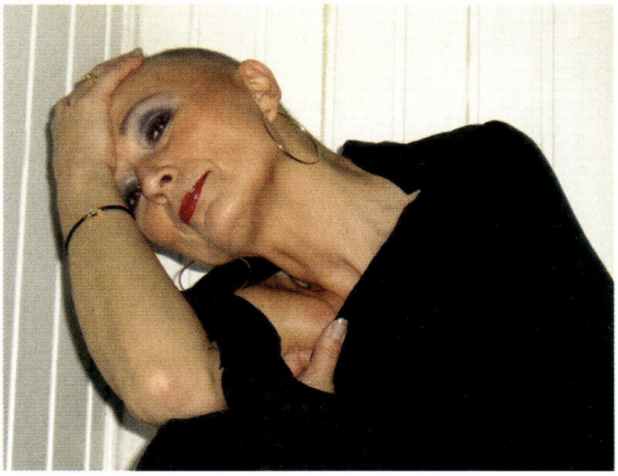

▼ Locken ade – aber der erste Flaum zeigt sich schon wieder!

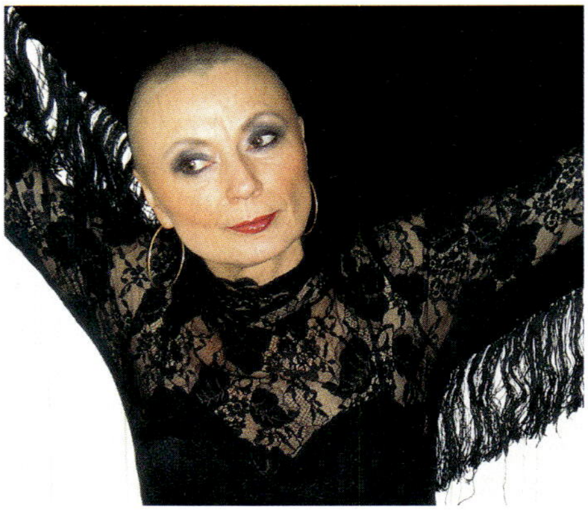

chen? Nicht zuletzt bietet der haarlose Kopf die intensivste Begegnung mit dem eigenen Gesicht, die man sich denken kann: Begegnen Sie sich und schenken Sie sich ein Lächeln!

Nur wenige Frauen zeigen ihren kahlen Schädel in der Öffentlichkeit vor. Die meisten legen sich eine Perücke, Tücher und Mützen zu, die sie bei verschiedenen Gelegenheiten tragen.

Wann wächst mein eigenes Haar wieder nach?

Der erste neue Flaum auf dem Kopf erscheint oft schon vor Ende der Chemotherapie – als ahnten die Zellen, dass die Bombardierung mit den Zytostatika bald aufhören wird. Die Farbe Ihrer Haare kann sich verändert haben – dunkler oder grau – und auch die Struktur: Möglicherweise bekommen Sie Locken, während Sie vorher keine hatten.

Nach Abschluss der Chemotherapie vergehen drei bis vier Monate, bis die Haare wieder einigermaßen dicht aussehen (Achsel- und Schamhaare brauchen noch etwas länger). Sie wachsen pro Monat ca. einen Zentimeter. Augenbrauen und Wimpern stellen sich bei den meisten Frauen rascher wieder ein.

wichtig

Falls Ihre Haare grau nachgewachsen sind, raten die Friseure, zur Schonung des »Nachwuchses« ca. zwei Monate mit einer Färbung zu warten.

Keine Angst vor der Perücke

Manche Frauen haben einen solchen Widerwillen gegen eine Perücke, dass sie sich nur mit Tüchern oder Mützen über die haarlose Zeit hinweghelfen. Für die meisten aber ist sie ein mehr oder minder geschätztes Hilfsmittel für einige – vor allem für die kalten – Monate. Wenn Sie eine Perücke tragen wollen, sollten Sie so früh wie möglich mit der Auswahl beginnen. In vielen Krankenhäusern besuchen spezialisierte Friseure die Patientinnen schon bald nach der Operation und informieren sie über die zahlreichen Möglichkeiten und Modelle; zuweilen haben diese Friseure auch ein Ladenlokal in der Klinik.

TIPP

Krankenkasse

Falls Ihr Friseur bei dem Kostenvoranschlag sinngemäß schreibt: »Extrem flacher Hinterkopf, deshalb ist eine besondere Perücke notwendig«, übernimmt die Krankenkasse oft einen höheren Anteil.

Manchmal müssen die Perücken auch bestellt oder noch bearbeitet werden, und das nimmt eine gewisse Zeit in Anspruch. Da die Haare meist in den ersten Wochen der Chemotherapie ausfallen, sollten Sie also spätestens um die erste Sitzung herum zum Friseur gehen. Der Ablauf ist folgender:

- Sie besorgen sich bei Ihrem Arzt ein Rezept für eine Perücke.
- Mit diesem Rezept gehen Sie zu Ihrem Friseur, der mit Ihnen eine Perücke aussucht und einen entsprechenden Kostenvoranschlag an die Krankenkasse schickt.
- Nach dem O.K. der Krankenkasse müssen Sie beim Friseur eventuell noch einen Differenzbetrag bezahlen.

Ob Sie sich für Echthaar oder Kunsthaar entscheiden, ist nicht nur eine Frage des Preises. Beides hat Vor- und Nachteile, über die Sie Ihr Friseur genau informieren wird. Viele Frauen, vor allem die mit längeren Haaren, wollen zunächst eine Perücke, die der eigenen Frisur möglichst ähnlich ist, »damit man es nicht sofort sieht«. Doch das klappt meist nicht. Die Farbe ist nicht das Problem, sondern der Schnitt:

- Damit der Ansatz an der Stirn verdeckt ist, sollte die Perücke einen Pony haben.

TIPP

Beratung

Je mehr Haare noch da sind und je besser Ihre ursprüngliche Frisur noch zu erkennen ist, desto besser kann Ihr Friseur Sie beraten.

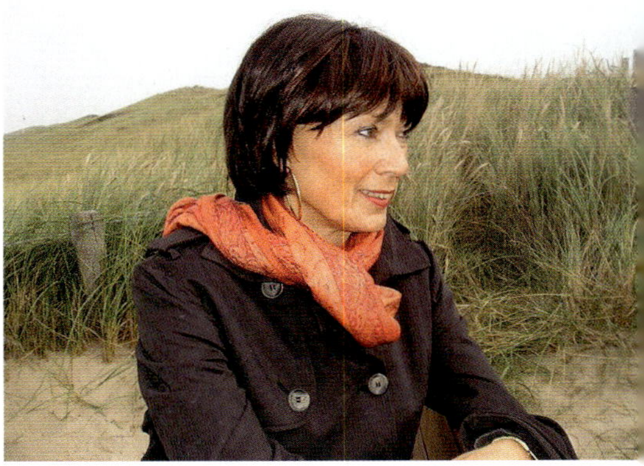

▲ **Wurde mir nicht vom Nordseewind abgeblasen: meine Perücke.**

- Auch die Haare an den Schläfen sollten möglichst länger sein, um den nicht vorhandenen eigenen Haaransatz zu kaschieren.

Und warum wollen wir eigentlich genauso aussehen »wie immer«? Wir könnten ja auch aus der Not eine Tugend machen, und einmal etwas anderes ausprobieren. Perücken bieten dazu völlig neue Möglichkeiten: Vielleicht haben Sie Lust, Ihren Typ zu verändern und sich mal anders zu stylen als gewohnt? Ich habe mich nach dem Verlust meiner schulterlangen Locken für eine kinnlange, glatte Perücke mit Strähnchen entschieden. Solche Perücken frisieren sich fast wie von selbst: Einmal Kopfschütteln, und das Ganze sitzt wieder.

Außerdem sind kürzere Perücken relativ leicht und schieben sich nicht so schnell durch Krägen oder Schals nach vorn. Wenn Ihnen aber doch mehr nach Locken ist – auch da gibt es eine große Auswahl.

Eine hochwertige Perücke erkennt man an dem hautfarbenen Einsatz auf dem Oberkopf. Wenn die Haare, zum Beispiel am Scheitel, auseinanderfallen, sieht das sehr natürlich aus.

Man kann die Perücke schneiden – mit der Zeit immer kürzer, bis die Umstellung auf das eigene Haar nicht mehr so sehr auffällt. Rechnen Sie ungefähr vier bis fünf Monate nach Abschluss der Chemo, bis Sie wieder so etwas wie dichtes, aber immer noch sehr kurzes Haar haben. Ob Sie dann Ihre Perücke weiter tragen wollen, hängt von Ihnen selbst ab.

Es gibt eine große Auswahl an Perücken. Nehmen Sie sich Zeit für das Aussuchen und lassen Sie sich dabei von einem versierten Friseur beraten; er sollte ein Gefühl für die Proportionen Ihres Gesichts haben und für die Farben, die Ihnen stehen. Am besten nehmen Sie jemanden mit, der Ihnen wohlgesonnen ist, der Sie gut kennt und auf dessen kritisches Urteil Sie vertrauen. Manche Perücke hebt plötzlich den Typ der Trägerin so vorteilhaft hervor, dass sie nach der Adresse ihres Friseurs gefragt wird oder von allen Seiten zu hören bekommt: »So solltest du die Haare immer tragen!«

Wie dem auch sei, die Perücke ist eine Begleiterin auf Zeit. Werfen Sie sie von sich, wenn Sie die Tage gezählt haben, bis Ihre eigenen Haare wieder einen unbedeckten Auftritt in der Öffentlichkeit erlaubten. Oder nutzen Sie sie weiterhin als schicke Mütze (im Winter kann es mit extrem kurzen Haaren empfindlich kalt am Kopf werden; Männer mit Glatze kennen das), bis Sie nur noch Ihre eigene (neue?) Frisur tragen.

TIPP

Internet

Vielleicht haben Sie keine Möglichkeit, einen Perückenspezialisten in einer größeren Stadt aufzusuchen. Dann bietet sich die Bestellung über das Internet an. Es gibt sehr viele Anbieter (einige Adressen finden Sie im Anhang). Außerdem ist die Art der Bestellung anonym, falls Sie nicht möchten, dass Ihre Erkrankung rundherum bekannt wird, weil Sie beim Friseur Ihrer Nachbarin oder einer Bekannten begegnen.

Es ist eine Umstellung, und es braucht seine Zeit, bis man sich an die Perücke gewöhnt hat. Aber vielleicht tragen Sie sie bald so selbstverständlich wie eine Brille und sind froh, dass Sie sie haben. Auf Nachfragen nach der neuen Frisur sollten Sie nur Menschen, denen Sie den Grund auch mitteilen wollen, offen antworten. Für alle anderen empfiehlt sich der Standardsatz: »Ich wollte mal was Neues ausprobieren.«

Wie pflege ich meine Perücke?

Die sicherste Möglichkeit ist natürlich Ihr Friseur. Meist reinigt er Ihre Perücke von einem Tag auf den anderen. (Oft sind zwei oder drei Reinigungen im Service inbegriffen – fragen Sie nach!)

Es gibt auch spezielle Waschlotionen zu kaufen, die aber in der Regel in unpraktisch großen und damit teuren Flaschen abgefüllt sind. Falls Sie Ihre Perücke selbst reinigen wollen, behandeln Sie sie wie einen kostbaren Angorapullover: also nicht wringen, sondern nur sanft baden. Und vor allen Dingen: kein heißes Wasser!

- Wichtig ist das nächtliche Lüften, am besten auf einem Perückenständer. Diesen gibt's bei Ihrem Friseur, oft kostenlos als Bonus für den Perückenkauf.
- Benutzen Sie eine spezielle Haarbürste für Perücken.
- Es gibt besondere Haarsprays für Perücken. Immer gut ausbürsten!
- Höchstens 1-mal im Monat sollten Sie Ihre Perücken reinigen.
- Make-up-Ränder im Stirn- und Schläfenbereich lassen sich mit Reinigungsbenzin entfernen. Danach gut lüften!

Tücher, Mützen und Turbane

Eine Alternative zur Perücke sind Schlauchmützen, Tücher und Turbane. Es gibt sie bei den meisten Friseuren, die Perücken verkaufen. Eine große Auswahl bietet das Internet (Adressen siehe Anhang); Schlauchmützen findet man auch in Sportgeschäften.

Solche Kopfbedeckungen stehen aber nicht allen Frauen. Außerdem sind sie bei uns – im Gegensatz zu den wunderschönen geschlungenen Turbanen beispielsweise afrikanischer Frauen – eher unüblich und deshalb ein Hinweis auf die Haarlosigkeit. Sicher werden Sie vor allem in den wärmeren Monaten bald überall Ihre mit Tüchern oder Mützen geschmückten Schicksalsschwestern erkennen. Wer das unbedingt vermeiden will, der ist mit einer Perücke besser bedient. Dennoch lassen sich vor allem mit den Schlauchmützen attraktive Kopfbedeckungen gestalten, indem man einen langen, schmalen Schal zusammenzwirbelt und darüber bindet. Um den Kopf legen, an der Stirn 2-mal überkreuzen und die Enden im Nacken zu einem Knoten zusammenknuffen.

Bei allen Mützen- und Tüchervariationen zieht man am besten eine kleine gewölbte Baumwollmütze (gibt es auch beim Friseur) unter. Das betont den Hinterkopf und macht ein schöneres Profil. Das Gleiche bewirkt auch ein Schulterpolster unter dem Tuch. Eine bis über die Ohren gezogene Baskenmütze sieht ebenfalls hübsch aus. Größere Ohrringe dazu tragen!

TIPP

Rutschhemmung

Seidentücher rutschen nicht so leicht, wenn Sie darunter ein dünnes Baumwolltuch um den Knopf knoten. Sie können auch einen Frotteeturban unter dem Tuch tragen. Dieses rutscht dann nicht, und das Ganze wirkt voller.

Probieren Sie Tücher, Mützen, Kappen, Hüte, Turbane oder Stirnbänder aus – so lange, bis Sie sich wohlfühlen. Das ist schließlich am wichtigsten!

Die Kopfhaut

In der Zeit, in der die Haare ausfallen, ist die Kopfhaut sehr empfindlich. Nicht selten klagen Frauen über nadelstichartige Schmerzen. Es tut ihnen schon weh, den Kopf abends aufs Kissen zu legen. Auch Perücken, Mützen oder Tücher strapazieren die Kopfhaut. Hier einige Tipps, wie Sie Abhilfe schaffen können:

- Reiben Sie Ihre Kopfhaut mit Sesamöl ein. Das hält sie geschmeidig. Abends einreiben, über Nacht einziehen lassen. (Eine weiche Baumwollmütze überziehen.) Die Baumwollmütze (zum Beispiel »Night cap«) hat einen weiteren Vorteil: Man braucht morgens keine Haare vom Kopfkissen zu klauben.
- Wohltuend ist die sanfte Massage mit einer Babybürste aus Ziegenhaar, bei der auch lose Hautschuppen entfernt werden.
- Besorgen Sie sich ein sehr mildes, duftendes Haarwasser (zum Beispiel mit Orangenblüten). Sanft einmassiert erfrischt es die Kopfhaut und der Duft tut der Seele gut.

wichtig

Wenn Sie Ihre bloße Kopfhaut im Sommer der Sonne aussetzen wollen, cremen Sie sie mit einem guten Sonnenschutzmittel mit hohem Lichtschutzfaktor ein.

Pflege und Kosmetik

Vielleicht bekommen Sie an einem gewissen Punkt das Gefühl, sich durch Ihre Erkrankung fremd geworden zu sein. »Das bin nicht mehr ich!«, denken oder sagen Sie. Doch, das sind Sie! Und Ihr Körper ist kein Feind, der dafür verantwortlich ist, dass es »ausgerechnet Sie« erwischt hat. Bedenken Sie: Wie viele Jahre schon hat er Sie durchs Leben getragen, ohne dass Sie sich groß um ihn gekümmert hätten?

Welch ungeheuerlichen Angriff auf das weibliche Selbstbewusstsein der Brustkrebs bedeutet, braucht hier nicht noch einmal betont zu werden. Aber selbst wenn einige Zellen verrückt gespielt haben, Sie sind immer noch ein Weib! Zuwendung, nicht nur von anderen, sondern vor allem von sich selbst – das ist es, was Sie in dieser Situation vermutlich am meisten brauchen. Gönnen Sie sich Ruhe und ausgiebige Pflege, genussreiches Essen und viel frische Luft. Auch das hilft dem Körper im Kampf gegen den Krebs, es signalisiert ihm Ihre ungebrochene Zuneigung.

Es ist Zeit für Vertrauen – nicht nur zu den Ärzten und der modernen Medizin. Vor allem Vertrauen zu sich selbst. Und zum Leben.

Körperpflege

Durch eine Chemotherapie wird die Haut am ganzen Körper oft trocken und empfindlich. Sie kann jucken und spannen, was aber eine Weile nach der letzten Behandlung wieder zurückgeht. Die Ärzte empfehlen in dieser Zeit meist pH-neutrale Produkte, die keine Parfümstoffe und keinen Alkohol enthalten. Wenn Sie es vertragen, können Sie sich aber auch nach dem Duschen mit einer reichhaltigen Lotion (zum Beispiel mit Aloe vera) oder einem hochwertigen Körperöl eincremen.

Achten Sie in jedem Fall auf besondere Hygiene:

- Keine angebrochenen Tuben, Tiegel, Flaschen verwenden.
- Handtücher und Waschlappen häufig wechseln.

Brust und Narbe

Tipps zur Narbenpflege finden Sie im Kapitel »Meine Brust«, S. 87, zur Pflege der

TIPP
Ernährung

Sie können etwas für Ihre Haut tun, indem Sie sich gesund ernähren (siehe S. 154) und viel, viel trinken.

gereizten Haut nach einer Bestrahlung im Kapitel »Die Strahlentherapie«, S. 57).

Intimpflege

In der Scheide *(Vagina)* einer gesunden Frau herrscht ein ausgeglichenes Milieu, in dem bestimmte Bakterien gedeihen, vor allem nützliche und lebensnotwendige Milchsäurebakterien, während andere, meist schädliche Keime hier jedoch nicht überleben. Die Scheidenflora benötigt einen pH-Wert von unter 4,5, das ist nach der pH-Wert-Skala (S. 79) relativ sauer.

Dieser natürliche Säureschutzmantel kann durch geschwächte Abwehrkräfte (Chemotherapie), Medikamente (zum Beispiel Antibiotika), mangelnde oder falsche Intimpflege (zum Beispiel alkalische Seife oder Duschgels, Scheidenspülungen, Intimsprays) zerstört werden. Je höher der pH-Wert steigt, desto anfälliger wird die Scheide für Pilze und schädliche Bakterien.

- Benutzen Sie lauwarmes Wasser und eine milde, pH-neutrale Intimwaschlotion. Den Intimbereich mit der Hand oder mit Einmal-Waschlappen aus Papier waschen. Frotteewaschlappen jeden Tag wechseln – sie sind ein Paradies für Keime.
- Slips aus Baumwolle sind besser als solche aus Synthetik, weil bei diesen leicht ein Wärmestau entsteht, in dem Krankheitserreger gedeihen. Das gilt auch für zu enge Hosen.

Mund und Zähne

Viele Frauen bekommen während einer Chemotherapie Probleme mit einer entzündeten Mundschleimhaut. (Wie man das verhindern oder zumindest die Reizungen lindern kann, siehe S. 71).

wichtig

Eine Entzündung oder einen Belag im Mund sollten Sie unbedingt einem Arzt zeigen.

Aber auch bei einem wunden Mund ist die Mund- und Zahnreinigung in dieser Zeit sehr wichtig, um die Zähne langfristig nicht zu gefährden. Benutzen Sie:

- eine weiche Zahnbürste
- eine milde Zahnpasta
- ein alkoholfreies Mundwasser (Sie können den Mund auch mit Salbei- oder Kamillelösungen ausspülen)

Die Beschwerden im Bereich des Mundes klingen fast immer bald nach Ende der Behandlung ab.

Die Lippen werden oft trocken und spröde. Zur Lippenpflege eignen sich fetthaltige, aber paraffinfreie (sonst gibt's Mitesser) Lippencremes oder Lippenpflegestifte. Abends kann man auch ein bisschen Honig auf die Lippen streichen.

Bei aufgesprungenen Lippen die Hautfetzchen vor dem Auftragen der Pflege sanft mit einer weichen Zahnbürste ablösen.

Nägel

Bei manchen Chemotherapien können die Finger- und Fußnägel weich und brüchig werden oder sich entzünden. Deshalb sollten Sie in dieser Zeit vorsichtshalber auf Nagellack verzichten.

Viele Frauen (darunter ich) haben gute Erfahrungen mit Gelnägeln gemacht. Es gibt verschiedene Möglichkeiten der Fingernagelmodellage. Lassen Sie sich in einem professionellen Nagelstudio beraten!

Gesichtspflege

Auch die Gesichtshaut wird während der Chemotherapie dünner und empfindlicher. Abdrücke – zum Beispiel von einer Falte im Kopfkissen – bleiben länger sichtbar, Falten werden vorübergehend tiefer, vielleicht kommen auch – ebenfalls vorübergehend – ein paar hinzu. Einige Zeit nach Abschluss der Behandlung polstert sich die Haut wieder auf und diese Erscheinungen gehen zurück.

▼ Kurz nach der ersten Chemo: Duo mit Schlamm-Maske.

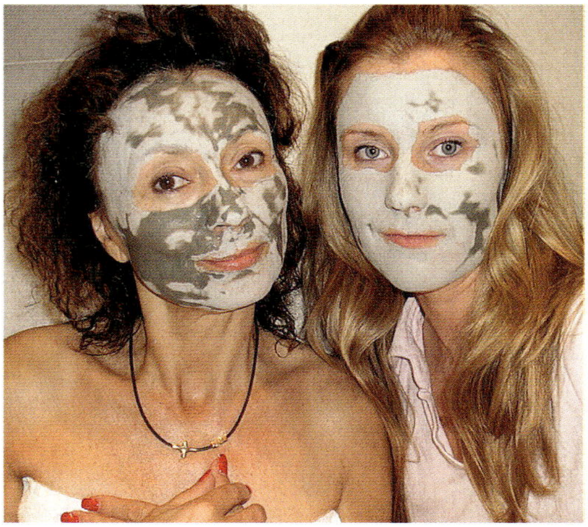

Ihre Haut braucht jetzt viel und gute Pflege. Sprechen Sie mit einer Kosmetikerin oder mit einer versierten Parfümeriefachverkäuferin. Da die Krankheit, die Sie durchleben, immer mehr Frauen betrifft und das Gespräch darüber nicht länger tabu ist, können Sie erfahrene Expertinnen in aller Regel gut beraten.

Was Ihre Gesichtshaut morgens und abends braucht:

- eine milde Reinigungslotion
- ein alkoholfreies Gesichtswasser
- eine reichhaltige Tages-/Nachtcreme für empfindliche Haut

Die Pflegecreme wird sanft auf Gesicht (die Augen aussparen!), Hals und Dekolleté aufgetragen. Für die besonders empfindliche Augenpartie gibt es spezielle Augencremes, die mit dem Mittel- oder Ringfinger behutsam in dünner Schicht eingeklopft werden. Eine Wohltat sind

> **TIPP**
> **Selbstbräuner**
> Wenn Sie Ihr blasses Gesicht etwas bräunen wollen, benutzen Sie (nach Absprache mit Ihrem Arzt) eine Selbstbräunungscreme. Es gibt auch pflegende Bräunungslotionen für den Körper.

außerdem beruhigende und feuchtigkeitsspendende Masken. Verwöhnen Sie sich selbst ein bisschen!

Thema Sonne

Ein sehr guter Sonnenschutz (mindestens Schutzfaktor 30) ist ein Muss, um die durch die Medikamente dünne und empfindliche Haut zu schonen.

Aber auch wenn die Sonne nicht vom Himmel brennt, sollten Sie nicht vergessen, während der Chemotherapie das Gesicht immer mit einem Sonnenschutzmittel mit einem hohen Lichtschutzfaktor einzucremen. Von Solarien oder Sonnenbänken raten die meisten Ärzte dringend ab.

Make-up

Wenn Sie sich immer schon geschminkt haben, werden Sie wahrscheinlich jetzt nicht darauf verzichten. Aber auch Frauen, die eigentlich mit dekorativer Kosmetik nicht viel am Hut haben, können sich während der Chemotherapie durch ein bisschen Farbe im Gesicht selbst unterstützen und schöner fühlen. Wer gut aussieht, fühlt sich auch besser. Ich habe allerdings immer mindestens 20 Minuten gebraucht, bis alles nachgestrichelt war …

Die Grundlage für das Make-up ist die morgendliche Hautpflege.

Abdecken: Dunkle Ringe unter den Augen mit einem nicht zu dunklen Abdeckstift, einer Abdeckcreme oder einem Concealer aufhellen. Achten Sie darauf, dass Sie keine antiseptischen Produkte nehmen. Diese trocknen die Haut aus.

Grundieren: Das Make-up (nicht zu dunkel und nicht zu viel) auftragen, am gleichmäßigsten gelingt das mit einem Make-up-Schwämmchen.

Puder und Rouge: Nur wenn nötig ein bisschen Puder auftragen. Puder »für sommerliche Bräune« kann man auch als Rouge einsetzen. Ansonsten einen Hauch Rouge auf die Wangenknochen geben. Achtung: Puder verstopft leicht die Poren. Immer gut abschminken.

Augenbrauen

Erst wenn sie weg oder sehr schütter sind, merkt man, wie stark die Augenbrauen das Gesicht prägen. Deshalb lohnt es sich, den Brauen etwas mehr Zeit zu widmen. Wenn noch Härchen vorhanden sind, die

INFO

Permanent-Make-up: nur vor der Chemo!

Bei Frauen, die während einer Chemotherapie ihre Kopfhaare verlieren, fallen manchmal auch die Augenbrauen und Wimpern aus oder werden (wie bei mir) sehr schütter.
Eine Alternative zum etwas zeitaufwendigen Nachstricheln ist das Permanent-Make-up. Dieses sollte aber rechtzeitig vor Beginn der Chemotherapie aufgebracht werden, da die Farbstoffe die von den Zytostatika angegriffene empfindliche Haut reizen könnten.
Ähnlich wie beim Tätowieren werden beim Permanent-Make-up Farbpigmente mit feinen Nadeln in die Haut punktiert. So können zum Beispiel die Augenbrauen, ein Lidstrich oder die Lippenkontur nachgezeichnet werden. Dies kostet zwar einige hundert Euro, hält aber mehrere Jahre.
Falls Sie sich dazu entschließen, wenden Sie sich unbedingt an einen Arzt oder eine entsprechend geschulte Kosmetikspezialistin.

Augenbrauen mit einem (nicht zu dunklen) Augenbrauenstift oder mit einem speziellen abgeschrägten Pinsel mit grauem oder braunem Lidschatten (passend zur Haarfarbe bzw. Perücke) in Wuchsrichtung nachstricheln. Keinen Balken ziehen. Anschließend mit einem Bürstchen ein bisschen verwischen, damit es natürlicher aussieht. Es gibt auch spezielle Schablonen, mit denen man die Augenbrauen nachzeichnen kann (Bezugsadresse siehe Anhang).

TIPP

Farbe anpassen

Am natürlichsten wirken die nachgezeichneten Augenbrauen, wenn Sie einen auf Ihre Haarfarbe abgestimmten helleren oder dunkleren Augenbrauenstift oder Lidschattenpuder verwenden.

Wenn die Augenbrauen vollständig ausgefallen sind, zeichnet man zunächst drei Orientierungspunkte mit dem Augenbrauenstift leicht an:

▼ Orientierungpunkte helfen Ihnen dabei, Ihre Augenbrauen nachzuzeichnen.

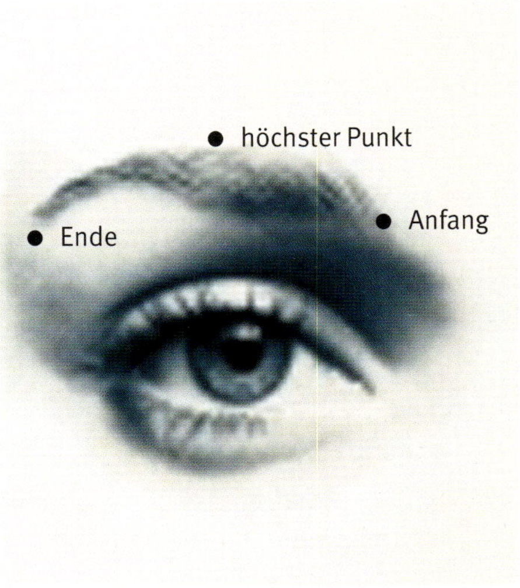

TIPP

Natürliche Form

Um ein Gefühl dafür zu bekommen, wie Ihre Augenbrauen verlaufen, fahren Sie einmal leicht mit dem Zeigefinder von der Nasenwurzel zum äußeren Augenwinkel. Dabei spüren Sie den Schwung des Knochens.

Als Erstes markieren Sie den Anfangspunkt der Augenbrauen:

- Einen Stift oder Pinsel senkrecht neben den Nasenflügel legen. Die Linie führt dann am inneren Augenwinkel vorbei bis zur Stirn.
- An der Stelle wo der »Orientierungsstift« auf den Stirnkochen trifft, mit dem Augenbrauenstift einen kleinen Punkt für den Anfang der Braue setzen.

Den Endpunkt finden Sie so:

- Den Stift zwischen Nasenflügel und äußerem Augenwinkel legen.
- An der Stelle wo der Stift auf den Stirnkochen trifft, mit dem Augenbrauenstift einen kleinen Punkt für das Ende der Braue anzeichnen.

Nun fehlt noch der Bogen, der den Augenbrauen den für Sie charakteristischen Schwung verleiht:

- Dazu gerade in den Spiegel schauen und den Stift vom Nasenflügel aus schräg nach oben legen, bis er vor der Pupille liegt.
- An der Stelle wo der Stift auf den Stirnkochen trifft, mit dem Augenbrauenstift den höchsten Punkt markieren.

Nun können Sie, am Anfangspunkt beginnend, Ihre Augenbrauen mit feinen Strichen nachzeichnen. Halten Sie den Augenbrauenstift so, dass die Striche der Wuchsrichtung der Härchen entsprechen.

Besonders natürlich sieht es aus, wenn Sie zum Abschluss noch einmal vorsichtig mit einem Wimpernbürstchen nacharbeiten. Nur ein wenig sanft verwischen, nicht fest aufdrücken.

Das alles hört sich komplizierter an, als es ist, und wird Ihnen mit ein bisschen Übung bald leicht von der Hand gehen.

▼ Karneval 2007: Perücke auf der Glatze – jetzt erst recht!

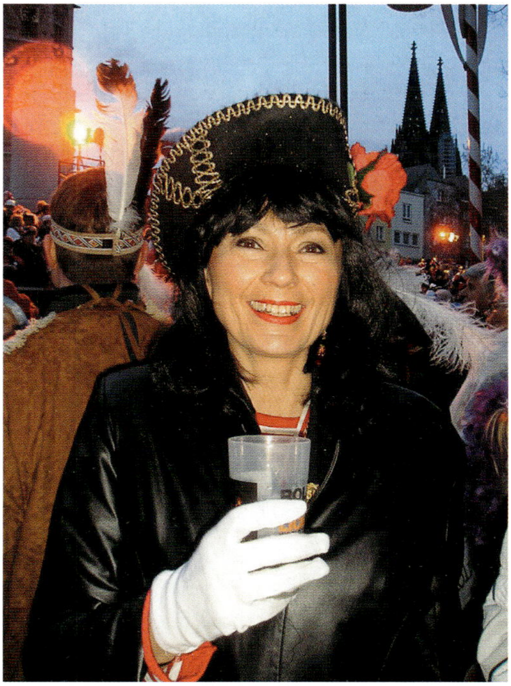

Wimpern

Schüttere Wimpern wirken voller durch einen Lidstrich. Ich habe zwar nie einen wirklich formvollendeten hinbekommen, doch es entstand zumindest der Eindruck von Wimpern. Statt eines Lidstrichs können Sie auch mit einem Kajal- oder Augenbrauenstift kleine Punkte zwischen die Wimpern setzen. Anschließend das, was vorhanden ist, mit einer wasserlöslichen Wimperntusche (leichter und einfacher wieder zu entfernen als wasserfeste) verstärken.

Daneben gibt es eine Reihe von Möglichkeiten, die Wimpern fülliger aussehen zu lassen. Eine Methode sind die sogenannten Wimpernverlängerer: Auf die frisch getuschten Wimpern werden mit einer kleinen Rundbürste feine Härchen aufgetragen. Nach 2- oder 3-maligem abwechselndem Auftragen wirken die Wimpern nicht nur länger, sondern auch fülliger. Nach dem Abschminken ist das natürlich wieder vorbei.

Um kleine Löcher zu füllen, können Sie mit Wimpernkleber unechte Einzelwimpern zwischen die eigenen kleben. Wenn Sie es nicht selbst machen wollen – viele Kosmetikinstitute und Friseure bieten diese Wimpernauffüllung an. Es hält aber nur ein paar Tage. Darüber hinaus gibt es auch eine professionelle Wimpernverlängerung (hält mit »Auffüllungen« zwei bis maximal drei Monate, kostet aber ab ca. 140 Euro).

Wenn Ihre Wimpern weitgehend ausgefallen sind, können Sie für besondere Anlässe ein Wimpernband ankleben, das über das ganze Lid geht. Beim Abschminken am Abend sollten Sie das Wimpernband mit einem milden Augen-Make-up-Entferner behutsam wieder ablösen. Nach 2- oder 3-maliger Benutzung aus hygienischen Gründen wegwerfen!

Künstliche Wimpern

Die Auswahl an unechten Wimpern ist groß, und sie sind – mit ein bisschen Übung – gar nicht so schwierig anzubringen. Am besten eignen sich:

- schwarze Wimpern (muss man nicht immer tuschen)
- Wimpern auf einem durchsichtigen Band (andernfalls haben Sie gleich auch einen mehr oder minder dicken Lidstrich)
- nicht zu dichte und zu lange Wimpern auswählen (das wirkt sehr schnell unnatürlich)
- Wenn das Wimpernband zu lang für Ihre Augen ist, kürzen Sie es ebenso wie eventuell zu lange Wimpern mit der Nagelschere.

Lippen

Auf einen guten Lippenpflegestift oder eine -creme, die Sie zwischendurch auftragen, sollten Sie in der Chemozeit nicht verzichten. Ziehen Sie die Lippen mit einem zu Ihrer Lippenstiftfarbe passenden Konturenstift nach, dann übermalt man nicht so leicht. Der Lippenstift hält länger, wenn Sie ihn mit einem Lippenpinsel auftragen. Oder Sie nehmen einen zarten Lipgloss.

Schminkkurse

Falls Sie Ihre Chemotherapie in einem Brustzentrum oder einer anderen Klinik durchführen lassen, haben Sie vielleicht schon einen Aushang zum Thema »Schminkkurs« gesehen. Die Adressen und Termine dieser kostenlosen Veranstaltungen erfahren Sie auch bei den Krebsberatungsstellen und Patientinnen-Initiativen.

Viele Schminkkurse werden – ebenfalls kostenlos – von der Initiative »DKMS LIFE – Freude am Leben« durchgeführt. Die Idee stammt aus den USA, wo schon vor einigen Jahren die Initiative »Look good – feel better« (gut aussehen – sich besser fühlen) gegründet wurde. Bei den Kursen treffen Sie in gelöster Atmosphäre Frauen, die in der gleichen Situation sind wie Sie. Das ist so ähnlich wie bei einer Tupper-Party: Mit von der Partie bei DKMS LIFE sind Kosmetikfirmen, die den (maximal zehn) Teilnehmerinnen geeignete Produkte zur Verfügung stellen. Natürlich wollen die Firmen verkaufen, aber vielleicht kommen Sie ja mit dem einen oder anderen Produkt gut zurecht. Speziell geschulte Kosmetikerinnen leiten die Seminare und geben dabei nicht nur Schminktipps, sondern oft auch Anregungen, wie man Tücher und Turbane wickelt, wie man selbst sanfte Gesichtsmassagen ausführt usw. Wo und wann solche Kurse stattfinden, erfahren Sie bei DKMS LIFE (Adressen siehe Anhang).

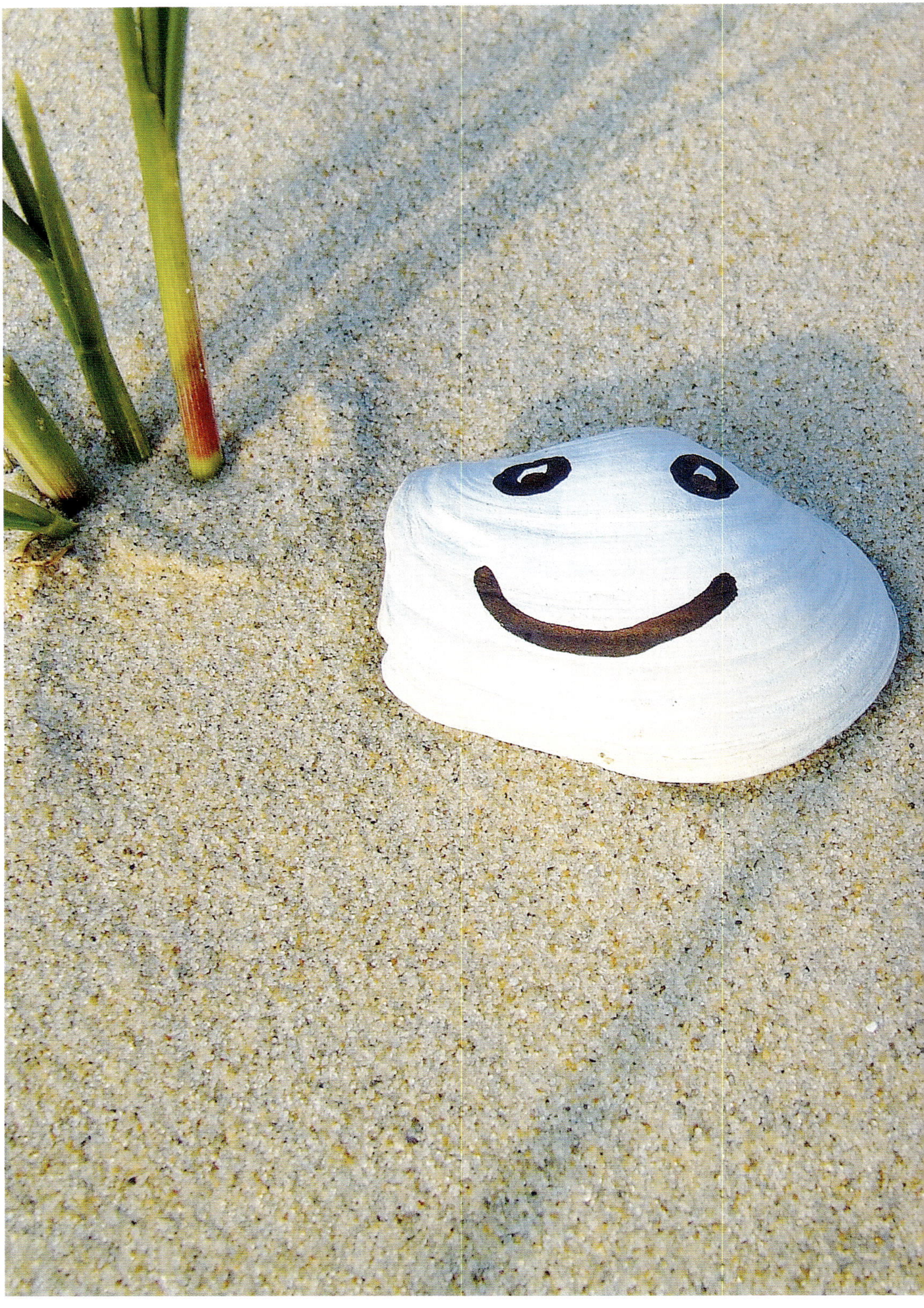

Zurück im Leben

Sie können endlich aufatmen – die kraftraubenden Bergetappen der Therapie liegen hinter Ihnen. Jetzt gilt es, die strapazierten Energietanks in Körper und Seele wieder aufzufüllen. Mit bewusster Ernährung, Bewegung, Gelassenheit und Zuversicht. Aber denken Sie daran: Sie haben körperliche und seelische Höchstleistungen vollbracht und sind erschöpft. Lassen Sie es langsam angehen.

Viel Glück beim Neustart!

Durchatmen und auftanken – die Reha

Nach Operation, Chemotherapie und Bestrahlung hatte ich das Gefühl, um Jahre gealtert zu sein. Meine Haut war fahl, ich fühlte mich dauererschöpft, und von meiner Energie war nicht viel übrig geblieben. Die Perücke juckte, und die Wechseljahresbeschwerden, die mit der Antihormontherapie einhergehen, machten mir ordentlich zu schaffen. Mit mehr Unsicherheit als Freude sah ich meiner ersten »Rehabilitationsmaßnahme« entgegen.

Ein wichtiger Teil der Nachsorge ist Ihre »Rehabilitation«, was in diesem Zusammenhang so viel heißt wie Wiedereingliederung ins Alltagsleben. »Rehabilitationsmaßnahmen« sollen Sie dabei unterstützen, die von der Erkrankung ausgelösten körperlichen, seelischen, sozialen und beruflichen Einschränkungen zu überwinden oder zu mildern. Was wir normalerweise als Kur bezeichnen, heißt im Amtsdeutsch eben »Rehabilitationsmaßnahme« (abgekürzt Reha).

Die Anschlussheilbehandlung

Nach der Erstbehandlung haben Sie als Brustkrebspatientin einen Anspruch auf einen weiteren Therapiebaustein: die Anschlussheilbehandlung (AHB). Wie der Name nahelegt, erfolgt die AHB kurz nach der Erstbehandlung. Im darauffolgenden Jahr bzw. innerhalb der nächsten drei Jahre können Sie eine zweite Reha (Kur) beantragen.

Folgende Fristen gelten für den Beginn:

- nach einer Operation: spätestens zwei Wochen nach Entlassung aus dem Krankenhaus
- nach der Bestrahlung: spätestens sechs Wochen nach Bestrahlungsende

Stationär, teilstationär oder ambulant?

Wenn Sie Ihr gewohntes Umfeld nicht verlassen möchten, erkundigen Sie sich nach den Möglichkeiten einer **ambulanten** Reha vor Ort. Vor allem in größeren Städten gibt es inzwischen Zentren, in denen Sie ein ähnliches Spektrum an Behandlungsangeboten finden wie in stationären Rehakliniken – vom Physiotherapeuten bis zur Diätassistentin. Bei einer ambulanten Reha müssen Sie keine Zuzahlung leisten.

Vielleicht gibt es auch eine Klinik in Ihrer Nähe, deren Therapieangebote (Sportkur-

INFO

Servicestellen für Rehabilitation

Eine Servicestelle für Rehabilitation gibt es wahrscheinlich auch in Ihrer Nähe. Die Adressen finden Sie im Internet unter www.reha-servicestellen.de, aber auch Ihre Krankenkasse, Selbsthilfegruppen oder die Krebsberatungsstelle bei Ihnen vor Ort geben Ihnen Auskunft über die entsprechende Adresse und die Telefonnummer.

Hier wird Ihnen weitergeholfen, wenn Sie zum Beispiel Fragen zur medizinischen und beruflichen Rehabilitation haben, Hilfe beim Ausfüllen von Anträgen brauchen (zum Beispiel für eine Anschlussheilbehandlung oder Kur) oder nicht wissen, wer Ihr Kostenträger ist, das heißt, welche Institution die Kosten dafür übernimmt usw.

se, Massagen oder Lymphdrainagen usw.) Sie von morgens bis nachmittags wahrnehmen können; abends sind Sie dann wieder zu Hause – das ist die **teilstationäre** Lösung.

Ich habe mich bei AHB und Reha für die **stationäre** Variante entschieden, weil ich es wunderbar fand, drei Wochen lang rundum betreut und beraten zu werden und viele Therapiemöglichkeiten (zum Beispiel Atemtherapie oder Yoga) unkompliziert kennenzulernen.

Sie denken vielleicht: »Drei Wochen nur über Krebs reden und Krebskranke sehen? Nein, danke!« oder »Zu Hause erhole ich mich am besten.« Aber worüber Sie reden, bestimmen Sie doch selbst, und in den Rehakliniken geht es sehr oft sehr fröhlich zu. Man kann dort nette Menschen kennenlernen und ausgiebig das Gefühl genießen, etwas für sich zu tun – in körperlicher und seelischer Hinsicht. Und das vielleicht in einer schönen Urlaubsgegend wie im Schwarzwald, im Allgäu, im Markgräflerland oder auch an der Nord- oder Ostsee.

In vielen Häusern können Sie mit Mann und/oder Kindern anreisen und sich dennoch dem wohltuenden, aufbauenden und auf Sie zugeschnittenen Tagesablauf der Reha widmen – ohne die gewohnten Pflichten zu Hause. Wenn das nicht geht, zum Beispiel weil es in Ihrer Familie ein Kleinkind, jüngere Schulkinder oder einen pflegebedürftigen Angehörigen gibt, sollten Sie sich an die Servicestelle für Rehabilitation in Ihrer Nähe wenden. Dort werden Ihnen die Möglichkeiten aufgezeigt, wie Sie dennoch eine stationäre Kur machen können (Haushaltshilfe, Mutter-Kind-Kur etc.).

Sie freuen sich auf Ihre Kur und konnten alle Hindernisse aus dem Weg räumen? Umso besser.

Je nachdem, in welchem Bundesland Sie wohnen, kommen allerdings nicht alle Rehakliniken infrage, denn die jeweiligen

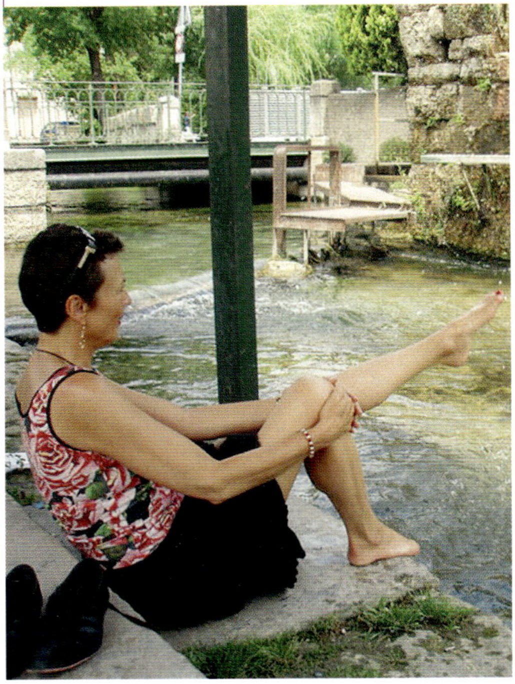

▲ Es ist Sommer – und ich genieße ihn!

Kostenträger Ihrer Kur arbeiten nur mit bestimmten Häusern zusammen. Finden Sie so bald wie möglich heraus, wer die Kosten Ihrer Reha trägt (zum Beispiel über den Sozialdienst im Krankenhaus, eine Servicestelle für Rehabilitation, Ihre Krankenkasse), und besorgen Sie sich eine Liste der infrage kommenden Kliniken.

Antrag, Kosten und Termine

Beantragt wird die AHB durch Ihren behandelnden Arzt in der Klinik oder durch die Sozialberatung, nach einer Bestrahlung durch Ihren Strahlentherapeuten.

Kostenträger für Ihre Kur können zum Beispiel die jeweilige Rentenversicherung, die Knappschaft, die Bundesagentur für Arbeit, die Krankenkasse oder die Beamtenbeihilfe sein. Diese Institutionen tragen die Kosten für Reise, Unterkunft, Verpflegung, ärztliche Betreuung, therapeutische Leistungen und medizinische Anwendungen. Letztlich entscheiden sie auch darüber, wann und wohin Sie in die Reha gehen. Sie können einen Wunsch äußern (und gegebenenfalls innerhalb eines Monats Widerspruch einlegen).

Wenn Sie nichts angeben, wird wahrscheinlich eine für Sie geeignete Klinik in der Nähe Ihres Wohnortes ausgewählt – um die An- und Abreisekosten niedrig zu halten (diese werden Ihnen erstattet).

»Bei Auswahl einer weiter entfernt liegenden Klinik ist die alleinige Reisefähigkeit mit öffentlichen Verkehrsmitteln oder dem eigenen PKW zwingend erforderlich!!!« (Quelle: Infobroschüre der ARGE, der Arbeitsgemeinschaft für Krebsbekämpfung der Träger der gesetzlichen Kranken- und Rentenversicherungen im

TIPP

Zusatzversicherung

Wenn Sie in eine Rehaklinik gehen, ist das grundsätzlich eine stationäre Behandlung. Als Kassenpatientin mit Krankenhauskostenzusatzversicherung sollten Sie fragen, ob Letztere etwas erstattet. Das hängt vom jeweiligen Versicherungsvertrag ab.

Lande Nordrhein-Westfalen, mit Sitz in Bochum).

Bei einer stationären Reha müssen Sie selbst eine **Zuzahlung** von höchstens 10,– Euro pro Tag leisten. Solche Zuzahlungen sind aber pro Jahr nur für längstens 28 Tage stationären Aufenthalts zu zahlen; ein Krankhausaufenthalt wird darauf angerechnet. Wenn Sie nur über wenig Geld verfügen, können Sie unter bestimmten Voraussetzungen von der Zuzahlung befreitwerden(sieheS. 163).DasAntragsformular dafür bekommen Sie beim Kostenträger Ihrer Kur.

Wenn Sie berufstätig sind und durch die Kur finanzielle Einbußen haben, erhalten Sie Ausgleichszahlungen:
- **Krankengeld**, wenn Ihre Krankenversicherung die Kur bezahlt,
- **Übergangsgeld**, wenn es die Rentenversicherung ist. (Falls Sie Übergangsgeld bekommen, müssen Sie bei der AHB keine Zuzahlung leisten.)

Wenn Sie angestellt sind, braucht der Kostenträger Ihrer Kur eine Verdienstbescheinigung Ihres Arbeitgebers, um Ihren Anspruch auf Übergangsgeld zu prüfen. Ein entsprechendes Formular finden Sie in den Antragsunterlagen für die Kur. Lassen Sie sich die Verdienstbescheinigung möglichst frühzeitig ausfüllen, damit Sie auch wirklich in den Rehawochen Übergangsgeld erhalten.

TIPP

Warteliste

Manche Rehakliniken sind sehr begehrt und haben monatelange Wartelisten. Sobald Sie sich für eine Klinik entschieden haben (und der entsprechende Antrag an die Krankenkasse unterwegs ist), können Sie sich direkt an die Klinik wenden. Dort erfahren Sie die aktuellen Wartezeiten und können sich manchmal auch für einen »Wunschanreisetermin« vormerken lassen. So verlieren Sie nicht die Wochen, welche die Bearbeitung Ihres Antrags möglicherweise in Anspruch nimmt.

Den genauen Zeitraum Ihrer Kur stimmen Sie selbst mit der Klinik ab. Dies können Sie eigentlich erst, wenn Ihr Antrag bewilligt ist und Sie wissen, in welche Rehaklinik Sie gehen. Falls Sie eine Wunschklinik angegeben haben, sollten Sie dennoch frühzeitig dort anrufen und sich – im Rahmen der oben genannten Fristen – vormerken lassen.

Eine Anschlussheilbehandlung dauert in der Regel drei Wochen. Falls die Ärzte dort es für notwendig und sinnvoll erachten – und Sie einwilligen –, kann Ihr Aufenthalt in der Rehaklinik auch auf vier Wochen ausgedehnt werden. Er kann auch aus medizinischen Gründen verkürzt werden.

Welche Rehaklinik?

Die einzelnen Kliniken unterscheiden sich erheblich voneinander. Deshalb sollten Sie sich genau informieren, bevor Sie eine »Wunschklinik« angeben. Es gibt zum Beispiel:

- größere und kleinere Rehakliniken,
- rein onkologische Kliniken oder gemischte (auch Patienten mit anderen Krankheitsbildern),
- onkologische Kliniken mit Frauen in der Überzahl oder solche, wo auch viele Männer sind,
- Rehakliniken, in denen Sie Ihren Partner/Ihre Kinder mitbringen können,
- Kliniken mit bestimmten Schwerpunkten (zum Beispiel Alternativmedizin, Psychoonkologie etc.),
- Häuser mit einem höheren Altersdurchschnitt und solche, wo dieser etwas tiefer liegt,
- Kliniken »auf der grünen Wiese«, weitab von jeglichem Trubel mitten in der Natur, oder solche, die mitten in einer Stadt oder einem kleinen, belebten Örtchen liegen.

Hören Sie sich um, schauen Sie sich die Rehakliniken im Internet an und/oder lassen Sie sich von Ihren Favoriten Prospekte schicken.

Wenn Sie sich für eine Klinik entschieden haben, lassen Sie sich die Unterlagen zuschicken. Außer Prospekten über die Rehaklinik selbst und den Anmeldeformularen werden Sie auch Fragebögen zugesandt bekommen, in denen Sie Ihre Krankengeschichte darstellen, damit sich die Ärzte vor Ort ein Bild machen können.

In den Prospekten der Rehaklinik sollten Sie sich das gesamte Therapiespektrum in Ruhe ansehen und eine Vorauswahl treffen. Kreuzen Sie an, was Sie gerne machen möchten, und fragen Sie Ihren Arzt, was er medizinisch für angeraten hält. Den genauen Therapieplan für die Reha besprechen Sie mit dem behandelnden Arzt vor Ort.

Was mir ganz wichtig ist: Erwarten Sie von der Kur nicht zu viel. Wenn Sie mit zu großen Hoffnungen auf die Lösung eines

INFO
Erfahrungsbericht

Meine AHB in der »Park-Therme« Badenweiler, März 2007: engagiertes Team von Ärzten und Therapeuten, Altersdurchschnitt eher höher (ca. 55–60 Jahre), zahlreiche Männer, ehemaliges Grandhotel, deshalb gediegene Atmosphäre, recht unterschiedliches »Zimmerniveau« zwischen Privat- und Kassenpatienten, schönes, großes Schwimmbad, gute Küche, zentral im Ort gelegen, in wunderschöner Landschaft, viele Ausflugsmöglichkeiten (Freiburg, Basel, Elsass). Nicht nur, weil ich dort Freunde fürs Leben gefunden habe – Badenweiler war meine »Traumkur«.

speziellen Problems anreisen, ist der Frust möglicherweise vorprogrammiert. Manchmal wird ein Therapeut krank, und die Kollegen können die ausfallenden Einzelbehandlungen nicht auffangen. So bleibt es häufig bei zwei oder drei Terminen für Ihren Schwerpunkt. Da können Anstöße gegeben werden, mehr nicht.

Mein Rat: Nehmen Sie das an, was Ihnen geboten wird, und versuchen Sie, wenn nötig, mehr Unterstützung zu bekommen. Aber vor allem: Regen Sie sich nicht auf und machen Sie aus dem, was ist, für sich das Beste!

Koffer packen

Grundsätzlich benötigen Sie in der Kur nichts Außergewöhnliches. Neben normaler, der Jahreszeit angepasster Straßenkleidung und dem ein oder anderen schicken Teil sollten Sie den Schwerpunkt auf bequeme, sportliche Sachen legen, denn darin werden Sie den Hauptteil des Tages verbringen.

In den meisten Rehakliniken haben Sie die Möglichkeit, Ihre Sachen zu waschen und zu bügeln – wenn Sie das möchten.

wichtig

Denken Sie daran, aktuelle Befunde, den Entlassungsbericht des Krankenhauses usw. mitzunehmen. Je besser die Ärzte dort informiert sind, desto individueller können sie auf Ihre Bedürfnisse eingehen.

INFO

Erfahrungsbericht

Meine Reha in der »Paracelsus-Klinik«, Scheidegg, Mai/Juni 2008: große Klinik, Baumaßnahmen im Jahr 2008, die Anlage war noch nicht ganz wieder »aufgeforstet«. Gute, engagierte Ärzte und Therapeuten, von Letzteren aber deutlich zu wenig. Überwiegend Frauen (ca. 200), rund zehn Männer (die meisten mitgereiste Partner), Altersdurchschnitt Mitte 40. Lockere, sportbetonte Atmosphäre. Herrliche Spazier- und Wanderwege mit tollen Aussichten auf die Berge. Viele Ausflugsmöglichkeiten (Auto oder Bustour) zum Bodensee, nach Österreich und in die Schweiz.

Das Kleidungsverhalten in den Rehakliniken ist unterschiedlich: In der »Park-Therme« in Badenweiler zum Beispiel ist im Restaurant »normale Kleidung« gern gesehen (also kein Jogginganzug oder Bademantel), in Scheidegg geht es vollkommen leger zu.

Wichtig sind Wanderschuhe (stabilisierende Schuhe, in denen Sie gut auch längere Spaziergänge machen können) und eine wind- und regendichte Jacke.

Wenn Sie ins Wasser dürfen, brauchen Sie auch einen Badeanzug, Badeschlappen und eventuell einen Bademantel (kann man in manchen Rehakliniken auch leihen).

INFO

Erfahrungsbericht von Constanze

Rehas in der »Asklepios-Nordseeklinik« auf Sylt 2004, 2005 und 2006: »Das raue Klima meiner Lieblingsinsel und die netten gleichaltrigen (Ende 30) Rehapatienten mit Haut-, Lungen-, Knochenproblemen oder onkologischer Nachsorge haben mir die vier Wochen fern von meinen Lieben sehr erleichtert. Es ist eine große Klinik mit Hotelambiente, aber sehr unterschiedlichen Unterkünften (privat oder Kasse), inzwischen gibt es sogar zwei Tisch- bzw. Essenszeiten. Gute, empathische Ärzte und Therapeuten. Tolle Fahrradtouren bei steifen Brisen!«

An- und Abreise

Wenn Sie den Zug nehmen, bekommen Sie von der Reha-Klinik frühzeitig Ihre Reiseunterlagen für die Hin- und Rückfahrt zugesandt. Am Bahnhof werden Sie von einem Mitarbeiter der Klinik abgeholt (nicht in allen Kliniken). Ihr Gepäck können Sie, wenn Sie möchten, sowohl bei der Hin- als auch bei der Rückreise per Bahn vorausschicken.

Wenn Sie mit dem eigenen Auto an- oder abreisen, bekommen Sie am Ende der Kur in der Verwaltung der Rehaklinik eine Kilometerpauschale für die kürzeste Verbindung erstattet.

TIPP

Rauchen

Rauchen ist in den Häusern selbst und auch auf dem Gelände nicht gestattet. Meist gibt es aber irgendwo einen »Raucherpavillon«, eine Art Gartenhäuschen.

Was trage ich auf dem Kopf?

In der Kur werden Sie wandern, sich im Schwimmbad aufhalten, Gymnastik machen, Massagen bekommen usw. Falls Sie durch eine Chemotherapie Ihre Haare verloren haben, tragen Sie – wenn Sie sich nicht generell dagegen entschieden haben – zu Hause wahrscheinlich zu unterschiedlichen Gelegenheiten verschiedene Kopfbedeckungen. In der Reha werden Sie einer bunten Vielfalt begegnen: Manche Frauen zeigen ihren kahlen Kopf, andere einen leichten Flaum, einige tragen einen kurzen Bürstenschnitt oder haben längere eigene Haare, die mal dicht und mal ungleichmäßig nachgewachsen sind. Hinzu kommen Perücken, Häkel- oder Schlauchmützen, Tücher, Frotteeturbane usw. (siehe Kapitel »Hair!«, S. 119).

Die meisten Frauen, denen nach einer Chemotherapie die Haare ausgefallen sind, reisen mit Perücke, Tuch oder Mütze an und bedecken ihren Kopf damit auch beim Essen, bei der Gymnastik oder auf Wanderungen. Nach ein paar Tagen zeigen sich

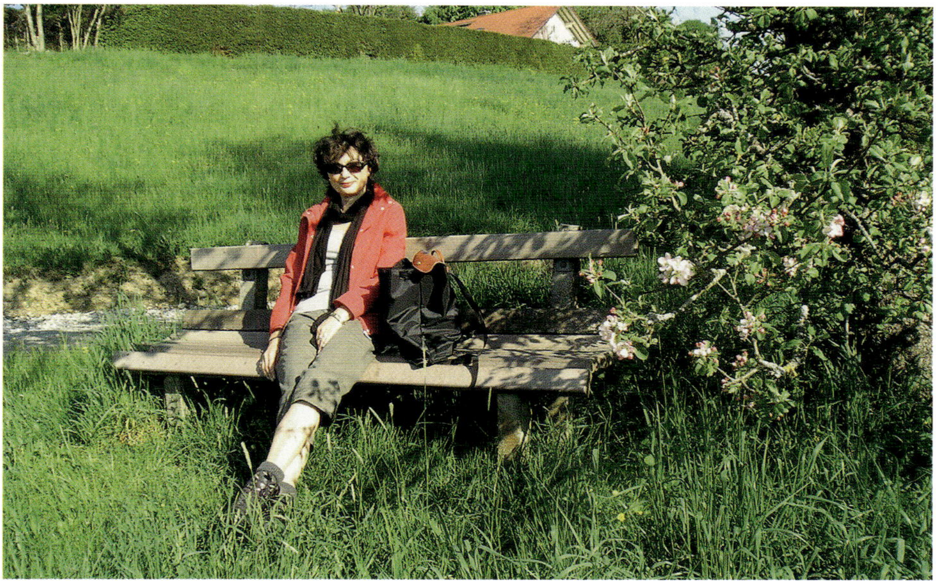

▲ Drei Wochen umsorgt sein und die Natur genießen – Ihre Reha.

manche dann schon mal ohne Kopfbedeckung, zum Beispiel bei der Wassergymnastik. Wie entspannend, wenn dann eine ruft: »Ach, wir waren wohl alle beim gleichen Friseur!« Nicht selten (und natürlich öfter im Sommer) bleibt die Perücke dann für den Rest der Reha auf dem Zimmer. Wenn Sie sich aber mit Ihrer Perücke oder überhaupt einer Kopfbedeckung wohler fühlen, dann beugen Sie sich keinem Massenzwang – auch nicht in der warmen Jahreszeit.

Nach meinem Empfinden stehen extrem kurze Haare vielen Frauen ausgesprochen gut. Der Blick richtet sich dann ganz auf die eindrucksvollen Gesichter, die Augen kommen viel mehr zur Geltung – die gesamte Ausstrahlung der Frau hat etwas Besonderes, Selbstbewusstes. Verletzlich und schön zugleich.

Wie läuft die Kur ab?

Oft noch am Tag Ihrer Ankunft findet das Einführungsgespräch mit dem Arzt statt, der Sie während Ihrer AHB betreut. Dieser Arzt ist in den nächsten drei Wochen Ihr Hauptansprechpartner. Sie werden jede Woche einen Termin bei ihm haben, um den Verlauf der Kur zu besprechen. Darüber hinaus können Sie sich bei Problemen auch in seinen Sprechstunden an ihn wenden.

Beim Einführungsgespräch verschafft sich der Arzt anhand Ihrer Unterlagen einen Überblick über Ihre Krankheitsgeschichte, untersucht Sie und legt unter Berücksichtigung Ihrer persönlichen Reha-Ziele gemeinsam mit Ihnen den Therapieplan fest. Am nächsten Morgen werden Sie in Ihrem Postfach einen Plan finden, der etwa so aussehen könnte:

Therapieplan
15.03.2007

Name : Brandt-Schwarze
Vorname : Ulrike
Aufenthalt : 14.03.2007 - 04.04.2007

Zeit	**Anwendung**	**Raum**
Donnerstag, den 15.03.2007		
	Thermalbewegungsbäder (freie Zeiteinteilung)	
	Kneippsche Tretbäder (freie Zeiteinteilung)	
11:00	Begrüßung und Rehaeinführung,11.00-12.00 Uhr	Vortragsraum
13:30	Gruppenkrankengymn. »Mamma«	Gruppengymnastikraum
Freitag, den 16.03.2007		
	Thermalbewegungsbäder (freie Zeiteinteilung)	
	Kneippsche Tretbäder (freie Zeiteinteilung)	
7:30	Massage	Phys.Therapie, Kabine 09
11:45	Beckenbodengymnastik Frauen	Gruppengymnastikraum
13:00	Vortrag »Gesunde Ernährung«	Vortragsraum
15:30	Vortrag »Gesunder Rücken« (freiwillig)	Vortragsraum
19:00	Medizinischer Vortrag,Thema: siehe Aushang	Vortragsraum
Samstag, den 17.03.2007		
	Thermalbewegungsbäder (freie Zeiteinteilung)	
	Kneippsche Tretbäder (freie Zeiteinteilung)	
9:00	Samstagswanderung – freiwillig	Treffpkt. vor Gymn.-raum

Bitte kommen Sie zu allen Nassanwendungen im Bademantel und bringen Sie ein Handtuch mit.

Ein solcher Therapieplan wird meist für eine Woche erstellt – Samstag und Sonntag haben Sie frei. Sehen Sie unter der Woche immer mal wieder in Ihr Postfach – manchmal ändern sich die Pläne unversehens.

Es geht um Sie!

In den Rehakliniken finden Sie eine Vielfalt von Behandlungsangeboten, aus denen Sie gemeinsam mit dem Arzt das auswählen, was für Sie passt:

- *Medizinische Therapie:* Die Ärzte in den Rehakliniken kümmern sich zum Beispiel um die Operationsnarbe oder ein Lymphödem. Sie halten Vorträge zu medizinischen Themen wie der Antihormontherapie oder zu Naturheilverfahren.
- *Physiotherapie:* Hier geht es um Massagen, Bäder usw. Es gibt Bekanntes und weniger Bekanntes – von Akupunktmassage über Krankengymnastik oder Lymphdrainage bis zum Zweizellenbad.
- *Sporttherapie:* Ein weiterer großer Bereich, der zum Beispiel das Ausdauertraining (auf dem »Fahrrad«) oder Nordic Walking umfasst.
- *Entspannungsverfahren:* Hier können Sie in Autogenes Training, Qi Gong oder Yoga hineinschnuppern.
- *Ernährungstherapie:* In Vorträgen und Seminaren erfahren Sie viel über Nahrungsmittel und bekommen Tipps für Ihre Ernährung.
- *Psychoonkologie:* In Gruppen werden Themen (wie zum Beispiel Ängste) besprochen, die Brustkrebspatientinnen bewegen. Es gibt aber auch Einzelgespräche.
- *Sozialberatung:* Hier erhalten Sie unter anderem Informationen über Ihren beruflichen Wiedereinstieg oder bekommen Hilfestellung bei der Klärung Ihrer wirtschaftlichen Situation.
- *Freizeittherapie* (welch ein Wort!): Neben Ausflügen, Konzerten und anderen Veranstaltungen außerhalb der Rehaklinik haben Sie die Möglichkeit, bei kreativen Tätigkeiten zu entspannen. Je nach Klinik gibt es Angebote von Seiden- oder Acrylmalerei über Töpfern bis zu Holzarbeiten.

Entscheidend ist wie immer, dass Sie das richtige Maß für sich finden. Wenn Sie nach Ihrem Gefühl zu viele Behandlungen haben (eher selten) oder Ihnen etwas nicht guttut, sprechen Sie mit Ihrem Arzt, damit er Ihren Therapieplan anpasst. Sie *müssen*

INFO

Erfahrungsbericht von Claudia

Erfahrungsbericht Wehrawald-Klinik, Todtmoos, Mai/Juni 2008. »Große moderne Klinik mit gemischtem Patientenspektrum, teils jünger und mit Kindern. Mitten im Wald gelegen, bietet die Wehrawald-Klinik viele Walking- und Wandermöglichkeiten. Ärzte und Therapeuten waren freundlich und hilfsbereit. Ein Kritikpunkt: Der Therapieplan war nicht exakt auf die individuelle Situation zugeschnitten.«

kein Therapieangebot wahrnehmen. Auch wenn Sie sich zu wenig gefordert fühlen, sprechen Sie am besten mit Ihrem Arzt. Oft können Sie zusätzlich an der einen oder anderen »Gruppenveranstaltung« wie Gymnastik oder Aquajogging teilnehmen.

Die Mahlzeiten

Ebenfalls am Anreisetag wird Ihnen im Restaurant ein Platz an einem bestimmten Tisch zugewiesen. Dort können Sie in den nächsten drei Wochen Ihre Mahlzeiten einnehmen, müssen es aber nicht: Zum einen können Sie sich abmelden (am Vortag) und auswärts essen gehen, wenn Sie mögen. Zum anderen können Sie nach ein paar Tagen den Tisch wechseln, weil Sie schon kleine Freundschaften geschlossen haben, oder auch, weil Ihnen die ursprünglichen Tischnachbarn nicht zusagen. Informieren Sie die Restaurantleitung und bitten Sie schlicht um einen anderen oder auch einen speziellen Platz. Meist können Sie früher oder später umziehen.

Freizeit

Davon werden Sie ziemlich viel haben in den Wochen der Reha. Oft sind in Ihrem Plan nur Vormittagsveranstaltungen eingetragen und vielleicht am Abend ein Vortrag. Die letzten Behandlungstermine liegen selten später als um 15 oder 16 Uhr. Samstags gibt es manchmal freiwillige Veranstaltungen (siehe Therapieplan S. 144), sonntags findet meist gar nichts statt.

> **TIPP**
>
> **Kontakte**
>
> Versuchen Sie so bald wie möglich, Kontakt zu Frauen und/oder Männern zu bekommen, die schon länger da sind. Erkundigen Sie sich nach speziellen Angeboten der Klinik, aber auch nach besonders schönen Wanderwegen, lohnenden Ausflügen, Einkaufsmöglichkeiten oder netten Cafés und Lokalen. Das verkürzt die Zeit fürs Eingewöhnen und Sie gehören bald zu den Insidern, die ihre Tipps an die Neuankömmlinge weitergeben können.

Internet und E-Mails

In den meisten Rehakliniken gibt es einen PC, auf dem Sie (nicht überall kostenlos) Internetzugang haben. Das geht auch, wenn's sein muss, mit dem Laptop über die Telefonleitung auf dem Zimmer. Achtung: Vorher nach den Kosten erkundigen! Manchmal sind sie sehr hoch.

Ausflüge und Veranstaltungen

Die Rehaklinik selbst und auch die Orte, in denen sie liegen, bieten viele Möglichkeiten der Freizeitgestaltung. Am schwarzen Brett oder auf einem Tisch finden Sie Informationen zu Konzerten, Ausstellungen oder anderen kulturellen Veranstaltungen, die Sie von der Rehaklinik aus besuchen können. Vielleicht haben Sie auch Lust auf einen der zahlreichen Ausflüge, die entweder von der Klinik selbst oder von örtlichen Veranstaltern als Bustour (kostet natürlich etwas) durchgeführt werden.

Wenn Sie mit dem eigenen Auto angereist sind oder motorisierten Besuch bekommen, können Sie die Umgebung auf eigene Faust erkunden. Falls Sie keinen Reiseführer für die Gegend haben, fragen Sie im Verkehrsamt nach Prospekten oder Karten.

TIPP

Verkehrsamt

Im Verkehrsamt bekommen Sie viele Informationen über den Ort und seine Umgebung. Fragen Sie auch nach einem Stadtplan, Wanderkarten, Veranstaltungskalendern, Museumsverzeichnissen usw. Die meisten Prospekte sind kostenlos.

Vielleicht haben Sie aber auch gar keine Lust auf solche Unternehmungen, sondern möchten ganz und gar entspannen, lesen oder malen. Ob Abwechslung oder Ruhe: Machen Sie die Freizeit in der Reha auf Ihre Art zu einem Teil Ihres Therapieplans, dessen Ziel ja darin besteht, dass Sie sich erholen.

BITTE

»Wir werden eingetaucht
und mit dem Wasser der Sintflut gewaschen
wir werden durchnässt
bis auf die Herzhaut

Der Wunsch nach der Landschaft
diesseits der Tränengrenze
taugt nicht
Der Wunsch, den Blütenfrühling zu halten
der Wunsch, verschont zu bleiben
taugt nicht

Es taugt die Bitte
dass bei Sonnenaufgang die Taube
den Zweig vom Ölbaum bringe
Dass die Frucht so bunt wie die Blüte sei
dass noch die Blätter der Rose am Boden
eine leuchtende Krone bilden

Und dass wir aus der Flut,
dass wir aus der Löwengrube und dem
feurigen Ofen
immer versehrter und immer heiler
stets von neuem
zu uns selbst
entlassen werden«

Hilde Domin
(Aus: Der Baum blüht trotzdem. S. Fischer Verlag GmbH, Frankfurt am Main 1999.)

Nachsorge ist Vorsorge

Nach der sogenannten Akut- oder Erstbehandlung (Operation, Chemotherapie und Bestrahlung) ist die Nachsorge die vierte Säule der Brustkrebstherapie. Sie erstreckt sich über fünf bis zehn Jahre – in manchen Fällen auch mehr – und umfasst alle Lebensbereiche, die von der Erkrankung betroffen sind. Auch wenn sie vielen Frauen Furcht bereitet: Die Nachsorge ist ein sehr wichtiger Abschnitt der Therapie.

Viele Frauen entwickeln während der Erstbehandlung das Gefühl, dass man sich um sie kümmert, dass ein bestimmter Schritt auf den nächsten folgt und dass ihnen die Ärzte einen Teil der Verantwortung abnehmen. Danach fallen sie oft in ein Loch, fühlen sich verunsichert und überfordert: Nur alle drei Monate ein Arzttermin? Wie soll ich mit meiner Krankheit allein zurechtkommen? Sie tauchen aus der großenteils fremdbestimmten Phase der Akutbehandlung auf und müssen sich wie betäubt der neuen Lebenswirklichkeit stellen.

In dieser Zeit sind einfühlsame Ansprechpartner wichtiger denn je – die Familie und Freunde, aber auch Ihre Frauenärztin.

Gut behandelt?

Vielleicht sind Sie seit vielen Jahren bei Ihrem Gynäkologen oder Ihrer Hausärztin und haben mit der Zeit ein vertrauensvolles Verhältnis aufgebaut. Möglicherweise wurden Sie bei einer Schwangerschaft gut betreut und sind bislang regelmäßig zur »normalen« Kontrolle gegangen.

Nach der Krebsdiagnose und im Laufe der Behandlung wird der Kontakt jedoch viel intensiver. Vielleicht lassen Sie sich während der Chemotherapie hier 1-mal wöchentlich Blut abnehmen, um die Leukozytenzahl zu kontrollieren. Vermutlich haben Sie auch zwischendurch einmal Fragen, zum Beispiel zu den Nebenwirkungen, und rufen beunruhigt an. Sie sind seelisch manchmal aus dem Gleichgewicht und haben insgesamt einen größeren Informations- und Betreuungsbedarf.

Fühlen Sie sich gut aufgehoben? Bleibt man Ihnen gegenüber freundlich und hilfsbereit?

Falls nicht: Nix wie weg!

Wenn Ihre Ärztin zu viele Fachausdrücke gebraucht und Sie etwas nicht verstehen, bitten Sie sie sofort, es Ihnen zu erklären. Wenn Sie sich nicht mit allen Fragen vertrauensvoll an Ihren Arzt oder Ihre Gynäkologin wenden können und er oder sie sich nicht genügend Zeit für Sie nimmt – suchen Sie sich, wenn möglich, jemand anderen.

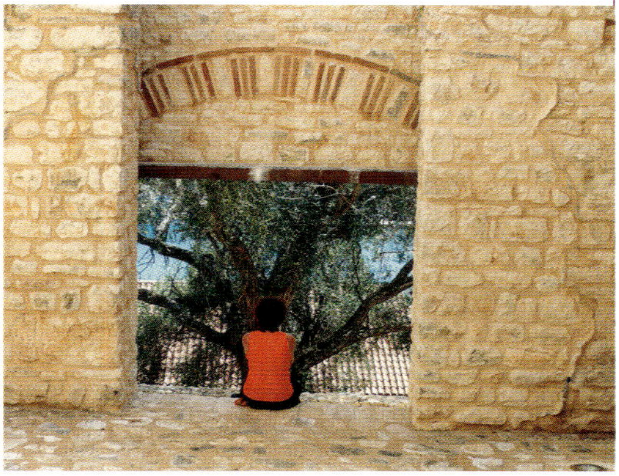

▲ Zeit, den Blick auf schöne Perspektiven zu richten.

Die Zwänge der Ärzte

Viele Brustkrebspatientinnen fühlen sich nicht nur durch die ganzen Diskussionen über die – sicherlich notwendige – Neuordnung unseres Gesundheitswesens verunsichert, sondern bekommen die Sparmaßnahmen auch zu spüren. Zum Beispiel wird nicht immer klar, ob sich ein Arzt gegen eine Nachsorgemaßnahme entscheidet, weil er sie nicht für notwendig hält oder weil sie sein Budget sprengen würde.

Wenn Sie wie ich in der durch einen langen Wartezimmeraufenthalt eroberten kurzen Sprechzeit mit Ihrer Gynäkologin hitzig über deren knappes Budget diskutieren müssen – (»Ich verschreibe Ihnen keine Lymphdrainage. Ich habe Patientinnen mit viel dickeren Armen. Meinen Sie, ich würde wegen Ihnen mein Budget überziehen?«) –, statt in Ruhe über Ihre gesundheitlichen Anliegen zu sprechen, wenn Sprechstundenhilfen in der Hektik vergessen, Ihr Blutbild rechtzeitig in die Klinik zu faxen, Ihre Blutproben vertauschen oder was es sonst noch an »Unannehmlichkeiten« gibt, dann sollten Sie sich, wenn möglich, schleunigst einen anderen Arzt suchen!

wichtig

Sie brauchen einen Arzt, bei dem Sie sich medizinisch gut aufgehoben fühlen, dem Sie all Ihre Fragen stellen können und der Ihnen das, was Sie brauchen, verschreibt.

Regelmäßige Untersuchungen

Früher bedeutete Nachsorge auch regelmäßige Untersuchungen wie Tumormarkerbestimmungen und Ultraschall von Leber, Lunge oder Herz. Davon ist man heute abgekommen, weil festgestellt wurde, dass es die Frauen zusätzlich belastet.

Viele haben ohnehin jedes Mal Angst, wenn die Kontrolluntersuchung beim Gynäkologen oder die Mammographie wieder anstehen, obwohl dazu meist kein Grund besteht. Ganz kann man als Brustkrebspatientin die Angst wohl nicht abstellen, aber vielleicht ein wenig eindämmen (siehe auch S. 101). Wenn der Tag der Untersuchung gekommen ist, sage ich mir immer, dass das Ganze meiner Sicherheit dient, und rege mich erst kurz bevor ich das Ergebnis bekomme auf (zum Beispiel nach der Mammographie beim Warten auf das anschließende Arztgespräch). Was mir noch geholfen hat:

- Vorher: Ich habe mich an meine Freude und Erleichterung bei der letzten Untersuchung erinnert, als alles in Ordnung war, und mir bildlich vorgestellt, wie ich mit neuem Schwung die Praxis oder Klinik verlasse.
- Nachher: Ich habe eine kleine genießerische Pause eingelegt und mir als Belohnung für meine Tapferkeit einen Espresso oder ein Eis gegönnt.

Die ärztliche Nachsorge

Lassen Sie sich die geplante medizinische Nachsorge ausführlich von Ihrem Arzt erklären. Der folgende Überblick entspricht den allgemeinen Empfehlungen für die zeitliche Abfolge und Art der Nachsorgeuntersuchungen. Abhängig von Stadium und Prognose kann es Abweichungen davon geben. Wenn Sie Ihr Arzt also nur 1-mal im Jahr zur Mammographie schickt, ist das nicht unbedingt ein Zeichen von Nachlässigkeit.

> **TIPP**
>
> **Nachsorgetermin**
>
> Vereinbaren Sie nach dem Nachsorgetermin gleich den nächsten. So halten Sie die Fristen ein und vergessen den Termin nicht. Verschieben können Sie ihn, wenn nötig, immer noch.

Die drei Phasen

1. Die ersten drei Jahre:

- **alle drei Monate:** medizinische Nachsorge bei Ihrem Arzt. Körperliche Untersuchung, d. h. Abtasten beider Brustseiten einschließlich der Achselhöhlen. Ultraschall der betroffenen Brust. Kontrolle des Blutbildes. Eingehendes Beratungsgespräch
- **halbjährlich:** Mammographie der betroffenen Brust. Bei Frauen mit einer Antihormontherapie zusätzlich: gynäkologische Untersuchung, Ultraschall der Scheide (Vaginalsonogramm) und Abstrich
- **jährlich:** Ultraschall und/oder Mammographie der anderen Brust

2. Viertes und fünftes Jahr:

- **halbjährlich:** medizinische Nachsorge bei Ihrem Arzt (wie oben)
- **jährlich:** Mammographie auf beiden Seiten

3. Ab dem sechsten Jahr:

- **jährlich:** medizinische Nachsorge bei Ihrem Arzt (wie oben)
- **jährlich:** Mammographie auf beiden Seiten

Ich selbst lasse außerdem 1-mal im Jahr Folgendes machen: Oberbauchsonogramm und Herzecho (Ultraschalluntersuchungen), eine Vorsorgeuntersuchung für Hautkrebs (zahlt die Krankenkasse einmal jährlich) sowie eine Knochendichtemessung (Kosten: ca. 40,– Euro; ich habe eine Osteoporose – Knochenschwund – entwickelt; siehe S. 72). Ich fühle mich mit diesen Untersuchungen einfach sicherer. Als Nächstes steht eine Darmspiegelung an.

Selbstuntersuchung – Sie haben es in der Hand

Die Selbstuntersuchung der Brust spielt nicht nur in der Vorsorge und bei der Früherkennung von Brustkrebs eine wichtige Rolle. Auch nach einer überstandenen Erkrankung sollten Sie Ihre Brust regelmäßig 1-mal im Monat abtasten (wenn Sie noch nicht in den Wechseljahren sind, am besten 1-mal vor der Menstruation und 1-mal danach). Wichtig ist, dass Sie es immer zum gleichen Zeitpunkt tun. So können Sie eventuelle Veränderungen der operierten und auch der gesunden Brust sofort durch Ihren Arzt medizinisch abklären lassen. Zur Übung können Sie Ihre Brust anfangs öfter abtasten, zum Beispiel einmal in der Woche – es dauert ein bisschen, bis man ein Gefühl dafür entwickelt hat. In manchen Kliniken werden auch Kurse dazu angeboten.

Viele Krankenkassen und Pharmaunternehmen stellen Informationen für die Selbstuntersuchung zur Verfügung, oft auch wasserfeste »Duschkarten«. (Bezugsadressen siehe Anhang; Flyer und Duschkarte gibt es auch auf Türkisch). Einige Untersuchungsgriffe (3–5) kann man gut unter der Dusche anwenden.

Die Selbstuntersuchung

1. Betrachten Sie Ihre Brüste, während Sie mit locker herunterhängenden Armen vor einem Spiegel stehen. Gibt es Veränderungen der Brust – Größe, Form, Haut?

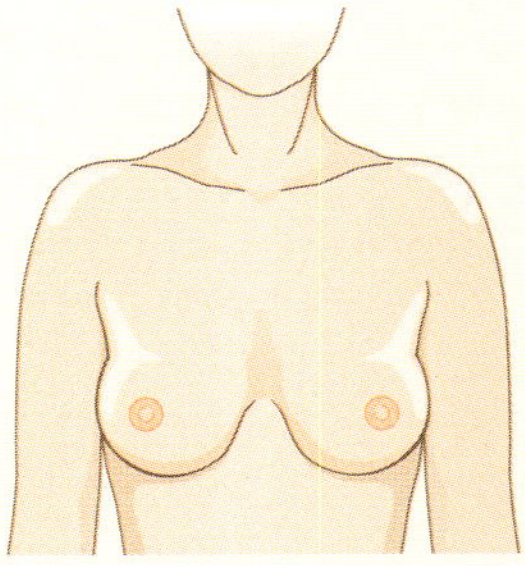

2. Verschränken Sie die Arme hinter dem Kopf. Bewegen sich beide Brüste mit? Betrachten Sie sich von vorn und von der Seite. Achten Sie auch hier auf eventuelle Veränderungen.

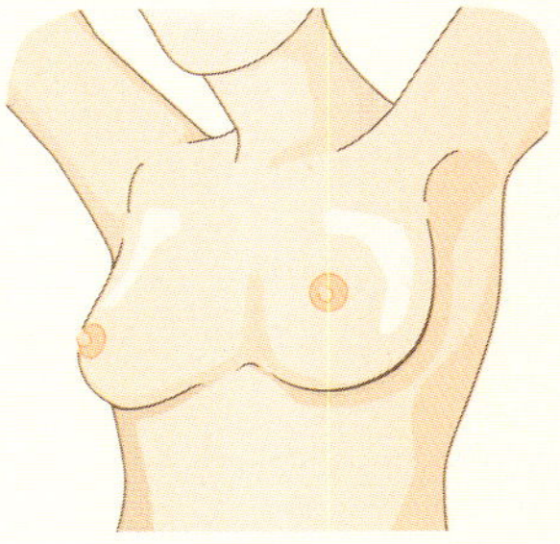

3. Drücken Sie die Brustwarzen zwischen Daumen und Zeigefinger zusammen. Dabei sollte keine Flüssigkeit austreten.

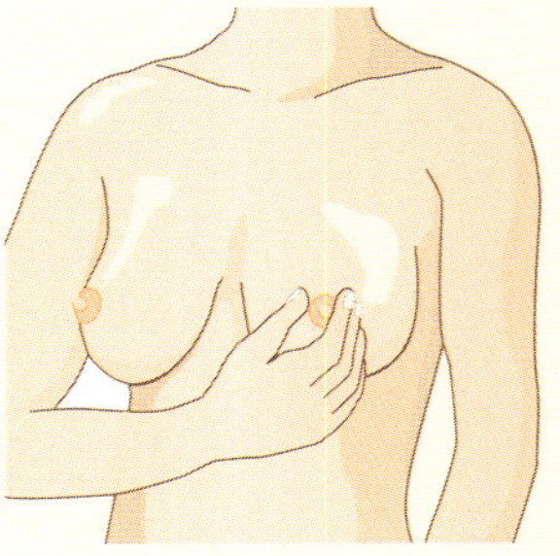

4. Nun tasten Sie mit allen Fingern der flachen Hand jede Brust im Uhrzeigersinn ab – die rechte Brust mit der linken Hand, die linke Brust mit der rechten Hand.

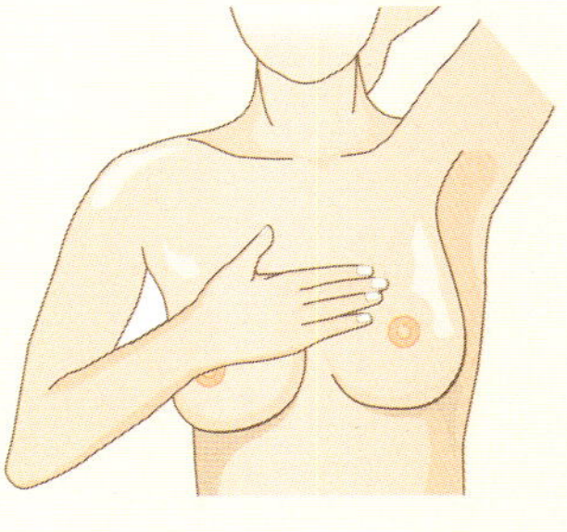

5. Tasten Sie wie auf der Abbildung zu sehen jeweils ein Viertel jeder Brust ab. Spüren Sie Verhärtungen, Knötchen, oder ist eine Stelle besonders empfindlich?

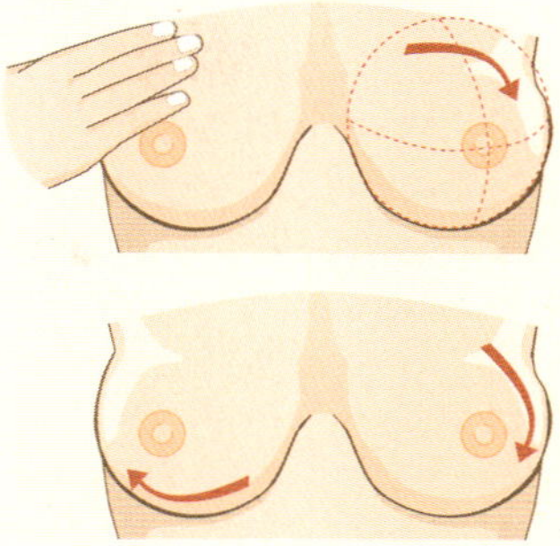

6. Tasten Sie beide Brüste auf die gleiche Weise im Liegen ab: Der linke Arm liegt neben dem Körper, die rechte Hand tastet die linke Brust ab. Dann umgekehrt.

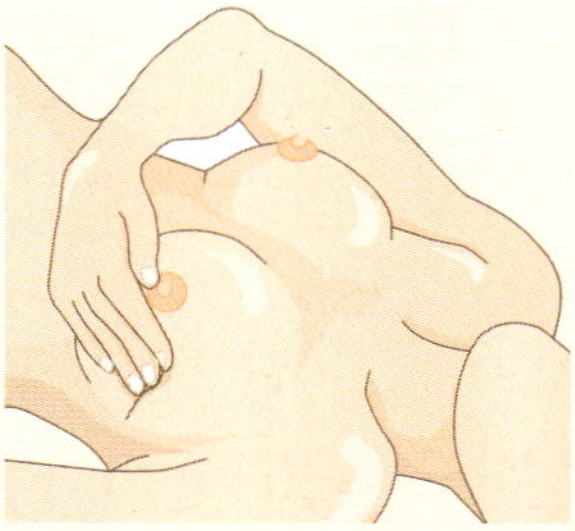

7. Tasten Sie im Liegen beide Achselhöhlen ab, auf jeder Seite sowohl mit angelegtem als auch mit hoch gehobenem Arm.

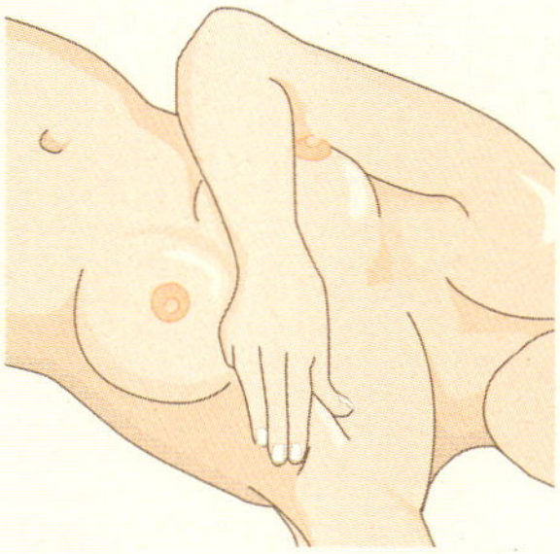

Ernährung und Krebs – du bist, was du isst

Die Krankheit und ihre Behandlung fordern dem Körper eine Menge ab. Vor allem das körpereigene Abwehrsystem wird in Mitleidenschaft gezogen. Deshalb ist es wichtig, über die Nahrungsmittel besonders viel Energie aufzunehmen, und das gelingt am besten, wenn Sie sich ausgewogen und gesund ernähren.

Nach heutigem Wissensstand – auf diesem Gebiet wird intensiv geforscht – gibt es keine spezielle Krebsdiät, die den Krankheitsverlauf günstig beeinflussen könnte.

▼ Gesund und lecker: Salatteller mit Ziegenfrischkäse.

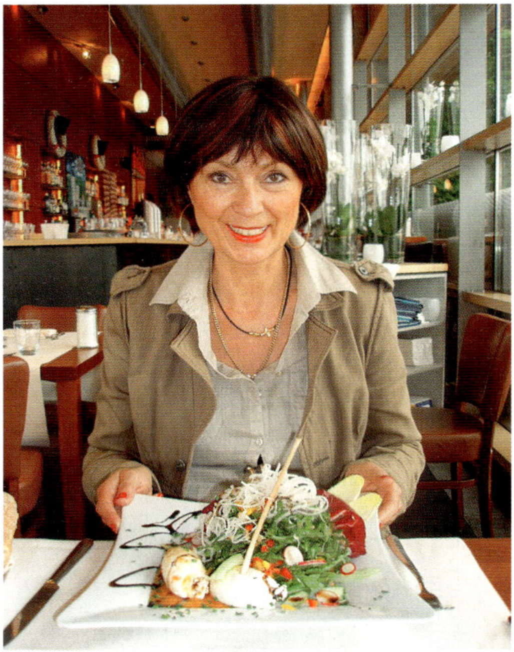

Das ändert aber nichts daran, dass immer wieder solche Diäten angeboten werden (wie zum Beispiel die »Krebskur total«, die angeblich einen Tumor durch 42 Tage langes Fasten aushungert) oder dass Gerüchte die Runde machen (wie die krebsheilende Wirkung von Roter Bete). Weder ist belegt, ob so etwas nützt, noch, ob es nicht sogar schadet.

Aus dem, was wir essen und trinken, wird unser Körper geformt: Organe, Knochen, Muskeln, Haut, Haare, Nägel. Klar, dass wir uns gesund ernähren sollten (auch, weil es uns schön macht). Die meisten Menschen glauben aber, dass »gesunde Ernährung« zu viel Zeit und Arbeit kostet. Überdies müssten Sie sich ja erst einmal kundig machen, was – von ein paar bekannten Dingen (viel Fett ist nicht gesund, frisches Obst schon) abgesehen – überhaupt gesund ist.

Sie müssen aber nicht gleich zur Ernährungsfachfrau werden, um Ihren Speiseplan gesünder zu gestalten: Es gibt viele gut lesbare Bücher mit Informationen (und Rezepten) von kundigen Autoren. In dem Buch »Gesund bleiben nach Krebs« von Josef Beuth, einem Spezialisten für die Bewertung naturheilkundlicher Verfahren, finden sich wunderbare Tipps wie »Eine Paranuss pro Tag deckt den erforderlichen Selenbedarf!« oder »Flavonoidreiche Getränke sind grüner Tee und Rooibostee«. So erfahren Sie, dass wir zum Beispiel Selen und Flavonoide brauchen – in welcher Weise genau diese Stoffe unserem Körper nützen, brauchen Sie nicht unbedingt nachzulesen (obwohl es spannend ist). Wichtig ist es zu wissen, welche Nahrungsmittel gesünder sind als andere und wie man mit ihnen umgeht.

Allerdings können wir uns heute ja nicht mehr unkritisch darauf verlassen, dass die gesunden Nahrungsmittel auch wirklich gesund und schadstofffrei sind. Darüber, wie man sich im Angebotsdschungel besser zurechtfinden und gute von schlechteren Lebensmitteln unterscheiden kann, geht es in dem Buch »Wo die glücklichen Hühner wohnen. Vom richtigen und vom falschen Essen« von Martina Meuth und Bernd Neuner-Duttenhofer. (Wussten Sie, dass vor manchen Bäckereien künstlicher Backduft versprüht wird, um uns hineinzulocken, und dass es eine spezielle Beleuchtung für Fleischtheken gibt, die das Fleisch frischer und appetitlicher aussehen lässt?)

Sport während der Krebstherapie

»Du musst Dich jetzt schonen.« »Du darfst Dich nicht anstrengen.« Mit solchen wohlmeinenden Sätzen werden auch Frauen, die vor ihrer Erkrankung sportlich aktiv waren, von Familie und Freunden manchmal regelrecht »ausgebremst«.

▼ Fahrradergometer für das Kreislauftraining.

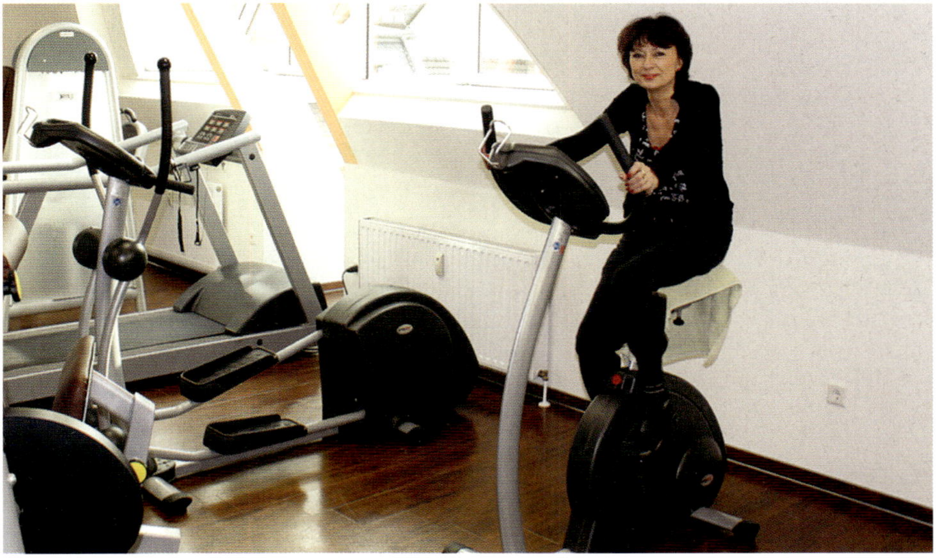

Noch vor einigen Jahren entsprach das auch den Empfehlungen der Schulmedizin:

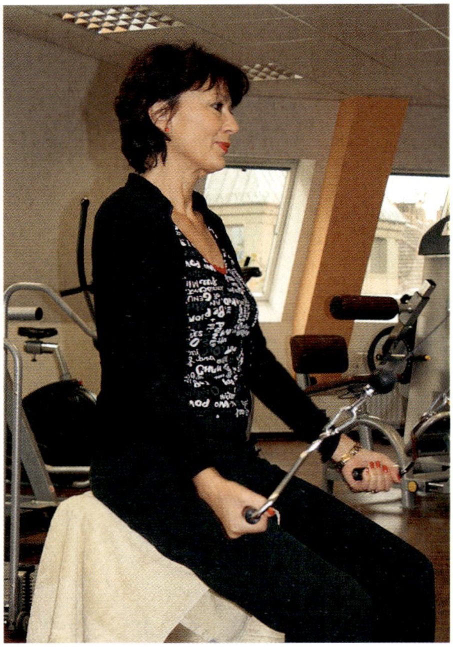

▲ Armzug mit geringem Gewicht – wegen des Lymphödems.

An Brustkrebs erkrankte Frauen sollten sich schonen und sich nicht anstrengen. Doch das führt zu einem verhängnisvollen Kreislauf: Wenn man sich nur wenig bewegt, sinkt die Leistungsfähigkeit des Körpers und man wird schneller müde und erschöpft. Das steigert nicht gerade die Lust auf Sport, die Leistungsfähigkeit sinkt weiter, die Erschöpfung wächst usw. All das wirkt sich natürlich auch auf das allgemeine Befinden und auf die Lebensqualität aus.

Wenn Sie aktiv sind, durchbrechen Sie diesen Teufelskreis. Ärzte und Sportwissenschaftler betonen heute, dass körperliche Bewegung allgemein das Krebsrisiko ebenso senkt wie die Gefahr, erneut zu erkranken.

Ein Beispiel dafür ist die inzwischen über 70-jährige Hawaiianerin Ruth Heidrich, die mit 47 Jahren Brustkrebs bekam und daraufhin begann, für den Ironman-Triathlon zu trainieren, einen unglaublich harten Wettbewerb mit 3,8 Kilometern Schwimmen, 180 Kilometern Radfahren und 42,2 Kilometern Laufen. Ihre Erfahrungen schildert sie in dem Buch »Der Lauf meines Lebens. Im Kampf gegen den Brustkrebs zur Ironwoman«. Heute gewinnt Ruth Heidrich sämtliche Laufwettbewerbe in ihrer Altersklasse.

Bewegung tut gut

Sport während der Krebstherapie hilft auch, die Nebenwirkungen zu verringern. Besonders die andauernde Müdigkeit und Erschöpfung (Fatigue, siehe auch S. 84) gehen zurück. Wenn Sie sich regelmäßig bewegen, unterstützen Sie nicht nur Ihren Körper im Kampf gegen den Krebs, sondern kommen auch seelisch besser zurecht:

- Sport setzt Botenstoffe im Gehirn frei, die im Volksmund »Glückshormone« heißen, und davon können Sie ja jede Menge gebrauchen.
- Sport hilft gegen Angst und Depressionen.
- Sport treiben – besonders in der Gruppe – heißt auch: am »normalen Leben« teilzunehmen und sich weniger durch die Krankheit ausgegrenzt zu fühlen.

Ob Sie allein oder in der Gruppe trainieren wollen, hängt von Ihnen ab – beides hat Vor- und Nachteile. Allein kann man zum Beispiel seinem eigenen Rhythmus folgen und besser abschalten. Andererseits lässt man einen verabredeten Sporttermin nicht so leicht ausfallen. Mir gefällt eine Mischung am besten: das Krafttraining an den Geräten allein, Gymnastik, Tai-Chi oder Laufen in der Gruppe.

(Zu den Themen Sport nach der Operation, während der Chemotherapie oder der Bestrahlung, Sport und Prothesen, Sport und Lymphödem, Sport und Antikörper- bzw. Antihormontherapie siehe die entsprechenden Kapitel. Weiterführende Literatur finden Sie im Anhang.)

Erst zum Arzt

Auch wenn Ihnen das alles einleuchtet, stürzen Sie sich bitte nicht auf eigene Faust in sportliche Aktivitäten, vor allem nicht, wenn Sie vorher keinen oder nur sehr wenig Sport getrieben haben. Sprechen Sie unbedingt zuerst mit Ihrem Arzt! Er kennt Ihre Krankengeschichte und kann Ihr aktuelles Leistungsvermögen beurteilen.

Welche Sportangebote es in Ihrer Nähe gibt, erfahren Sie unter anderem im Internet, für Nordrhein-Westfalen zum Beispiel unter »www.wir-im-sport.de«. Unter »Service« klicken Sie dann auf »Vereinsangebote Rehabilitationssport«. Anschließend können Sie Ihren Wohnort und »Krebsnachsorge« eingeben und erhalten Adressen in Ihrer Nähe.

> **TIPP**
>
> **Zuschuss**
>
> Die Krankenkassen, Renten- und Unfallversicherungen bezuschussen den Sport in der Krebsnachsorge. Ihr Arzt stellt Ihnen dazu eine entsprechende Verordnung aus.

Telefonnummern und weitere Internetadressen für das gesamte deutsche Bundesgebiet finden Sie im Anhang. Ausführliche Informationen zu diesem Thema für Österreich und die Schweiz gibt es ebenfalls dort bei den unter »Allgemein« aufgeführten Adressen.

Besonders geeignete Sportarten

Besonders geeignet sind folgende Sportarten:

- Nordic Walking (die Muskelarbeit der Arme führt nach neueren Studien nicht zu Lymphödemen)
- Laufen
- Walken
- Wandern
- Fahrradfahren
- Bewegungsbad
- Schwimmen (am besten Rückenschwimmen; besser nicht kraulen)
- Aquajogging

Es gibt eine Reihe sehr ansprechender Broschüren für geeignete Sportarten, die man kostenlos zum Beispiel bei der Initiative »Brustkrebs bewegt« (Adresse im Anhang) bestellen kann.

Lassen Sie sich beraten, schnuppern Sie in verschiedene Sportarten hinein und finden Sie heraus, was Ihnen Spaß macht. Um regelmäßig zu trainieren, braucht man viel Selbstdisziplin. Und der »innere Schweinehund« ist leichter zu überwinden, wenn Sie die körperliche Bewegung genießen können.

wichtig

Ausdauersportarten (siehe S. 157) sind wegen der geringen Verletzungsgefahr generell besser für Sie geeignet als Wettkampfsport.

Das richtige Maß

Den größten Vorteil zieht unser Körper aus einer regelmäßigen, nur langsam gesteigerten sportlichen Aktivität mit ausgewogenen Erholungsphasen. Das heißt: Sie sollten sich angemessen belasten, ohne sich dabei zu überfordern. Verlangen Sie also nicht zu rasch zu viel von sich – aber auch nicht zu wenig. Um Ihr ganz persönliches »sportliches Gleichgewicht« zu finden, lassen Sie sich von einem fachkundigen Arzt beraten.

- Ihr Arzt arbeitet mit Ihnen zusammen – Sie sind nicht allein!
- Entwickeln Sie Zuversicht – Bewegung trägt zu Ihrer Gesundung bei.
- Entdecken Sie den Spaß am Sport – es lohnt sich.

Und ganz wichtig: Hören Sie auf Ihren Körper! Zu Ihrer Unterstützung gibt es Trainingspläne und Fitnessbögen (siehe Anhang).

Sie können auch im Alltag etwas für Ihre Fitness tun, zum Beispiel die Treppe nehmen statt den Aufzug, zu Fuß zum Bäcker oder zum Briefkasten gehen, einen etwas flotteren Spaziergang machen.

Ergänzende Heilmethoden – die Komplementärmedizin

Ich selbst bin naturheilkundlichen und sogenannten alternativen Heilmethoden gegenüber sehr aufgeschlossen und habe versucht, mich kundig zu machen. Gerade deshalb weiß ich, dass wir bei der Auswahl der alternativen Methoden in der Krebsbehandlung besonders sorgfältig und auch kritisch sein sollten.

Naturheilkundliche Methoden und Präparate erfreuen sich – manchmal nicht zu Unrecht – auch in der Krebsnachsorge einer großen Nachfrage. Dass wir als Brustkrebspatientinnen neben der »klassischen Krebstherapie« – Operation, Chemotherapie, Bestrahlung – auch mit ergänzenden Heilmethoden behandelt werden möchten, ist verständlich. Allzu lange standen das Entfernen und Zerstören von bösartigen Zellen im Vordergrund, nun hungern wir förmlich nach allem, was aufbaut und guttut und uns möglichst vor einem Wiederausbruch der Krankheit schützt.

Das Buffet, um unseren Hunger zu stillen, ist reich gedeckt: Eine bunte Vielfalt an Methoden und Zusatzmedikamenten – von Aloe vera bis zur zytoplasmischen Therapie – erwartet uns, deren Versprechen beglückend klingen. Doch hier ist bei Weitem nicht alles Gold, was glänzt (oft glänzen nur die Euros, die Sie dafür bezahlen müssen). Bevor Sie in der Komplementärmedizin eine Untersuchung machen lassen, ein Nahrungsergänzungsmittel nehmen oder eine Behandlung beginnen, sprechen Sie unbedingt mit Ihrem Arzt, aber machen Sie sich auch selbst kundig (siehe Anhang).

wichtig

Bitte verlassen Sie sich nie – niemals! – nur auf die Komplementärmedizin. Sie ist bei der Krebstherapie eine oft sinnvolle Ergänzung (komplementär heißt: sich gegenseitig ergänzend) zur Schulmedizin – nicht mehr und nicht weniger!

Nehmen Sie keine Zusatzmedikamente ohne Absprache mit Ihrem Arzt. Diese können zum Beispiel die Wirkung einer Chemotherapie beeinträchtigen.

Die gesunde Grundlage schaffen

Es gibt eine Vielzahl von Angeboten, aber nur wenige sind wirklich hilfreich. Zu den sinnvollen Möglichkeiten gehören drei Dinge, bei denen Sie selbst aktiv werden und die Sie schon aus den vorigen Kapiteln kennen. Es sind die Basisempfehlungen für ein gesundes Leben:

- ausgewogene Ernährung
- körperliche Bewegung
- seelische Ausgeglichenheit

Darüber hinaus gibt es einige allgemein in der Krebstherapie anerkannte Maßnahmen und Mittel der Komplementärmedizin. Dazu gehören unter anderem Folsäure, Selen, Vitamine und Spurenelemente (das sind Mineralstoffe, die in ganz kleinen Mengen auch im menschlichen Organismus vorkommen, Mikronährstoffe), Enzyme, Mistelextrakte, die Akupunktur und die Homöopathie.

Bis auf die Misteltherapie, die eingeschränkt verordnet werden kann, und die Akupunktur (nur bei chronischen Rückenschmerzen und Knieverschleiß) werden die Kosten für die anderen genannten, nicht verschreibungspflichtigen Präparate nicht übernommen.

Die positive Wirkung der genannten Stoffe ist durch zahlreiche wissenschaftliche Studien nachgewiesen. Um welche alternativen oder naturheilkundlichen Diagnosemethoden und Behandlungen Sie besser einen Bogen machen sollten, weil sie nicht ausreichend abgesichert oder gar bedenklich sind, erfahren Sie in dem schon genannten Buch »Gesund bleiben nach Krebs« von Josef Beuth.

Dort finden Sie auch genauere Informationen zu hilfreichen Therapien und empfehlenswerten Präparaten.

Was ist sinnvoll?

Wenn Sie sich für die Anwendung naturheilkundlicher Therapien und Präparate interessieren, können Sie sich auch an die Gesellschaft für biologische Krebsabwehr (GfbK) wenden, bei der Sie eine ganze Reihe von Broschüren und Merkblättern erhalten (Adresse siehe Anhang).

Selen

Unser Körper braucht Selen. Wir nehmen dieses Spurenelement über die Nahrung auf: Fisch, Fleisch, Vollkorn, Hülsenfrüchte und Nüsse enthalten besonders viel Selen. In der chemischen Verbindung mit Natrium (Na) unterstützt es die Krebsbehandlung: Als Natriumselenit verstärkt es die Wirksamkeit von Chemo- und Strahlentherapie, senkt die Nebenwirkungen und hilft bei Lymphödemen.

Vitamine und Spurenelemente

Beide sind in einem gesunden Körper in ausreichender Menge vorhanden. Durch Chemo- und Strahlentherapie kann es aber zu einem Mangel an diesen Stoffen kommen. Da sie jedoch viel dazu beitragen, uns vor einer erneuten Krebserkrankung zu schützen (unter anderem hemmen sie die Aktivierung von krebserzeugenden Stoffen und Entzündungsprozessen), müssen sie unbedingt gezielt aufgefüllt werden.

Enzyme

Auch die Enzyme erfüllen wichtige Aufgaben in unserem Organismus: Sie setzen zum Beispiel die chemischen Reaktionen im Stoffwechsel in Gang und beschleunigen sie. Seit Mitte des letzten Jahrhunderts werden in der Komplementärmedizin bei der Krebsbehandlung erfolgreich pflanzliche Enzyme wie Bromelain (aus Ananas) oder Papain (aus Papaya) eingesetzt. Die Enzymtherapie senkt die Nebenwirkungen von Chemo- und Strahlentherapie und verbessert auch das Allgemeinbefinden.

TIPP

Nahrungsergänzungsmittel

Hohe Dosis, große Wirkung? Nehmen Sie keine Vitaminpillen oder Nahrungsergänzungsmittel, ohne mit Ihrem Arzt gesprochen zu haben. Krebspatienten brauchen genau abgestimmte (»bilanzierte«) Vitamine und Spurenelemente. Wenn Sie zum Beispiel irgendein Präparat nehmen, das zu viel Eisen enthält, bringen Sie sich in Gefahr – zu viel Eisen fördert das Wachstum von Krebszellen.

Mistelextrakte

Die Misteltherapie geht zurück auf den Anthroposophen Rudolf Steiner, wird heute aber auch von den Schulmedizinern weitgehend anerkannt. Untersuchungen haben gezeigt, dass die Wirkstoffe ein zum Beispiel durch Chemo- und Strahlentherapie geschwächtes Abwehrsystem wieder in Schwung bringen und die Stimmung aufhellen. Die Präparate werden in einer individuell auf Sie abgestimmten Verdünnung unter die Haut gespritzt; es gibt zwar Tropfen für Kinder, aber keine Tabletten »zum Einnehmen«. Die erste Spritze setzt der Arzt, die weiteren können Sie sich selbst verabreichen.

Akupunktur

Die Akupunktur stammt aus der Traditionellen Chinesischen Medizin (TCM), nach deren Auffassung die Lebensenergie (Qi) mit den beiden Anteilen Yin (dem Männlichen zugeordnet) und Yang (dem Weiblichen zugeordnet) über genau festgelegte Bahnen im Körper fließt. Krankheit oder Schmerz bedeuten, dass beide Anteile aus dem Gleichgewicht geraten sind. Indem nun der Akupunkteur an ganz bestimmten Stellen dünne Nadeln setzt, wird der Organismus allmählich wieder ausbalanciert.

Bei Schmerzen (Kopfschmerzen, Schmerzen nach der Operation, Gelenk- oder Rückenschmerzen) hat sich die Akupunktur als sehr hilfreich erwiesen. Die Krankenkassen erstatten die Behandlung aufgrund von »Schmerzen unterschiedlicher Herkunft«. Wie oben erwähnt, kann durch Akupunktur vor der Chemobehandlung auch die Übelkeit eingedämmt werden.

Homöopathie

Diese ganzheitliche Therapieform versucht, alle Beschwerden eines Menschen im Gesamtzusammenhang zu sehen und bei der Behandlung zu berücksichtigen. Gute Erfolge zeigt zum Beispiel die parallele homöopathische Behandlung während einer Chemotherapie. Dadurch können manche Nebenwirkungen wie Übelkeit vermieden oder zumindest abgeschwächt werden.

Krankheitsmanagement und Finanzen

Sie werden bald feststellen – oder haben es wahrscheinlich schon gemerkt –, dass Ihre Erkrankung auch einen ziemlichen Organisationsbedarf mit sich bringt. Es gibt vieles zu bedenken und planen, Ihre Ansprechpartner reichen vom Arbeitgeber über Ärzte und Angestellten Ihrer Versicherung. Nicht zuletzt muss eine ungewohnte Papierflut bewältigt werden: Blutbilder, Befunde, Rechnungen, die häufigere Korrespondenz mit Ihrer Versicherung und vieles andere mehr.

Falls Sie es noch nicht getan haben, legen Sie sich einen Ordner an (in Ihrer Lieblingsfarbe?). Hinein kommt ein Register (zehn Einteilungen sollten reichen), das Sie den verschiedenen Bereichen entsprechend beschriften: zum Beispiel Hausarzt/Gynäkologe, Versicherung, Arbeitgeber, Krankenhaus/OP, Chemo, Bestrahlung, Kur, Quittungen usw. Auf diese Weise haben Sie immer alles zur Hand, wenn Sie es brauchen, und müssen nicht erst lange suchen.

Krankheitsnebenkosten

In der nächsten Zeit kommen verschiedene Kosten auf Sie zu. Deren Höhe hängt davon ab, wo Sie leben (in Deutschland, Österreich oder der Schweiz) und wie Sie versichert sind. Zu den Kosten, die Sie selbst tragen müssen, gehören zum Beispiel:

- Eigenanteil an der Perücke
- Eigenanteil an Kompressionsstrümpfen bei einem Lymphödem
- Zusatzmedikamente wie Zink oder Selen, Nahrungsergänzungsmittel
- Eigenanteil bei Prothesen

TIPP

Sammeln und ordnen

Nützlich sind Klarsichthüllen für jeden Bereich, in denen man kleinere »Schriftstücke« wie Quittungen und sonstige Belege aufbewahren kann. Sie können aber auch rasch mal Rechnungen oder andere Schreiben darin sammeln, um sie zu einem späteren Zeitpunkt zu lochen und einzuordnen.

> TIPP
>
> **Praxisgebühr**
>
> Zahlen Sie die Praxisgebühr in einer für Sie leicht erreichbaren Praxis (zum Beispiel bei Ihrem Hausarzt). Dann ist der Aufwand nicht so groß, wenn Sie in den nächsten drei Monaten mal eine Überweisung brauchen.

- Eigenanteil für spezielle BHs sowie einen Badeanzug oder Bikini

Praxisgebühr

Wenn Sie als Kassenpatientin zum ersten Mal in einem Quartal zum Arzt gehen, müssen Sie 10,– Euro bezahlen. Für eventuelle Behandlungen bei anderen Ärzten im selben Quartal brauchen Sie nicht erneut die Praxisgebühr zu zahlen – sofern Sie eine Überweisung von dem ersten Arzt vorlegen.

Zuzahlungen

Zuzahlungen betreffen nur Frauen, die gesetzlich versichert sind, privat Versicherte leisten keine Zuzahlungen. Da sich hier immer mal wieder etwas ändert, sollten Sie bei Ihrer Krankenversicherung nachfragen.

Die gesetzliche Krankenversicherung gewährt Ihnen auf Antrag eine Zuzahlungsbefreiung, und zwar, wenn Sie dadurch finanziell zu sehr belastet werden. Für alle Zuzahlungen gilt eine individuelle Belastungsgrenze von 2 Prozent des jährlichen Bruttoeinkommens im Haushalt. Bei einer schwerwiegenden chronischen Erkrankung, die eine Dauerbehandlung erfordert, beträgt sie 1 Prozent. Das gilt jedoch nur im laufenden Kalenderjahr. Wenn Sie also zum Beispiel im Oktober die Belastungsgrenze erreicht haben, bekommen Sie die Zuzahlungsbefreiung nur bis Dezember. Ab Januar des neuen Jahres wird wieder bei Null angefangen.

Medizinische Leistungen

Bei Kassenpatientinnen übernimmt die Krankenversicherung in der Regel alle medizinischen Leistungen in Zusammenhang mit der Erkrankung. Sie selbst müssen aber etwas zuzahlen, und zwar in Deutschland mindestens 5,– Euro und höchstens 10,– Euro pro Kalendertag.

Arznei- und Verbandsmittel

Kassenpatientinnen leisten Zuzahlungen für Medikamente (»Rezeptgebühr«, mindestens 5,– Euro, höchstens 10,– Euro). Bei meiner Chemo waren das insgesamt ca. 50,– Euro pro Behandlung, die selbst zu zahlenden Mittel gegen Übelkeit oder entzündete Mundschleimhaut nicht mitgerechnet.

wichtig

Heben Sie alle Belege und Quittungen auf, die mit Ihrer Krankheit in Zusammenhang stehen (Zuzahlungen, Rezeptgebühren etc.).

Heilmittel

Dazu gehören zum Beispiel Massagen oder Krankengymnastik. Die Zuzahlung beträgt meist 10 Prozent pro Behandlung plus 10,– Euro pro ärztlicher Verordnung.

Hilfsmittel

Darunter fallen Brustprothesen oder Perücken. Hier übernehmen die Krankenkassen einen bestimmten Anteil. Sie selbst müssen neben der Zuzahlung (Sie wissen schon: 5.– bis 10,– Euro) einen Eigenanteil leisten, weil die Kosten für die meisten Prothesen oder Perücken den Kassenanteil mehr oder weniger stark überschreiten.

Fahrtkosten

Die Kosten für die Fahrten zur Chemo- oder Strahlentherapie werden meist übernommen. Wichtig: die Krankenkasse vorher informieren und eine Kostenzusage einholen. Auch hier ist die übliche Zuzahlung zu leisten.

Wo bekomme ich finanzielle Unterstützung?

Manche Krebspatientinnen und ihre Familien geraten in eine finanzielle Notlage. Das Krankengeld entspricht nur ca. 70 Prozent des Bruttolohns, und es entstehen durch die Krankheit bedingte Kosten, die selbst getragen werden müssen.

Für solche Fälle gibt es verschiedene »Härtefonds«, zum Beispiel bei der Deutschen Krebshilfe, den Krebsgesellschaften einiger Bundesländer und privaten Stiftungen (Adressen siehe Anhang).

Aus diesen Fonds können Brustkrebspatientinnen unter bestimmten Voraussetzungen (abhängig von Familieneinkommensgrenzen) eine – in der Regel 1-malige – Geldzuwendung erhalten.

Auskunft über die Möglichkeiten und Bedingungen für eine finanzielle Unterstützung erhalten Sie beispielsweise beim Sozialdienst oder auch bei der Beratungsstelle der Deutschen Krebshilfe in Ihrer Nähe.

Sozialleistungen

Als Brustkrebspatientin haben Sie einen Anspruch auf eine Reihe von Sozialleistungen. Welche das sind und welche davon für Sie infrage kommen, kann hier nicht ausführlich dargestellt werden. In den im Anhang genannten Broschüren sind die derzeit geltenden Bestimmungen zu Themen wie häusliche Krankenpflege, Haushaltshilfe, Belastungsgrenzen, Erwerbsminderungsrente usw. im Einzelnen aufgeführt. Viele Sozialleistungen sind an Bedingungen geknüpft. Zum Beispiel: Wenn keine Pflegestufe besteht, muss die häusliche Krankenpflege selbst finanziert werden. Die Kosten für eine Haushaltshilfe werden meist nur übernommen, wenn Kinder unter zwölf Jahren zu betreuen sind.

wichtig

Informieren Sie sich über Ihre Rechte und scheuen Sie sich nicht, die Sozialleistungen, die Ihnen zustehen, auch in Anspruch zu nehmen.

Der Schwerbehindertenausweis – ja, nein, wie lange?

Vermutlich fühlen Sie sich nach der Operation und den bevorstehenden oder schon durchlaufenen Therapien erschöpft, aber nicht als ein Mensch mit Behinderungen. Allein der Name des Dokuments – »Schwerbehindertenausweis« – ist nicht leicht zu akzeptieren. Als Brustkrebspatientin haben Sie die Möglichkeit, einen Schwerbehindertenausweis zu beantragen, sind aber nicht dazu verpflichtet, wenn Sie sich, aus welchen Gründen auch immer, dagegen entscheiden.

Der Antrag wird bei dem für Sie zuständigen Versorgungsamt der Gemeindeverwaltung gestellt. Die Adresse erfahren Sie von der Sozialarbeiterin in der Klinik, die auch meist schon die entsprechenden Formulare zur Hand hat und Ihnen beim Ausfüllen hilft.

Der Antrag auf einen Schwerbehindertenausweis kann auch nachträglich gestellt werden. Dabei ist das Datum der Diagnosestellung wichtig.

Beim Versorgungsamt wird aufgrund Ihrer Angaben und medizinischen Unterlagen der Grad der Behinderung (GdB) bestimmt. Bei Frauen, die an Brustkrebs erkrankt sind, liegt er bei mindestens 50 Prozent, je nach individuellem Krankheitsbild auch höher.

Bei Fragen zum Schwerbehindertenausweis können Sie sich an den Sozialen Dienst Ihrer Klinik oder an Krebsberatungsstellen wie die Frauenselbsthilfe nach Krebs wenden. Auskunft erteilen auch die zuständigen Versorgungsämter.

Der Ausweis wird zeitlich begrenzt (bei Brustkrebspatientinnen in der Regel auf fünf Jahre) und bringt vor allem berufstätigen Frauen Vorteile: Er gewährt ihnen unter anderem einen Steuerfreibetrag, fünf Tage zusätzlichen Urlaub und einen besonderen Kündigungsschutz. Außerdem können sie mit 63 Jahren in Altersrente gehen. Also, der Name des Ausweises ist nicht schön, aber das Ding ist für viele Frauen nützlich.

Selbstständige – wie ich – kommen nur in den Genuss des Steuerfreibetrages und von Eintrittsermäßigungen. Aus beiden Gründen habe ich mich dafür entschieden (GdB 50 Prozent). Rentnerinnen und So-

TIPP
Verschlechterungsantrag

Wenn Sie zum Beispiel ein Lymphödem bekommen, können Sie einen Verschlechterungsantrag stellen, durch den Ihnen ein höherer Prozentsatz zugewiesen wird. Daraus können sich ergeben: Zuzahlungsminderung bei der Krankenkasse, Rabatt auf die Kfz-Steuer, verbilligte Tickets im öffentlichen Nahverkehr, Befreiung von GEZ-Gebühren, billigerer Anschluss bei der Telekom u. Ä.

zialhilfeempfängerinnen erhalten übrigens keine der genannten Vergünstigungen.

Manchmal bezahlt man bei Vorlage des Ausweises (auch im Ausland) weniger Eintritt in Schwimmbädern, Museen oder bei kulturellen Veranstaltungen. Einfach immer fragen!

Wenn Sie das grüne Teil aus heutiger Sicht auch am liebsten nach Ablauf der »Heilbewährungszeit« wieder los wären – überlegen Sie sich gut, ob Sie nicht eine Verlängerung des Ausweises beantragen. Sonst gilt eine Brustkrebspatientin nach fünf Jahren automatisch nur noch als zu 30 Prozent behindert, wenn sie eine Brust verloren hat, und höchstens bis zu 20 Prozent, wenn eine Brust erhaltend operiert wurde. Damit entfallen fast alle Vergünstigungen.

Schwerbehindertenausweis und Beruf

Wenn Sie in eine berufliche Position zurückkehren, der Sie sich gewachsen fühlen, können Sie bewusst auf die Vorteile verzichten, die ein Schwerbehindertenausweis im Arbeitsverhältnis bietet (Kündigungsschutz, mehr Urlaubstage). Dann brauchen Sie Ihren Arbeitgeber nicht unbedingt über den Ausweis zu informieren. Bedenken Sie aber: Ein nachträgliches Einfordern der Vergünstigungen ist für das Arbeitsverhältnis nicht gerade förderlich.

Falls Sie auf Stellensuche (siehe auch S. 168) sind, sollten Sie sich überlegen, ob Sie überhaupt einen Schwerbehindertenausweis beantragen. Die Erfahrung zeigt, dass die beruflichen Chancen dadurch sinken. (Es gibt allerdings auch Stellenausschreibungen, in denen Schwerbehinderte ausdrücklich erwünscht sind. Ein Grund: Arbeitgeber müssen in der Regel eine Ausgleichsabgabe zahlen, wenn sie keine Schwerbehinderten einstellen oder weiterbeschäftigen.)

Sie müssen den Ausweis im Vorgespräch mit dem möglichen Arbeitgeber erwähnen, wenn Sie direkt darauf angesprochen werden. Tun Sie es nicht, kann das später ein Kündigungsgrund sein. Fragt der Arbeitgeber nicht danach, brauchen Sie es nicht zu sagen. Wenn sich dann allerdings herausstellt, dass die neue Stelle aus gesundheitlichen Gründen für Sie ungeeignet ist, können Sie die Schwerbehinderung nicht nachträglich geltend machen. Auch das könnte ein Kündigungsgrund sein.

Wieder arbeiten

Die wachsende Zahl von Brustkrebspatientinnen – auch in jüngeren Jahren – hat allmählich das gesellschaftliche Bewusstsein für diese Erkrankung geschärft, sodass sie heute nicht mehr so tabuisiert ist wie früher. Im Berufsleben – gerade auch beim Wiedereinstieg in den Beruf – gelten aber noch einmal besondere Regeln.

Ansprechpartner für alle Fragen rund um den beruflichen Wiedereinstieg und die Sozialleistungen:

- im Krankenhaus und in der Rehaklinik: die Mitarbeiter des Sozialdienstes im Krankenhaus oder in der Rehaklinik
- an Ihrem Wohnort: Ihre Krankenkasse, der Rentenversicherungsträger, das Sozialamt, das Versorgungsamt oder die Arbeitsagentur

(Dies gilt für Deutschland. Infoadressen für Österreich und die Schweiz finden Sie im Anhang.)

Viele Brustkrebspatientinnen hoffen auf eine minimale Auszeit und wollen nach der Erstbehandlung so bald wie möglich wieder an ihren Arbeitsplatz zurückkehren. Einige arbeiten auch während der Chemo- oder Strahlentherapie weiter. Das mag unter anderem wirtschaftliche Gründe haben. Häufig aber zieht es die Frauen zurück in den Beruf, weil er zu ihrem Selbstwertgefühl beiträgt: Sie möchten aktiv sein und gebraucht werden.

Soll ich mich outen?

Die Diagnose ist Ihre Privatsache. Das heißt, Sie müssen niemandem davon erzählen, auch nicht Ihrem Chef oder Ihren Kollegen. Andererseits ist es nicht leicht, die Erkrankung geheim zu halten: Die lange Auszeit und Ihre womöglich stoppelkurzen Haare oder eine Perücke geben ohnehin genügend Hinweise und führen eventuell zu Getuschel hinter Ihrem Rücken. Vielleicht wollen Sie nichts sagen, weil Sie nicht dauernd darauf angesprochen werden möchten. Es ist aber möglich, dass Sie sich dadurch großer Unterstützung berauben. Ob Sie in Ihrer Arbeitsumgebung davon erzählen oder nicht, ergibt sich aus Ihrem Verhältnis zu den Menschen dort – wägen Sie es ab.

Wiedereinstieg nach einem Jahr

Viele Frauen kehren ca. ein Jahr nach Behandlungsbeginn an ihren Arbeitsplatz zurück. Schön, wenn das ohne Probleme vonstatten geht. Schön, aber eher selten. Oft machen die Frauen die Erfahrung, dass sie anfangs wie ein rohes Ei behandelt werden, bevor rasch wieder der Alltag einkehrt. Und solange alles seinen normalen Gang geht, gibt es auch kaum Probleme. Doch bei den ersten Stresssituationen merken sie rasch, dass sie eben nicht einfach zur Tagesordnung zurückkehren können. Die Belastungen für Körper und Seele in den vergangenen Monaten haben ihre Spuren hinterlassen. Vielleicht besprechen Sie mit Ihrem Arbeitgeber, ob Sie Ihre Arbeit schrittweise wieder aufnehmen können.

Das Hamburger Modell

Eine Möglichkeit, nach längerer Arbeitsunfähigkeit stufenweise wieder in den Arbeitsprozess einzusteigen, bietet das »Hamburger Modell«. Voraussetzung ist die Zustimmung von Arbeitgeber und Krankenkasse.

Als Erstes erstellen Sie gemeinsam mit Ihrem Arzt einen Zeitplan, der dann mit dem Kostenträger und Ihrem Arbeitgeber abgestimmt wird. Auf Ihren Arbeitgeber kommen keine Kosten zu, da Sie in dieser »Testphase« noch Krankengeld bekommen.

Ansprechpartner für die Beratung zur beruflichen Wiedereingliederung sind die Hausärzte und auch die Sozialdienste der Reha-Einrichtungen. Wenn die stufenweise Wiedereingliederung von der Rehabilitationsklinik (siehe S. 167) veranlasst wird, ist der Kostenträger in der Regel die Rentenversicherung.

wichtig

Lassen Sie es, wenn es geht, ein bisschen langsamer angehen. Passen Sie gut auf sich selbst auf, und übernehmen Sie die Verantwortung dafür, dass Sie nicht durch Überforderung in die Knie gehen.

Was tun bei körperlichen oder seelischen Einschränkungen?

Doch was, wenn sich der Wunsch, weiterhin zu arbeiten, nicht verwirklichen lässt? Manche Folgebehandlungen sind so zeitaufwendig, dass sie nicht mit einer Vollzeitbeschäftigung zu vereinbaren sind. Nicht selten sind es auch verständnislose Chefs und Kollegen, die es unmöglich machen, die alte Arbeit wieder aufzunehmen. Oder Sie sind infolge der Krankheit körperlich und seelisch beeinträchtigt.

Manchmal sind Veränderungen am Arbeitsplatz die Lösung. Zum Beispiel können Sie vielleicht wegen eines Lymphödems (siehe S. 76) nicht mehr lange am Computer arbeiten. Dann gibt es verschiedene Möglichkeiten wie technische Arbeitshilfen, eine andere Position in der Firma oder eine Umschulung. Ihr Arbeitgeber ist zu einem »betrieblichen Eingliederungsmanagement« verpflichtet, zu dem unter anderem auch die Umgestaltung des Arbeitsplatzes gehört.

Auf keinen Fall vorzeitig kündigen! Ohne eine Alternative, das heißt ohne die Zusage für einen neuen Arbeitsplatz sollten Sie unter keinen Umständen kündigen. Sich als Brustkrebspatientin um eine Stelle zu bewerben ist nicht einfach – ganz davon abgesehen, dass Sie wieder vor der Frage stehen: Sag ich's oder sag ich's nicht? Schlimmstenfalls werden Sie arbeitslos.

Stellensuche

Zwar ist die Diagnose, wie gesagt, Ihre Privatsache, andererseits müssen Sie die Phase der Therapie in Ihrem Lebenslauf erwähnen. Personalvermittler raten bei Bewerbungen dazu, offen mit dem Thema Krebs umzugehen. Schreiben Sie zum Beispiel: »Zehn Monate berufliche Auszeit aufgrund einer Brustkrebsbehandlung.« Das muss nicht immer auf Ablehnung stoßen, denn fast jeder hat heute eine Betroffene im Bekanntenkreis, bei der es gut ausgegangen ist. Hinter einer unklaren Formulierung wie zum Beispiel »krankheitsbedingte Auszeit« wird rasch eine psychische Erkrankung vermutet, und das bedeutet meist schon von vornherein das Aus.

Ich bin arbeitslos

Die Höhe der Unterstützung hängt von sehr vielen Punkten ab, die sich aus Ihrer individuellen Situation ergeben. Ihre ersten Ansprechpartner sind die Sachbearbeiter der Agentur für Arbeit, die verpflichtet sind, ihre Klienten zu beraten und sie auf dem Weg durch den Paragrafen- und Antragsdschungel zu unterstützen. An dieser Stelle kann ich Ihnen nur ein paar erste und allgemeine Hinweise geben.

Auch wenn Sie Arbeitslosengeld I beziehen, müssen Sie eine Arbeitsunfähigkeitsbescheinigung vorlegen. Bei bestehender Arbeitslosigkeit ist zu prüfen, ob Sie noch Anspruch auf Arbeitslosengeld I haben, und es muss ein neuer Antrag auf Arbeitslosengeld gestellt werden.

Wenn Sie keinerlei Ansprüche mehr auf Arbeitslosengeld I haben, muss ein Antrag auf Arbeitslosengeld II/Grundsicherung gestellt werden. Die Überprüfung Ihres Bedarfs entscheidet darüber, wie viel Unterstützung Ihnen gezahlt wird.

Wenn Sie der Arbeitsvermittlung länger als sechs Monate nicht zur Verfügung stehen, sollten Sie einen Antrag auf »Arbeitslosengeld bei Arbeitsunfähigkeit« stellen. Auch wenn damit zu rechnen ist, dass Sie in absehbarer Zeit ins Arbeitsleben zurückkehren, können Sie diese Unterstützung für die Übergangszeit beantragen.

Das Krankengeld läuft nach 78 Wochen aus. Falls Sie weiterhin nicht arbeitsfähig sind, sollten Sie über Ihren Sachbearbeiter bei der Agentur für Arbeit einen Antrag auf Erwerbsunfähigkeitsrente stellen. Solange der Antrag noch nicht beschieden ist, muss das Arbeitsamt die Leistungen erbringen. (Nähere Informationen erhalten Sie bei den im Anhang genannten Vereinen und Institutionen.)

Wem ich danken möchte

Mein Freundeskreis hat sich durch meine Erkrankung nicht gelichtet, sondern zu meinem Glück sogar ein bisschen vergrößert. Ohne dieses Dutzend Menschen hätte ich die letzten Jahre nicht so gut überstanden. Ich danke ihnen für Lebensmut, Trost, Rat, Lachen, Wärme und viele schöne Stunden.

Für die sorgfältige und liebevolle Unterstützung bei diesem Buch danke ich besonders Constanze, Annabelle, Silvia, Helmut, Walter und Peter, vor allem aber Leonie und Lore.

Dank auch an »meine« Experten. Guten Rat und viel Zuspruch bekam ich in der Frauenklinik am Universitätsklinikum Bonn von Dr. med. Charlotte Amann, Priv.-Doz. Dr. med. Christian Rudlowski, Schwester Karin und Schwester Silke sowie Dipl. Psych. Melanie Wollenschein.

Mit ihrer fachlichen Kompetenz sehr geholfen haben mir auch Dr. med. Evrim Atabas, Facharzt für Physikalische und Rehabilitative Medizin, Bonn, Dr. med. Walter Brinker, Gynäkologe, Remscheid, Priv.-Doz. Dr. med. Christian Kurbacher, onkologischer Gynäkologe, Bonn, Prof. Dr. med. Hans Heinz Schild, Direktor der Radiologischen Universitätsklinik Bonn. Evelin Heinle-Braun, Dipl. Sozialarbeiterin, Universitätsklinikum Bonn, half mir im Labyrinth der sozialen Fragen weiter.

Mit Dr. med. Anne Gutzmann, Frauenärztin und Psychoonkologin, Köln, habe ich ein interessantes Gespräch geführt; sie stellte mir eigene informative Texte über lesbische Frauen zur Verfügung.

Die Physiotherapeutinnen Johanna Wolff und Kerstin Leyendecker gaben mir nicht nur hilfreiche Informationen zum Thema Lymphödem, sondern behandelten dasselbe bei mir auch sehr wohltuend. Karin Lancier vom Sanitätshaus Büchner in Bonn verdanke ich Wäsche und Prothesen, mit denen ich mich wohlfühle, sowie viele Tipps im entsprechenden Kapitel.

Das Coiffeurteam Vieler in Bonn-Bad Godesberg fand die richtige Perücke für mich und überprüfte das Kapitel »Hair!«. Claudia Di Marzo von Hair & Beauty Hagemann gab meinem nachwachsenden Haaren immer den richtigen Pfiff.

Inge Schmalenbach, nicht nur Kosmetikerin, sondern auch Freundin in Bergisch Gladbach, verwöhnte meinen von Chemo- und Strahlentherapie geschädigten Körper und stärkte mein Selbstbewusstsein mit vielen Tipps für außen und innen.

Prof. Dr. Michael Hayne, Psychoanalytiker und Psychotherapeut, Königswinter, verdanke ich mehr als den Rat beim Kapitel »Meine Seele«.

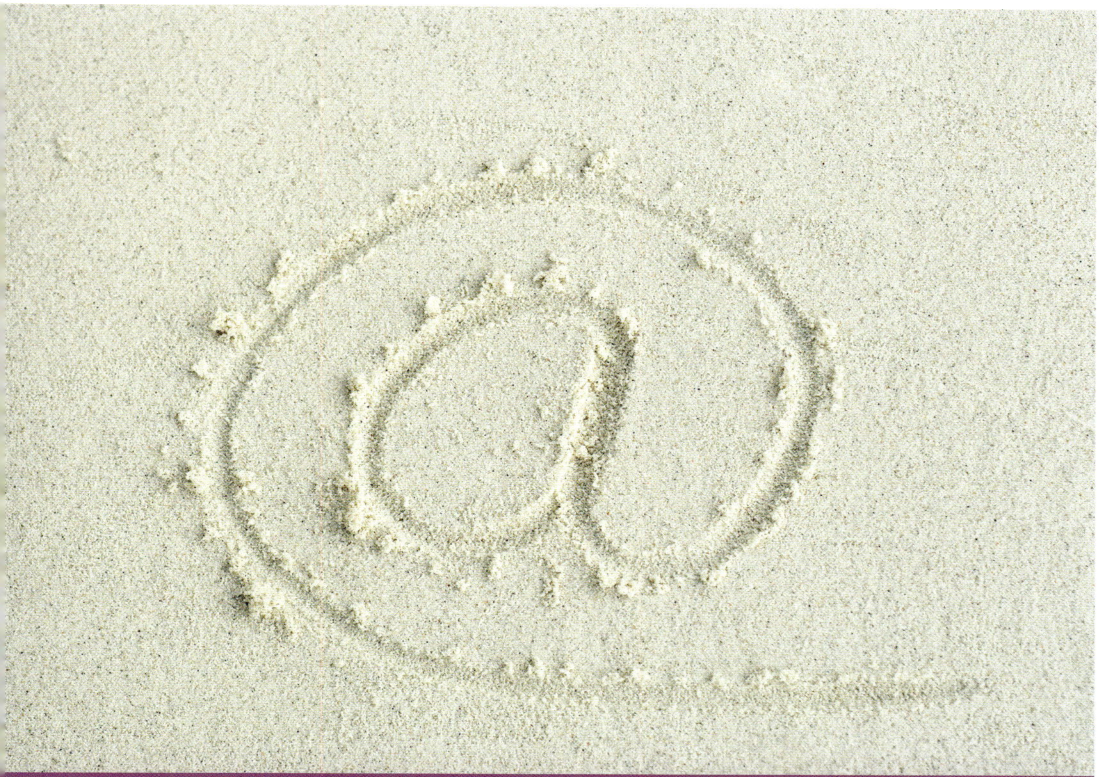

Anhang

Die Was-War-Wann-Liste

Datum	Untersuchung	Arzt/Krankenhaus	Kurzbefund	Notizen

Wo können Sie sich weiter informieren?

Die folgenden Hinweise auf Organisationen, Bücher, Broschüren, Adressen und Internetseiten bieten weiterführende Informationen zu den einzelnen Themen. Es ist eine Auswahl; die Zusammenstellung erhebt keinen Anspruch auf Vollständigkeit.

Allgemeines

Bundesweite kostenlose Rufnummer zum Thema Krebs:
Tel.: 08 00/4 20 30 40

Organisationen, Initiativen und Selbsthilfegruppen

Deutschland

Aktion Bewusstsein für Brustkrebs e.V.
Tel.: 0 62 20/91 26 33
www.brust-bewusst.de

Arbeitsgemeinschaft Gynäkologische Onkologie (AGO)
(Empfehlungen zur Brustkrebstherapie – Stand November 2009; zu bestellen unter: www.ago-online.de)

betanet. Suchmaschine für Krankheit & Soziales
(Sozialrechtliche Bestimmungen und Hilfen, krankheitsspezifische psychosoziale Informationen sowie 22.000 Adressen von Selbsthilfegruppen, Beratungsstellen und Reha-Kliniken)
www.betanet.de

BreastHealth – bewusst handeln gegen Brustkrebs e.V.
(Beratungsangebot als Vorbereitung und Ergänzung zum ärztlichen Aufklärungsgespräch am Universitätsklinikum Hamburg)
Tel.: 0 0/74 10-5 25 07
www.breasthealth.de

Brustkrebsaktion
(von der Deutschen Krebsgesellschaft mit verschiedenen Partnern organisierte Info-Aktion)
www.brustkrebs-aktion.de
Tel.: 0 36 43/86 42 15

Brustkrebs Info e.V.
(Brustkrebs-Lexikon auf wissenschaftlicher Basis)
www.brustkrebs-info.de

Charlotte e.V. – Netzwerk lesbischer Ärztinnen
www.netzwerk-charlotte.de

Deutsche Krebsgesellschaft e.V.
(Aktuelles zum Thema; kostenloses Infomaterial, z.B.:)
»Durch die Brust ins Herz – Herausforderung Brustkrebs« (Patientenfilm/DVD auch auf Englisch, Russisch und Türkisch)
»Leben schmecken – Krebs, Krise, Kraft« (Patientenfilm/DVD)
Tel.: 0 69/63 00 96-0
www.krebsgesellschaft.de (→ Patienten→ Brustkrebs)
www.brustkrebszentrale.de

Deutsche Krebshilfe e.V.
(gibt »Die blauen Ratgeber« zu vielen Brustkrebsthemen heraus; kostenlos zu bestellen)
Tel.: 02 28/7 29 90-95
www.krebshilfe.de

Frauenselbsthilfe nach Krebs Bundesverband e.V.
(Kostenloses Infomaterial)
Tel.: 02 28/3 38 89-4 00
www.frauenselbsthilfe.de

INKA. Das Informationsnetz für Krebspatienten und Angehörige
Tel.: 0 30/32 51 36 30
www.inkanet.de

KOMEN Deutschland e.V.
Verein für Heilung von Brustkrebs
Tel.: 0 61 72/68 10 60
www.komen.de

Krebsinformationsdienst (KID)/Deutsches Krebsforschungszentrum
Tel.: 0 62 21/42 28 90 (für Bestellungen von Broschüren)
Tel.: 08 00/4 20 30 40 (für krebsbezogene Anfragen)
www.krebsinformationsdienst.de (auch auf Türkisch)

Krebs-Kompass
(Chat, in dem registrierte Mitglieder sich zu allen möglichen Themen rund um Brustkrebs äußern; interessanter Erfahrungsaustausch)
www.krebskompass.de

Mamazone, Frauen und Forschung gegen Brustkrebs e.V.
Tel.: 08 21/52 13-1 44
www.mamazone.de

Österreich
Europa Donna Österreich – Netzwerk Brustkrebs
Tel.: (00 43) (0)6 50/9 02 32 65
www.europadonna.at
(Zeitschrift »Donna«, erscheint vierteljährlich, online zu bestellen)

Frauenselbsthilfe nach Brustkrebs – Landesverein Wien
Tel.: (00 43) (0)1/3 32 23 48
www.frauenselbsthilfe-brustkrebs-wien.at

Krebsforum Österreich – Krebspatienten für Krebspatienten
www.krebsforum.at

Österreichische Krebshilfe
Tel.: (00 43) (0)1/7 96 64 50
www. krebshilfe.net
www.pinkribbon.at

Österreichische Krebshilfe Wien
(Broschüren – über Chemotherapie, Krebs und Beruf, Krebs und Ernährung, Komplementärmedizin, Fatigue usw. – als Download oder zum Bestellen im Onlineshop)
Tel.: (00 43) (0)1/4 02 19 22
www.krebshilfe-wien.at

Schweiz
Europa Donna Schweiz – Das Schweizer Brustkrebs-Forum
Tel.: (00 41) (0)31/3 89 92 62
www.europadonna.ch

Krebsliga
(Broschüren – u. a. zu den Themen Hormontherapie, Sport, Brustwiederaufbau etc. – als Download, zu bestellen unter Tel.: 08 44/85 00 00 oder online: → Shop → Broschüren)
Krebstelefon: 08 00/11 88 11
www.krebsliga.ch
www.breastcancer.ch
www.krebsforum.ch

Internet
Sicher surfen zum Thema Krebs (3/2008)
(zu bestellen unter www.krebsinformationsdienst.de oder als PDF auszudrucken)

Infomaterial von Pharmafirmen
www.vfa.de
(49 Unternehmen, die z. T. Medikamente gegen Brustkrebs herstellen; einige bieten ausführliches und kostenloses Infomaterial, u. a.:
www.novartisoncology.de (→ für Patienten)
www.pfizer-oncology.de (→ Brustkrebs)
www.roche-onkologie.de (→ Brustkrebs → Service → Infomaterial)

Zeitschriften
Mamma Mia! Das Brustkrebsmagazin
(erscheint vierteljährlich)
www.mammamia-online.de

clio. Die Zeitschrift für Frauengesundheit
Herausgegeben vom FFGZ (Feministisches FrauenGesundheitsZentrum Berlin)
www.ffgz.de

Literatur zum Thema Brustkrebs
Berg, Lilo: Brustkrebs. **Wissen gegen Angst.** Das Handbuch. Goldmann 2008

Delbrück, Hermann: **Brustkrebs.** Rat und Hilfe für Betroffene und Angehörige. Kohlhammer 2006

Eiermann, Wolfgang/Böttger, Sabine: **Wirksame Hilfe bei Brustkrebs.** Knaur 2004

Goldmann-Posch, Ursula/Martin, Rita Rosa: **Über-Lebensbuch Brustkrebs.** Die Anleitung zur aktiven Patientin. Schattauer Verlag 2008

LeShan, Lawrence: **Diagnose Krebs.** Wendepunkt und Neubeginn: Ein Handbuch für Menschen, die an Krebs leiden, für ihre Familien und für ihre Ärzte und Therapeuten. Klett-Cotta 2008

Erfahrungsberichte
Lorde, Audre: **Auf Leben und Tod.** Krebstagebuch. Orlanda Frauenverlag 1994 (auch für lesbisch lebende Frauen)

Pielhau, Miriam: **Fremdkörper.** Mgv Verlag 2009

Sandberg, Vera: Krebs. **Und alles ist anders.** Ein BRIGITTE-Buch. Diana Verlag 2009

Besonders für jüngere Frauen
Emons, Dagmar/Beuth, Josef/Rösing, Benjamin: **Brustkrebs.** Überlebenshilfe für junge Frauen. Erlebnisbericht. Eine Betroffene und zwei Experten beraten. Trias 2008

van der Stap, Sophie: Heute bin ich blond. Das Mädchen mit den neun Perücken. Droemer 2008

Brustkrebs bei Männern
Frauenselbsthilfe nach Krebs Bundesverband e.V.
Tel.: 02 28/3 38 89-4 00
www.frauenselbsthilfe.de

Krebsinformationsdienst (KID)/Deutsches Krebsforschungszentrum
Tel.: 08 00/4 20 30 40
www.krebsinformationsdienst.de (auch auf Türkisch)

Mammazentrum der Universität Kiel
www.mammazentrum.de (→ Brustkrebs beim Mann)
www.krebsinformation.de/tumorarten/brustkrebs-mann
www.mamazone.de/brustkrebs/brustkrebs-maennlich (Erfahrungsbericht)

Diagnose Brustkrebs

Brustkrebs – was nun?
(DVD der Frauenselbsthilfe nach Krebs, Adresse s.o. unter »Allgemeines«)

Familiärer Brustkrebs

BRCA-Netzwerk. Beratung für Frauen und Männer aus Risikofamilien
(u.a. Liste der Beratungszentren)
www.brca-netzwerk.de
Infos auch bei G. Kamecke
Tel.: 01 51/20 11 96 51

Erblicher Brustkrebs – eine Familienangelegenheit
(Broschüre der Deutschen Krebshilfe, www.krebshilfe.de)

www.krebshilfe.de/Brustzentren
(Liste der Zentren für familiären Brust- und Eierstockkrebs)

www.frauenselbsthilfe.de
(Informationen über den Inhalt einer Beratung)

Heeg, Evelyn: **Oben ohne – die Entscheidung zu leben**, 2. Aufl. Fischer Verlage 2009

Die moderne Krebsforschung

Leitlinien
Kurz gefasste interdisziplinäre Leitlinien
(Broschüre der Deutschen Krebsgesellschaft e.V., als PDF zum Herunterladen unter www.krebsgesellschaft.de, als gebundene Ausgabe zu bestellen im dortigen Online-Shop)

Klinische Studien
Brustkrebs-Studien. Klinische Forschung für Betroffene
www.brustkrebs-studien.de (→ Studien)

Klinische Studien. Die blauen Ratgeber 60
(Zu bestellen bei der Deutschen Krebshilfe e.V., Adresse s.o. unter »Allgemeines«)

Studienportal der Deutschen Gesellschaft für Senologie
www.dgs-studien.de (→ Studien)

Stiftung PATH
Stiftung PATH – Patients Tumorbank of Hope
Tel.: 08 21/9 07 63 69
www.stiftungpath.org

Krankenhaus und OP

Brustamputation – wie geht es weiter?
(kostenlose Broschüre der Frauenselbsthilfe nach Krebs, Adresse s.o. unter »Allgemeines«)

Creutzfeldt-Glees, Cora: **Wie sehe ich danach aus?** Bilder und Texte von Frauen nach einer Brustkrebsoperation. Vandenhoek & Ruprecht 2004

Brustzentren

Deutschland
Medführer: Brustkrebszentren. Deutschland. Heidelberg 2009
(zu bestellen unter www.medführer.de → Shop)

OnkoZert
Tel.: 07 31/14 02 23-0
www.onkozert.de (→ gynäkologische Krebszentren)

Österreich
Brust-Gesundheitszentrum Linz
Krankenhaus der Barmherzigen Schwestern
Tel.: (00 43) (0)7 32/76 77-47 52

Brustzentrum Salzburg
Universitätsklinik für Spezielle Gynäkologie
Tel.: (00 43) (0)6 62/44 82 25 70

Brustgesundheitszentrum Tirol
LKH Universitätsklinik Innsbruck
Tel.: (00 43) (0)51 25/0 42 30 51

Schweiz
Brustzentrum Neue Frauenklinik Luzern; Kantonsspital Luzern, Neue Frauenklinik
Tel.: (00 41) (0)41/2 05 35 10

Interdisziplinäres Brustzentrum Baden (IBZ Baden)
Kantonsspital Baden AG
Tel.: (00 41) (0)56/4 86 36 36

Brustoperation und Stillen

Deutschland
www.still-lexikon.de (Suchbegriff »Operation«)
www.stillen-info.de (Liste mit Kontaktadressen)

Österreich
www.stillen.at

Schweiz
www.stillinfo.ch

Chemotherapie

Emons, Dagmar/Beuth, Josef/Rösing, Benjamin: **Brustkrebs: Überlebenshilfe für junge Frauen.** Erlebnisbericht. Eine Betroffene und zwei Experten beraten. Trias 2008

Fruchtbarkeit

FertiProtekt
www.fertiprotekt.de
(Adressen der Zentren; in Deutschland gibt es über 60, in Österreich und der Schweiz je zwei.)
Koordinator Medizin: Prof. Dr. M. von Wolff
Universitäts-Frauenklinik – Inselspital
Tel.: 00 41 (0)31/6 32 13 01
Koordinator Biologie: PD Dr. rer. nat. Markus Montag
Universitäts-Frauenklinik Bonn
Tel.: 02 28/28 71 54 49

Forschungsprojekt »Kinderwunsch nach Krebs«
an der Frauenklinik des Universitätsklinikums Erlangen
Tel.: 0 91 31/78 53 61 02

Kinderwunsch und Krebs. Die blauen Ratgeber 49 (zu bestellen bei der Deutschen Krebshilfe e. V., Adresse s. o. unter »Allgemeines«)

Bestrahlung

Strahlen für das Leben. Eine Broschüre für Strahlentherapie-Patienten, deren Angehörige und alle Interessierten
(gegen eine Schutzgebühr zu bestellen bei der DEGRO/Deutsche Gesellschaft für Radioonkologie, Hindenburgdamm 30, 12200 Berlin, Download unter www.degro.org → Patienten → Broschüre)

Strahlen gegen Krebs
(kostenlose Broschüre der Österreichischen Krebshilfe. Zu bestellen unter: www.krebshilfe.net)

Strahlentherapie. Die blauen Ratgeber 53 (zu bestellen bei der Deutschen Krebshilfe e. V., Adresse s. o. unter »Allgemeines«)

Intrabeam

Im Juni 2009 wurde Intrabeam in ca. 10 % der deutschen Brustzentren eingesetzt. Informationen auch unter www.medizintechnik-aktuell.de (→ Intrabeam)

Schweiz
Radiotherapie Hirslanden
Hirslanden Klinik, Aarau
Tel.: (00 41) (0)62/8 36 70 00
Hirslanden Klinik, Zürich
Tel.: (00 41) (0)44/3 87 25 50

Poliklinik für Radioonkologie
UniversitätsSpital Zürich
Tel.: (00 41) (0)44/2 55 29 34

Mein Körper

Bisphosphonate

Merkblatt unter:
www.myelom.org/downloads/therapien/0408_Merkblatt_zur_Vorbeugung_von_Osteonekrosen.pdf

Lymphödem

Bundesverband Lymphselbsthilfe e.V.
Tel.: 06 41/9 71 55 57
www.bundesverband-lymphselbsthilfe.de

Krebs und Lymphödem
(Broschüre der Frauenselbsthilfe nach Krebs, kostenlos anzufordern unter 02 28/33 88 94 00 oder als Download unter www.frauenselbsthilfe.de)

Bernsen, Christine/Helmut Zöltzer: **Lymphödem bei Brustkrebs – was tun?** Uni-Med 2008

Földi, Michael et al.: **Das Lymphödem und verwandte Krankheiten.** Vorbeugung und Behandlung, 4. Aufl. Urban & Fischer bei Elsevier 2007

Fachkliniken für Lymphologie:
Adressen finden Sie unter: www.lymphnetzwerk.de

Sexualität

Hasse, Angela: **Neun Frauen und ich: Ein Buch über Brustkrebs, Heilung, Hoffnung und Erotik.** Mikado Verlagsgesellschaft 2000

Krebs und Sexualität. **Informationen für Betroffene und Partner** (Broschüre der Frauenselbsthilfe nach Krebs, s. o. unter »Allgemeines«)

Sixt, Andrea: **Noch einmal lieben.** Mein Weg vom Brustkrebs zur Wiederentdeckung der Weiblichkeit. Goldmann 2006

Zettl, Stefan/Hartlapp, Joachim: **Krebs und Sexualität.** Ein Ratgeber für Krebspatienten und ihre Partner, 3. Aufl. Weingärtner Verlag 2008

Fatigue

Deutsche Fatigue-Gesellschaft
Tel.: 02 21/9 31 15 96
www.deutsche-fatigue-gesellschaft.de
Dort kann man folgende Ratgeber bestellen (€ 3,50 plus Porto):
Fitness trotz Fatigue – Bewegung und Sport bei tumorbedingtem Müdigkeitssyndrom. Inkl. einer DVD mit allen Übungseinheiten
Fatigue-Syndrom – 18 Fragen und Antworten. Ein Ratgeber für Betroffene, Angehörige und Interessierte
Fatigue. Chronische Müdigkeit bei Krebs. Die blauen Ratgeber 51
(kostenlose Broschüre mit Energietagebuch als Kopiervorlage; zu bestellen bei der Deutschen Krebshilfe e. V., Adresse s. o. unter »Allgemeines«)

Meine Brust

Brustamputation – wie geht es weiter? (Broschüre der Frauenselbsthilfe nach Krebs, s. o. unter »Allgemeines«)

Creutzfeldt-Glees, Cora: **Wie sehe ich danach aus?** Bilder und Texte von Frauen nach einer Brustkrebsoperation. Vandenhoek & Ruprecht 2004

Wiederaufbau

Medführer: Plastische und ästhetische Chirurgie, 6. Aufl. Heidelberg 2008/2009
(Zu bestellen unter www.medführer.de)

www.plastische-chirurgie.de
(Informationen über Techniken und Chirurgen → Wie Sie Ihren Arzt finden)

Brustimplantate
Eine ausführliche Informationsschrift gibt es beim Bundesinstitut für Arzneimittel und Medizinprodukte (BfArM).
Pressestelle
Kurt-Georg-Kiesinger-Allee 3
53175 Bonn
oder als Download unter: www.bfarm.de

Prothesen, Wäsche, Bademode

www.amoena.de
www.anita.de
www.susa-vertrieb.de

Meine Seele

Rüschenpöhler, Juliane/Priebe, Holger: **Krebs hin, Krebs her – das Leben geht weiter!** Eine unspektakuläre Heilung von Brustkrebs. House of Poets 2002

Simonton, O. Carl u. a.: **Wieder gesund werden.** Eine Anleitung zur Aktivierung der Selbstheilungskräfte für Krebspatienten und ihre Angehörigen. Rowohlt 2005

Simonton, Stephanie M.: **Heilung in der Familie.** Ein Ratgeber für Angehörige von Krebspatienten. Rowohlt 2001

Stein, Alexandra von, u. a.: **Der Feind in meiner Brust: Per E-Mail durch eine Brustkrebs-Therapie.** Ein Mutmach-Buch. Mundo Marketing 2007

Teamwork. Die blauen Ratgeber 43 (zu bestellen bei der Deutschen Krebshilfe e. V., siehe oben unter »Allgemeines«)

Yalom, Irvin D.: **In die Sonne schauen.** Wie man die Angst vor dem Tod überwindet. München 2008

Psychoonkologische Unterstützung

Deutschland
»Sprechstunde für die Seele«
(Broschüre der von GlaxoSmithKline unterstützten Initiative »Psyche hilft Körper«. Enthält ein bundesweites Adressverzeichnis von Psychoonkologen; herunterzuladen unter www.gsk-onkologie.de)

www.krebsinformationsdienst.de
auch unter Tel.: 08 00/4 20 30 40

www.dapo-ev.de/adressen
(Adressen von Angehörigen verschiedener Berufsgruppen, die in der Deutschen Gesellschaft für Psychoonkologie mitarbeiten)

Dorn, Almut/Wollenschein, Melanie/Rohde, Anke: **Psychoonkologische Therapie bei Brustkrebs:** Mit Manual zur Bonner Semistrukturierten Kurzzeitpsychotherapie (BSKP-ONK). Deutscher Ärzte-Verlag 2006

Krebstherapie-Begleitsystem
www.krebstherapie-media.de
(kostenloser Download; unter der gleichen Adresse auch für € 27,50 zu bestellen: 3 CDs mit Begleitheft)

Psychotherapie-Informationsdienst (PID)
Tel.: 0 30/2 09 16 63 30
www.psychotherapiesuche.de

Österreich
Österreichische Gesellschaft für Psychoonkologie
Tel.: (00 43) (0)22/3 54 72 30

Schweiz
Schweizerische Gesellschaft Psychoonkologie SGPO/SSPO
Tel.: (00 41) (0)31/3 89 91 30
www.psycho-onkologie.ch

Familie und Freunde

Hilfen für Angehörige. Die blauen Ratgeber 42 (zu bestellen bei der Deutschen Krebshilfe e. V., Adresse s. o. unter »Allgemeines«)

Kunhardt, Gerd von: **Wie Brausepulver in den Zehen.** Meine Frau hat Krebs. Brendow 2000

Rexrodt von Fircks, Annette: **Ich brauche euch zum Leben – wie Familie und Freunde helfen können,** 3. Aufl. Reinbek 2004

Rexrodt von Fircks, Annette: **Krebs – wie kann ich helfen?** Ein Wegweiser für Angehörige und Freunde von krebskranken Menschen. (Broschüre der Techniker Krankenkasse)

Zimmermann, Tanja/Heinrichs, Nina: **Seite an Seite.** Eine gynäkologische Krebserkrankung in der Partnerschaft gemeinsam bewältigen. Hogrefe-Verlag 2008

Kinder

Flüsterpost e. V.
Unterstützung für Kinder krebskranker Eltern
Tel.: 0 61 31/37 44-28
www.kinder-krebskranker-eltern.de

Mit Kindern über Krebs sprechen.
(Broschüre des Vereins »Hilfe für Kinder krebskranker Eltern« e. V., kostenlos anzufordern unter Tel./Fax: 0 69/67 72 45 04)

Rexrodt von Fircks Stiftung für krebskranke Mütter und ihre Kinder
Tel.: 0 21 02/52 85 49

Rexrodt von Fircks, Annette: **»Mama, was hast Du?«** Ein Wegweiser für Eltern, die an Krebs erkrankt sind. (Broschüre der Techniker Krankenkasse)

Verein für Kinder krebskranker Eltern e. V.
Tel.: 0 69/67 72 45 02
www.hilfe-fuer-kinder-krebskranker.de

Bücher für Kinder und Jugendliche
Broekmann, Sylvia: **Plötzlich ist alles ganz anders – wenn Eltern an Krebs erkranken.** Klett-Cotta 2002

Die Papierkette. Aus dem Englischen von Ingrid Schiller. Buch zum Vorlesen. (kostenloses Exemplar über www.komen.de anfordern)

Hermelink, Kerstin/Hundt, Eckhard: **Mein wunderschöner Schutzengel.** Als Nellys Mama Krebs bekam. Diametric Verlag 2004

Krisam, Ruth: **»Mama ist an Brustkrebs erkrankt ... Was ist eigentlich Krebs?«** (Erhältlich bei Flüsterpost e. V. – Adresse siehe oben)

Mir sagt ja doch (K)einer was! Informationsbroschüre für Kinder zum Thema Krebserkrankung (zu beziehen über Flüsterpost e. V., Kaiserstraße 56, 55118 Mainz)

Achtsamkeit

Thich Nhat Hanh: **Schritte der Achtsamkeit.** Herder 2007
(Dies ist nur eines der zahlreichen Bücher des Autors zur Achtsamkeit.)

Tolle, Eckhart: **JETZT! Die Kraft der Gegenwart:** Ein Leitfaden zum spirituellen Erwachen. J. Kamphausen Verlag 2000

Achtsamkeitsbasierte Therapie & Beratung (abtb)
www.abtb.de

Entspannungstechniken

Brandt, Henrik/Grose, Steffen: **Autogenes Training, Muskelentspannung & Meditative Entspannung zum Kennenlernen.** Die besten Entspannungsmethoden gegen Stress. Hilfreiche Kurzübungen für Einsteiger. Henrik Brandt 2008 (Audio-CD)

»Hair«

gfh gesellschaft für haarästhetik mbH
Tel.: 09 11/7 90 56
www.gfh-hair.de

hoT – hot on top
www.hotmode.de

Jollytops – Modische Kopfbedeckungen in haarlosen Zeiten
www.jollytops.de

Roßmann, Katharina: **Haarlose Zeiten.** Eigenverlag (Jollytops) 2008

van der Stap, Sophie: **Heute bin ich blond.** Das Mädchen mit den neun Perücken. Droemer 2008

www.onkoshop.de

www.perueckenpflege.de
(mit Videos zum Tücherbinden)

Körperpflege und Kosmetik

Mit Veränderungen umgehen. Schmink- und Farbtipps für Krebspatientinnen.
(hilfreiche, ausführliche Broschüre; zu bestellen bei der Initiative »Brustkrebs bewegt« unter: www.brustkrebs-bewegt.de)

Auf der Internetseite der Zeitschrift »Brigitte« finden Sie Videos und Tipps zu den Themen Haare und Tücher, Teint und Augen:
www.brigitte.de (Krebspatientinnen)

Schablonen für Augenbrauen:
www.onkoshop.de

Schminkkurse

DKMS LIFE gemeinnützige Gesellschaft mbH
Tel.: 02 21/9 40 28 11
www.dkms-life.de, www.aktiv-gegen-krebs.de

Schweiz
www.lookgoodfeelbetter.ch

Krankheitsmanagement und Finanzen

Soziale Informationen

Deutschland
betanet. Suchmaschine für Krankheit & Soziales
www.betanet.de (→ Brustkrebs → Arbeit)

Bundesministerium für Gesundheit
(den entsprechenden Buchstaben anklicken, z. B. »H« für Haushaltshilfe oder Härtefallregelung.)
www.bmg.bund.de

Soziale Informationen 2009
(kostenlose Broschüre der Frauenselbsthilfe nach Krebs, Adresse s. o. unter »Allgemeines«)

Sozialleistungen.info
(Im Forum können Fragen gestellt werden.)
www.sozialleistungen.info

Tacheles – Aktuelle Informationen zu Arbeitslosengeld II, Sozialhilfe und Grundsicherung
(Im Forum können Fragen gestellt werden.)
www.tacheles-sozialhilfe.de

Unabhängige Patientenberatung Deutschland (UPD)
(22 regionale Beratungsstellen)
Tel.: 08 00/0 11 77 22
www.unabhaengige-patientenbratung.de

Wegweiser zu Sozialleistungen. Die blauen Ratgeber 40
(zu bestellen bei der Deutschen Krebshilfe e. V., Adresse s. o. unter »Allgemeines«)

Österreich
Krebs und Beruf
(Broschüre der Österreichischen Krebshilfe; zu bestellen unter:)
Tel.: (00 43) (0)1/4 02 19 22)

Schweiz
Chronisch krank – was leisten die Sozialversicherungen? Leitfaden 2009
(Broschüre der Krebsliga Schweiz; unter: www.krebsliga.ch als PDF zum Herunterladen oder im Shop zu bestellen)
Krebstelefon: 08 00/11 88 11

Härtefonds

Deutschland
Deutsche Krebshilfe e. V.
Tel.: 02 28/7 29 90-94
www.krebshilfe.de (→ Rat & Hilfe → Härtefonds)

Deutsche Krebsgesellschaft e. V.
Tel.: 0 30/3 22 93 29 00
www.krebsgesellschaft.de (→ Kontakt)

Hans-Rosenthal-Stiftung
Schnelle Hilfe in akuter Not e. V.
Tel.: 0 30/7 72 43 55

Österreich
Flora – Wienerinnen gegen Brustkrebs
Tel.: (00 43) (0)1/9 55 33
www.flora-wien.at (→ Härtefonds)

Nachsorge

Allgemein

Servan-Schreiber, David: Anti-Krebs-Buch: **Was uns schützt: Vorbeugen und Nachsorgen mit natürlichen Mitteln,** 3. Aufl. Antje Kunstmann Verlag 2008

Sixt, Andrea: **7 Sicherungen für ein Leben nach dem Krebs.** Der Wegweiser für ein starkes Immunsystem. Kösel-Verlag 2009

van der Stap, Sophie: **Morgen bin ich wieder da.** Die Suche nach meinem zweiten Leben. Droemer 2009

Onkologische Frauenärzte
Bund niedergelassener Gynäkologischer Onkologen; www.bngo.de

Selbstuntersuchung
Aktion Sicher Fühlen
Krebsgesellschaft NRW e. V.
Tel.: 02 11/15 76 09 90
www.sicher-fuehlen.de
(Anleitung zum Abtasten der Brust in deutscher, englischer und türkischer Sprache)

»Selbst untersuchen – Brustkrebs früher erkennen« (Faltblatt und wasserfeste »Duschkarte«– auch auf türkisch – vom Ministerium für Arbeit, Gesundheit und Soziales NRW zum Downloaden oder bestellen: www.callnrw.de, als Suchwort »Duschkarte« eingeben. Oder anrufen: 01 80/3 10 01 10)

»Selbstuntersuchung der Brust« (Duschanhänger der Initiative »Brustkrebs bewegt«. Zu bestellen unter www.brustkrebs-bewegt.de oder Postfach 130 120, 50495 Köln)

Ernährung

Beuth, Josef: **Gesund bleiben nach Krebs.** Trias 2006

Béliveau, Richard/Gingras, Denis: **Krebszellen mögen keine Himbeeren.** Nahrungsmittel gegen Krebs, 10. Aufl. Kösel 2008

Ernährung bei Krebs. Die blauen Ratgeber 46 (zu bestellen bei der Deutschen Krebshilfe e. V., s. o. unter »Allgemeines«)

Herzog, Alexander/Kretschmer, Christine: **Gesunde Ernährung bei Krebs.** Haug 2008

Heusch, Margarete/Lemloh, Anja: **Gesund essen bei Krebs – Ihr Ernährungsratgeber.** Trias 2008

Sport

Bewegung und Sport bei Krebs. Die blauen Ratgeber 48
(zu bestellen bei der Deutschen Krebshilfe e. V., Adresse s. o. unter »Allgemeines«)

»Brustkrebs bewegt«
(diverse Broschüren zum Thema Sport und zu Entspannungstechniken)
Postfach 130 120
50495 Köln
www.brustkrebs-bewegt.de

Fitness trotz Fatigue – Bewegung und Sport bei tumorbedingtem Müdigkeitssyndrom. Inkl. einer DVD mit allen Übungseinheiten.
(für € 3,50 plus Porto zu bestellen bei der Deutschen Fatigue Gesellschaft, Tel.: 02 21/9 31 15 96 oder unter www.deutsche-fatigue-gesellschaft.de)

»Brustkrebs & Sport. Ein Trainingsbuch für Patientinnen« und ein Trainingstagebuch.
(Download unter www.pfizer-oncology.de. Oder telefonisch bestellen: Pfizer Pharma GmbH, Tel.: 0 30/55 00 55-01)

Komplementärmedizin

Organisationen

Deutsche Akademie für Akupunktur und Aurikulomedizin e. V.
Tel.: 0 89/8 14 52 52
www. akupunktur.de

Deutsche Gesellschaft für traditionelle chinesische Medizin (DGTCM)
Tel.: 0 62 21/37 45 46
www.dgtcm.de

Gesellschaft Anthroposophischer Ärzte in Deutschland; Gesellschaft zur Entwicklung und Förderung der Anthroposophischen Medizin
Tel.: 07 11/7 79 97 11
Hotline: 07 11/7 77 80 00
www.anthroposophischeaerzte.de

Gesellschaft für biologische Krebsabwehr (GfbK)
(kostenloses Infomaterial)
Tel.: 0 62 21/1 38 02-0
www.biokrebs.de

Literatur

Beuth, Josef: **Krebs ganzheitlich behandeln.** Trias 2007

Engelsing, Anja Maria: **Homöopathie ganz weiblich: Die sanfte Methode für umfassendes Wohlbefinden.** Haug 2008

Hübner, Jutta: **Aloe, Ginkgo, Mistel & Co. Ergänzende Wirkstoffe in der Krebsbehandlung.** Schattauer Verlag 2009

Kuno, Manfred, A.: **Krebs in der Naturheilkunde:** Ein Versuch zur Systematik in der naturheilkundlichen Onkologie. Pflaum 2001

Preiß, Joachim (Hg.) u. a.: **Taschenbuch Onkologie.** Interdisziplinäre Empfehlungen zur Therapie 2008/2009. Zuckschwerdt 2008

Misteltherapie

Bopp, Annette: **Die Mistel – Heilpflanze in der Krebstherapie.** Rowohlt 2005

Wagner, Richard: **Monitoring der Misteltherapie und komplementären Krebstherapie:** Erfahrungen aus der Praxis. Mayer 2009

Wilkens, Johannes/Böhm, Gert: **Misteltherapie bei Krebs – die sanfte Revolution:** Gezielt vorbeugen, lindern, heilen. Kösel 2006

Rehabilitation

ARGE – Arbeitsgemeinschaft für Krebsbekämpfung
Reha-Beratung/familiär bezogene Maßnahmen: 02 34/8 90 24 81
www.argekrebsnw.de

www.reha-servicestellen.de
(Verzeichnis der bundesweiten Reha-Beratungsstellen)

www.deutsche-rentenversicherung.de
(Liste der Reha-Klinken, mit denen die Deutsche Rentenversicherung zusammenarbeitet, → Rehabilitation → Rehazentren)

www.klinikbewertungen.de
(Erfahrungsberichte und Einschätzungen der einzelnen Klinken von Rehapatienten)

Die im Buch genannten Kurkliniken

Asklepios Nordsee-Klinik, Westerland/Sylt
Tel.: 0 46 51/84-0
www.asklepios.com (→ Sylt)

Paracelsus-Klinik, Scheidegg
Tel.: 0 83 81/5 01-0
www.paracelsus-kliniken.de (→ Scheidegg)

Park-Therme, Badenweiler
Tel.: 0 76 32/71-0
www.hamm-kliniken.de (→ Park-Therme)

Klinik Wehrawald, Todtmoos
Tel.: 0 76 74/9 03-0
www.reha-klinik-wehrawald.de

Register

Ablatio, siehe Brustamputation
Achtsamkeit 106
Akupunktur 159, 161
Anämie 84
Anamnese 10
Anästhesie, siehe Narkose
Anschlussheilbehandlung 136
Antihormontherapie 20, 39, 43, 50, 55, 70, 72, 75, 82, 83
Antikörpertherapie 39, 43, 55, 70
Antiöstrogene 52
Appetitlosigkeit 84
Arbeitslosigkeit 169
Aromatasehemmer 53
Augen 52
Augenbrauen 43, 121, 129
Ayurveda 71, 110

Badekleidung 95, 99, 163
Befund 39
Bestrahlung 30, 57, 70, 75, 76, 82, 83, 88, 95, 103, 167
– Hautpflege 64
– Zusatzmedikamente 60
Bevacizumab 56
BH 87, 94, 96, 97, 163
Biopsie 14, 19
Bisphosphonate 73
Blutbild 30, 44
Boost 64
BRCA-Gene, siehe Brustkrebs
Brust 82, 87
Brustamputation 15, 82, 87
Brustkrebs
– familiärer 12, 15
– hormonabhängiger 18, 75, 83
– invasiver 10
Brustwarze 87, 94

Chemotherapie 19, 21, 30, 33, 43, 55, 56, 65, 70, 72, 75, 82, 83, 103, 119, 121, 126, 127, 129, 130, 158, 160, 161, 167
Chemotherapie, ambulante 104
Chirurgie, plastische 38, 90
Computertomographie 12
CT, siehe Computertomographie

Drainage 38

Eierstöcke 16, 53, 54
Eigengewebe 92
EKG 30
Entspannungstechniken 105, 145
Enzyme 52, 53, 160
Enzymtherapie 160
Epirubicin 49
Ernährung 145, 154
Expander 91

Familie 110
Fatigue 84, 156
Finanzen 22, 162
Freunde 110
Fruchtbarkeit 22, 43, 54, 75, 92

Gebärmutterschleimhaut 52
Genanalyse 20, 53
Genchip 20, 53
Gesichtspflege 128
Gewebeprobe 10, 14, 17, 30
GnRH-Analoga 54
Grading 14

Haarausfall 43, 70, 119, 142
Hämoglobin 45
Haut 126
HER2-Status 39, 56
Herz 43, 56
Histologie 14, 38
Hitzewallungen, siehe Wechseljahrsbeschwerden
Homöopathie 159, 161
Homosexualität 82, 115
Hormone 52, 54
Hormonrezeptor-Status 39, 50

Implantat 38, 90, 91, 94
– Kosten 91
Implantation 90
Intimbereich 74, 83
Intimpflege 127
Intrabeam 58

Kapselfibrose 91
Kinder 111, 113, 140
Kinderwunsch, siehe Fruchtbarkeit
Knochendichte, siehe Osteoporose
Knochenszintigraphie 13
Komplementärmedizin 158
Kompressionsstrumpf 162
Kopfbedeckungen 124, 142
Kopfhaut 125
Körper 70
Körperpflege 126
Kortison 48, 72
Krankengeld 139
Krankenhauskostenzusatzversicherung 23, 28
Krankenversicherung 23, 28, 59, 161
Krankheitsmanagement 162
Krankheitsnebenkosten 162

Lapatinib 55
Leitlinien 17
Leukozyten 44
Lippen 127, 132
Lust, sexuelle 83
Lymphdrainage, manuelle 76, 77, 80
Lymphknoten 18, 31, 76
Lymphödem 33, 65, 76, 96, 99, 160, 162
– Hautpflege 78
– Kompressionsstrumpf für den Arm 77
– Selbsthilfegruppen 80
– Sport 79

Magnetresonanztomographie 10, 12
Make-up 129
Mamazone 17
Mammakarzinom, siehe Brustkrebs
Mammographie 11, 91, 150
Markierung 34, 64
Mastektomie, siehe Brustamputation
Menopause, siehe Wechseljahre
Metastasen 44, 55

Misteltherapie 159, 160
MRT 91
Müdigkeit 65
Mund 71, 72, 127

Nachsorge 148, 150
Nägel 44, 128
Nahrungsergänzungsmittel 159, 162
Narbe 38, 59, 65, 81, 87, 95, 96, 104, 126
Narbenpflege 88
Narkose 30, 31, 36
Naturheilkunde, siehe Komplementärmedizin
Nebenwirkungen 46, 70, 161

Onkologie 46, 77
Operation 30, 70, 75, 88, 158
– ambulante 21
– brusterhaltende 87
Operation, brusterhaltende 89
Osteoporose 54, 55, 72
Osteoporosemedikament 17
Östrogen 50, 53, 54, 83

Paraffinblock 19
Partner 81, 82, 87, 111, 112, 140
PATH 17
Pathologie 14, 18
Permanent-Make-up 44, 130
Perücke 43, 121, 142, 162
Pflegedienst 41
Physiotherapie 37, 77, 145
Port 33, 48
Praxisgebühr 163
Prothesen 90, 94, 162
– Erstversorgung 95
– Haftprothesen 95, 96, 97
– Kosten 94
– Pflege 97
– Schwimmprothesen 97
Psychoonkologie 48, 104, 145
Psychosozialer Dienst 104
Raloxifen 17

Reha 140
Rehaklinik 140
Rezeptoren 50, 52, 56
Rezidiv 57

Sauna 65, 89
Scheide, Intimbereich
Schlafprobleme 85
Schminkkurse 133
Schnellschnitt 32
Schwerbehindertenausweis 165
– und Beruf 166
Schwimmen 89, 97
Selbsthilfegruppen 82, 104
Selbstuntersuchung 91, 151
Selen 160
Sesamöl 71, 125
Sexualität 80
Silikonimplantat, siehe Implantat
Silikonprothesen 94, 96, 97
Solarium 89
Sonne 65, 89, 129
Sozialberatung 145
Sozialer Dienst 24, 38, 165
Sozialleistungen 164
Sport 49, 55, 66, 85, 100, 145, 155
Stellensuche 168
Stillen 91
Stillfähigkeit 22
Strahlentherapie 158, siehe Bestrahlung
Stress 102
Studien, klinische 17, 18

Tamoxifen 52
Tamoxifen-Test 52
Team 116
Testverfahren 18, 19
Thrombose 35
Thrombozyten 45
Toremifen 53
Trastuzumab 55
Traurigkeit 75, 85
Tumor 19, 55, 57
Tumorgewebe 18
Tumorzellen 43, 46, 50, 57

Übelkeit 70, 161
Übergangsgeld 139
Überwachungsraum 36
Ultraschall 10, 11, 14, 91
Unterstützung, finanzielle 164
Untersuchungen, regelmäßige 149

Venen 33, 48
Venenkatheter, siehe Port
Verdauung 73
Verhütung 43, 81
Visualisieren 105
Vorsorge 148

Wächterlymphknoten 32
Wechseljahre 50, 51, 53, 54, 74, 83
Wechseljahresbeschwerden 52, 83
Wiederaufbau 30, 38, 57, 82, 89
– Kosten 91
Wiedereinstieg, beruflicher 86, 118, 166
Wimpern 121, 132

Zähne 44, 73, 127
Zink 162
Zuzahlungen 138, 163
Zytostatika 46, 72, 73, 121, 130

Bibliografische Information der Deutschen Nationalbibliothek
Die Deutsche Nationalbibliothek verzeichnet diese Publikation in der Deutschen Nationalbibliografie; detaillierte bibliografische Daten sind im Internet über http://dnb.d-nb.de abrufbar.

Programmplanung: Sibylle Duelli
Redaktion: Kerstin Mendler
Bildredaktion: Christoph Frick

Umschlaggestaltung und Layout: CYCLUS Visuelle Kommunikation, 70186 Stuttgart

Bildnachweis:
Umschlagfoto vorn und Autorenfoto: Nancy Ebert
Fotos im Innenteil: Laurence Molton/Photo Alto: S. 8, 65, 171; Pitopia: S. 134; Reinhard Näkel: S. 10; Ulrike Brandt-Schwarze: S. 25, 98, 99, 111; Thieme Verlagsgruppe: S. 130; Annabelle Burg: S. 143; Volker Pähle: S. 155, 156; alle übrigen Fotos: Leonie Schwarze
Zeichnungen: Christine Lackner, Ittlingen

Stuttgart GmbH & Co. KG
Oswald-Hesse-Straße 50, 70469 Stuttgart

Printed in Germany

Satz: Fotosatz Buck, 84036 Kumhausen
gesetzt in: InDesign CS4
Druck: AZ Druck und Datentechnik GmbH, Kempten

Gedruckt auf chlorfrei gebleichtem Papier

ISBN 978-3-8304-3688-1 1 2 3 4 5 6

SERVICE

Liebe Leserin, lieber Leser,

hat Ihnen dieses Buch weitergeholfen? Für Anregungen, Kritik, aber auch für Lob sind wir offen. So können wir in Zukunft noch besser auf Ihre Wünsche eingehen. Schreiben Sie uns, denn Ihre Meinung zählt!

Ihr TRIAS Verlag
E-Mail Leserservice: heike.schmid@medizinverlage.de
Lektorat TRIAS Verlag, Postfach 30 05 04, 70445 Stuttgart, Fax: 0711-8931-748